認真的糟糕療法

中國篇

光子——著

目錄

導言 006

第1章 巫術與醫學

01 **祝由術：民間盛行畫符念咒 012**

「神力」附身的人 012

起於巫術，祝於神鬼 013

醫、巫的分化 016

祝由治病的核心：咒語和符書 018

到底有沒有效果？ 020

祝由「治病」，更可致病 023

02 **招魂術：遠古心理療法 027**

古老的魂魄觀 027

漢族的魂魄觀與招魂儀式 029

少數民族的魂魄觀與招魂儀式 031

招魂：心理創傷修復 034

03 **相醫術：看臉知病 036**

張仲景之窺 036

相醫術：相術的分支 037

看臉識病：神祕的「氣」 038

「陰陽人」和「五行人」理論 041

專題一 心跳迷思 045

第2章 藥療與食療

01 **藥酒：無知無畏下的亂飲濫用 052**

烏頭鹼的毒性強於砒霜 052

醫源於酒 053

雞屎白泡酒，有點味道 055

《捕蛇者說》與異蛇酒 056

正名：藥酒的真實歷史 058

藥酒是藥，不是酒！ 060

02 **割股療親：荒誕的「孝儀」 064**

人肉治病，無奇不有 064

爭先恐後的孝子賢婦 066

文獻裡的「人肉入藥」記載 068

前傳：割股奉君 069

吃人：歷史殘酷而慘烈的一面 070

03 **煉丹術：修仙與長生不老藥 074**

先秦方士乞求「不死藥」 075

帝王的「神仙丹」 077

煉丹家們 080

盛唐的全民煉丹風潮 084

永生、黃金與性愛 085

神仙迷霧中的科學顆粒 086

04 **春藥：欲望與性暗示 088**

紅鉛：初潮經血所製 089

秋石：童男、童女尿液中的特殊物質 091
二千年前就已開始用春藥 093
古代的情趣用品：銀托子、懸玉環 095
那些助性藥物：黃胸鵐、穿山甲 096

05 草毒之害：以巫術為依據的藥理 100
神農嘗百草 100
虛幻的藥物 101
衣服、木頭、草鞋……都是藥中佳品 102
「別坊」與賜藥 105
古代的假藥伎倆 106

06 辟穀療法：刺激人體潛能和稟賦？ 108
辟穀的來龍去脈 109
辟穀服氣，並非什麼都不吃 112
禁忌派 113

07 取象比類：想像力「惡之花」 116
過於想當然的治病邏輯 117
吃啥補啥 119
「天人合一」的思想根源 121
取象之辨 123
專題一 酸鹼體質騙局 127

第3章 女性與醫療

01 脈診絕技：懸絲診脈 134
孫思邈給皇后懸絲診脈？ 134
假「懸絲」，真「隔紗」 135
「懸絲診脈」的真相 136
診脈辨腹中雄雌 137

02 避孕：古人也有避孕藥 141
「菁蓉」之謎 142
避孕方：蠶故紙、藏紅花 143
針灸避孕 146
堪稱酷刑的墮胎 147

03 古代生育：婦人娩乳，十死一生 150
中國生育圖騰 150
神祕的「產圖」 151
臨時產房：「舍丘墓」、「廬道畔」 154
催生丹與催生符 156

04 生子崇拜：不孝有三，無後為大 162
「拍喜」：棒打求子 162
性即生育 163
生育崇拜的來源 166
「早、多、男」的生育夢想 168
荒誕的「轉胎術」 170

05 滴血認親：東方「血緣崇拜」 174
「遺腹子」蕭綜的尋父之路 174
盲昧的「滴骨法」 176
升級版：「合血法」 178
愚昧裡的積極因數 180
現代版「滴血認親」：DNA親子鑒定 181

06 婦女容妝：駐顏「祕史」 183
趙飛燕「香肌丸」懸案 184
從「錫粉妝」到「七皮飲」 186
特殊的足部整形術：纏足 189
男人妝：粉英 193

07 古代女性就醫、從醫 196
男女大防，古代女性如何就醫？ 196
傳男不傳女 198
女醫也有宮鬥戲 200

第4章 現代荒謬療法

01 雞血療法：狂熱年代的神奇祕方 204
上流社會的祕聞 205
雞血一打，腫瘤就縮回去了 206
一代人的精神激素 209

02 鹵鹼療法：特殊年代的醫療「傳奇」 211
盛極一時的「六八一抗癌片」 211
一個鐵匠的「重大發現」 213
是藥還是毒？ 215
芒硝療法：改頭換面的鹵鹼 216

03 香功療法：那些年追過的「大師」 220
啞巴都能開口說話 220
簡單的廣播體操 221
氣功時代的瘋狂與魔怔 223

04 柳枝接骨術：真正的「天人合一」 226
玄幻的量子接骨 226
為什麼是柳枝？ 227
錯誤的技術 228
不用石膏，輕鬆接骨 230

05 放血療法：醫療「黑科技」 233
唐高宗患「風疾」，放血治病 233
針刺放血療法 235
針刺放血的輔助療法 235
放血能治病？別太迷信 237

06 尿療：人參、蜂王漿，不如咱的一嘩啦 239
春天的味道 239
元朝醫學家的「倒倉法」 240
尿療的半隱祕狀態 241
真的含有尿激酶嗎？ 243

07 養生神話：怪方裡的生命「奇跡」 246
「紅茶菌」騙局 246
「包治百病」的信息茶 247
生吃泥鰍治療「漸凍人」 249

第5章 古代急救術

01 異物卡喉：牽引術與「陰陽水」 254

「因噎廢食」說的是什麼？ 254
手摳、喝醋都很扯 255
吞獺肝、喝漁網水：善用魚的「敵人」 257
牽引法：把魚刺釣出來 258
九龍化骨水：符咒助你去魚刺 259

02 **狗咬傷：妖象犬形讓人驚恐 262**
一條狗改變中國歷史 262
以毒攻毒？狗腦髓塗抹傷口 264
古代預防狂犬病：撲殺狂犬 267

03 **溺水救治：好一個噓驚吐水 269**
「埋法」救治溺水者 269
「插筷法」噓驚吐水 270
「倒掛法」排水的副作用 271

04 **燒燙傷：攻克火毒的祖傳祕術 274**
為什麼食鹽不能敷燒燙傷的傷口？ 274
驚人的「火毒」處理誤區 275
專題一 暈倒後的急救法：按人中 279

第6章 瘟疫、鈴醫與提刑官

01 **瘟疫：上天的懲罰 284**
誇張鬼面，大儺驅疫 286
天靈靈地靈靈，喝碗符水瘟疫清 287
借問瘟君欲何往，紙船明燭送瘟神 289
貓鼠相剋，鼠疫的「天敵」：貓尿 292
其他荒誕療法 295

02 **古代遊走江湖的「鈴醫」 297**
江湖八大門 299
「神醫」悔入杏林 301
道地的生意人 303
江湖醫生多庸醫 305
江湖醫生今何在？ 310

03 **醫患關係：古代的信任危機 313**
上等醫與下等醫 313
用藥殺人者，斬 314
扁鵲「六不治」 317
「坐地起價」的無良醫生 319

04 **古代法醫簡史 321**
驗屍官：仵作 322
提刑官 323
陰陽先生 325
蒙昧之下難發展 325

導言

中國醫學，作為獨立於西方醫學系統之外的一種醫學體系，伴隨著中國的文明進程，已經有幾千年的歷史。在它的蔭庇之下，中華兒女得以繁衍生息至今。因此，即便在醫學高度發達的今天，生物醫學、免疫學、分子生物學、微生物學等已占據主要地位，中國醫學及其治療技術（尤以中醫為主導）依舊有其不可替代的位置，且愈發顯得重要。

但是，我們又不得不承認，在翻閱中國醫學歷史的故紙堆時，仍舊有一些奇葩甚或荒誕的醫學片段出現，例如：

在唐朝，割身上的肉為親人治病曾被大力提倡，甚至可用來抵稅；用少女初潮的經血配製成的「紅鉛」，曾是明朝皇室的專用「威而剛」；不小心被魚刺卡喉怎麼辦？漁網燒灰沖服可讓魚刺化於無形，背後藥理相當「理直氣壯」：漁網能捕魚，小小魚刺自然不在話下；而清末鼠疫肆虐之時，貓尿療法大興，只因人們堅信「貓是鼠的天敵」；更有神奇的轉胎術，即使女性已懷孕三個月，也能改換胎兒性別，包你要兒得兒，要女得女；而煉製長生不老藥更是貫穿專制王朝的始終……

歷史的車輪滾滾向前，醫藥技術不斷發展，人們的醫學認知也臻於理性、完善，按理說，奇葩的醫療事件應當越來越少，至少不能重蹈覆轍，然而事實遠非如此。比如，中華人民共和國成立後的某段年代，當時一眾奇葩的醫學療法如濃煙四起：肌肉注射公雞鮮血可治病強身；口服「六一八」芒硝抗癌片，一切腫瘤不用愁；不用石膏，新鮮柳枝即可輕鬆實現接骨……從中可一窺當年的譫妄與不可思議。

而當時間跨入二十一世紀，人們依然未從荒誕中完全跳脫出來，一樁樁或令人啼笑皆非，或令人匪夷所思的醫療怪事接踵而至：晨起喝杯尿，包你百病消；生吃泥鰍，治食道癌；喝綠豆湯，包治百病；撞樹使人年輕；量子遠程能接骨……真是應接不暇。再如庚子年（二〇二〇年）伊始的「瘋狂」操作：鮮榨果汁簡單過濾後，直接靜脈輸入人體——因為操作者認為新鮮果汁營養豐富，注入身體只有好處沒有壞處。

是的，只要有好處，什麼都可以在身上一試。我們不禁要問：這些人對自己的身體究竟是在乎呢，還是不在乎呢？

除了上述所說的各種怪誕醫事，還有一種不得不提，就是「以形補形」：性能力不好多吃牛鞭；心臟不舒服，來點豬心；骨折後想進補，多喝骨頭湯。原本在缺醫少藥的年代，這不過是勞動人民祈求健康的一種美好寄託，到後來人們卻乘著想像力的翅膀，將其發揮到極致，在靠「吃」治病救人的這條道路上越走越遠。僅僅通過觀察某種食材的形狀，人們便「腦補」出其對應的強大功效。後來，一傳十，十傳百，「莫須有」的事情逐漸成了「真」，以致在人們心中逐漸根深蒂固，成了約定俗成的療法。

除了對各種食材、藥材迷戀，中國人對「神醫」的追崇也深入骨髓，而在這種畸形的土壤中，催生了一代又一代所謂的「大師」、「教父」、「教母」。這些人時而祕發「神藥」，時而廣施「神功」，收穫眾多信徒，掙個名利盡收。而面對這些人，平日精於算計的人卻沒了警戒懷疑之心，對「神醫」們更是頂禮膜拜。

我們不禁要問：為何會出現如此荒誕的醫療事件？

有人解讀說，中國醫學完全是巫術、迷信，這種說法未免太過武斷和荒唐，不過中國醫學起源於巫術的確是不爭的事實（西方醫學亦然）。古「醫」字原寫作「毉」，下邊為「巫」，可見巫與醫有著源遠流長的密切關係，如此一來，早期醫學帶有些神祕色彩及巫術的烙印也就不足為奇了，而這也影響著中國醫學發展的方方面面。

從社會學角度來說，古代中國一直是權力崇拜型社會，這自然也會波及醫學領域，所以，人們難免對一些「權威性」醫家、「源遠流長」的醫學理論、眾口相傳的藥方等崇拜至深，以致對深層的醫理等缺少質疑和突破，多是「服從主義」。這樣一來，即便其中存在諸多問題，人們也照用不誤。中國人對「神醫」、「神藥」迷信的根由似乎能在此找到端倪。

現代科技較之過去所取得的成就，的確今非昔比，但仍有許多事無法解釋，許多疾病無法攻克，這勢必會造成真空地帶，並被一些不懷好意的人利用。疾病纏身的人本就治病心切，再加上「死馬當活馬醫」的心理，昔日明智的人們寄希望於各種明顯違背科學、匪夷所思的奇方異術，對騙子口中宣揚的奇談怪論深信不疑，盲目遵從。

從文化角度來看，中國講究曖昧與朦朧之美，所謂「曲徑通幽」，中國醫學也是在對世界物質的朦朧認識中發展起來的。在遙遠的古代，人們對自然界缺乏科學認識的時候，很容易就採取這種簡單快捷的方法，採用類比和聯想，將許多動植物定性為藥物，至於其中藥理，則不免帶有想當然的意味，如若細究，常常是說不出個所以然來。這種方法缺乏嚴謹的邏輯推理和實踐驗證，更多的是依賴於個人的感受和經驗，這種「朦朧」性很可能也意味著治療的不確定性和危險性。這在古代本無可厚非，但在醫學技術已經臻於發達完善的今天，再談治病救人的醫學之「朦朧」，則要打個問號了。

從進化論的角度來看，一切事物都在變化：人、動物、植物、微生物，甚至高山大川也不例外。古書上記載的能治病的一些草藥、藥方，很有可能慢慢已經沒了藥效，或是人體產生了抗藥性；又或者後來發現的藥材早已經明顯變化，跟最初的藥材如同陌路等。如果再一味遵古，完全按典籍上記載的方法，不考慮事物變化，很容易落入自我滿足的情境之中，誤了救治時機……

讀史可以明智，知古可以鑒今。醫學也如此。而對於中國醫學，我們應尊古而不泥古，在繼承之中也要學會批判。只有深思中國醫學，才能堅守和發揚這塊歷史瑰寶。而這，也許是未來中國醫學所面臨的一大挑戰，同時更是一大機遇。

本書拾取了中國醫學史上的一些特殊

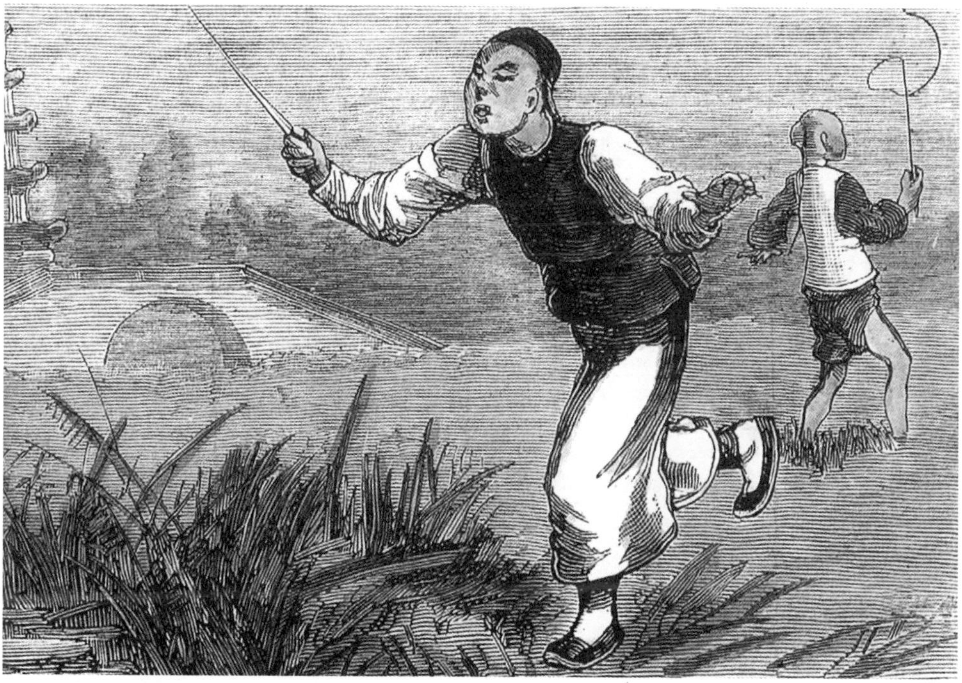

在娛樂活動和醫療條件缺乏的舊中國，捕捉蜻蜓是一項有趣的健體和健腦運動。

片段，旨在說明中國醫學與西方醫學一樣，在發展進程中曾不可避免地經歷過困境，也走過歧路，出現過各種光怪陸離的怪現象。而如何在未來避免重蹈覆轍，無論是對普通個人，還是對專業醫者，都是一個十分值得思考的問題。

第 1 章

巫術與醫學

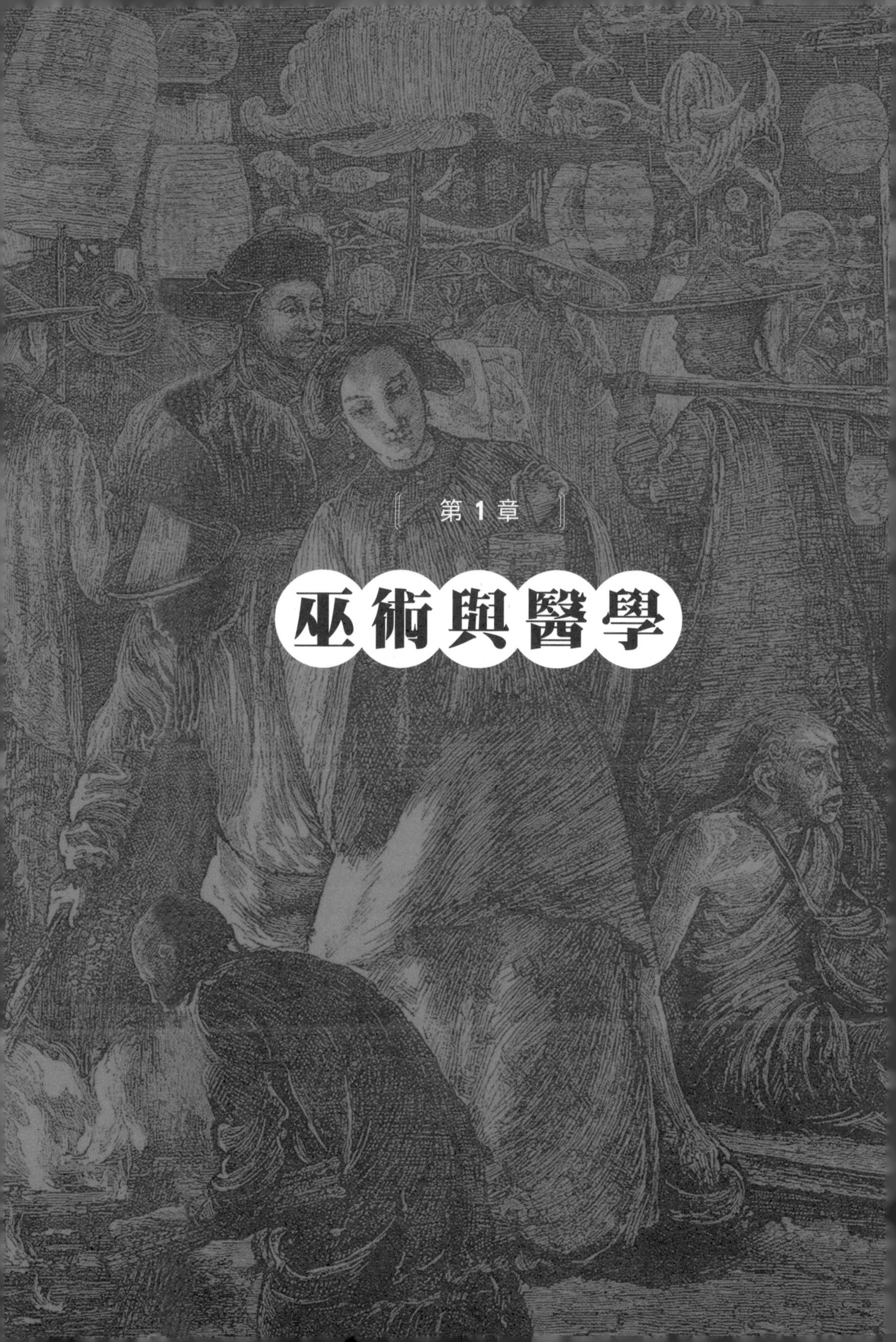

01

祝由術：民間盛行畫符念咒

產婦奶水被孕婦「摘走」／鳥形巫師／苗父創祝由／信巫不信醫／一符在手，疾病都走

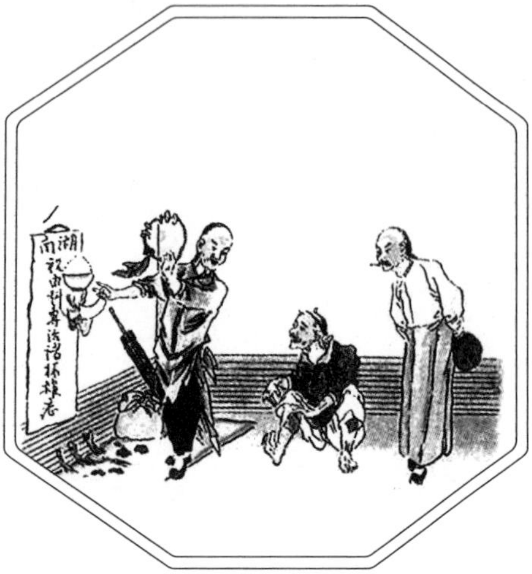

「神力」附身的人

先來看幾例奇妙的醫事：

醫事一：某個村子裡，一位青年身上突現「飛蛇」（此為方言，也叫蜘蛛瘡，即帶狀皰疹，中醫稱「纏腰火龍」、「纏腰火丹」），觸之劇痛，異常痛苦，晚上睡覺很是煎熬，用了很多藥都治不好。後來家人帶他找到同村一位具有神祕力量的老者。老人家在患者面前，拿起一塊瓦片，用白色粉筆在上面畫了一個人形，然後點燃艾草，問清楚哪個部位先出的「飛蛇」，然後就在瓦片所畫的人形相應部位用艾草燙一下。奇妙的事情在青年回家後發生了：當晚「飛蛇」就有所好轉，第二天就結痂了，而之前用過的很多藥都沒達到這麼好的效果。這讓全村的人都目瞪口呆。

醫事二：一個小孩夜裡總是哭鬧不停，家裡人為此很是發愁。後來，他們找到當地一位具有高深法力的先生，這位先生在地上畫了一個圓圈，又在裡面畫了一個十字。然後，他站到圈裡，讓家長抱著孩子站在身邊。接著，他伸出一隻手捏住孩子的小手，而另一隻手像掐指算數一

樣，同時嘴裡還小聲地念念有詞。就這樣站了三、五分鐘，他擺擺手表示完事了。而就在這一次「治療」之後，孩子夜裡就不再哭了。很多人感到不可思議……

醫事三：一名產婦生完孩子，在家裡坐月子，奶水非常充足，有一天，另一名孕婦去看望她。可當孕婦走後，產婦忽然沒有奶水了。當地老一輩的人說，她的奶水被那個孕婦「摘」走了。而治療的方法，就是把那名孕婦找來，在她的鞋底紮一個小洞，小洞要紮透，然後再弄一點水從這個洞眼裡漏下去。操作完之後，產婦的奶水果然又回來了。至於其中什麼原理，連老一輩的人也說不清楚……

像前文提到的奇怪醫事從中國古代一直流傳至今。還有很多傳說，即使在醫學發達的今天，在中國很多農村依然流行：比如解「居劍風」（半邊臉腫脹或嘴巴突然歪了，被稱為「居劍風」）、抹門檔灰（門背後橫擋上積的陳年灰塵，舊時一些地區的人常用來止血）、捉野貓精（舊時一些病人精神恍惚、胡言亂語，且久治不癒，通常認為是野貓精附體）等，不一而足。

很多人曾把這些奇妙的治病術當作一種神力，甚至有人得了病先找人念咒語、驅鬼，而不是及時去醫院就醫。讓老百姓如此信服的治病方法到底是什麼？其實，這些所謂的療法都屬於祝由術。

起於巫術，祝於神鬼

祝由術是起源於遠古時代的一種巫術，即透過祝說患病緣由，給病人以安慰和暗示，再輔以特殊的儀式以達到祛除病邪的目的。

祝由的「祝」是告知的意思，「由」是病的起因，是一種源於「祝於神鬼」的原始巫術。它有多種表

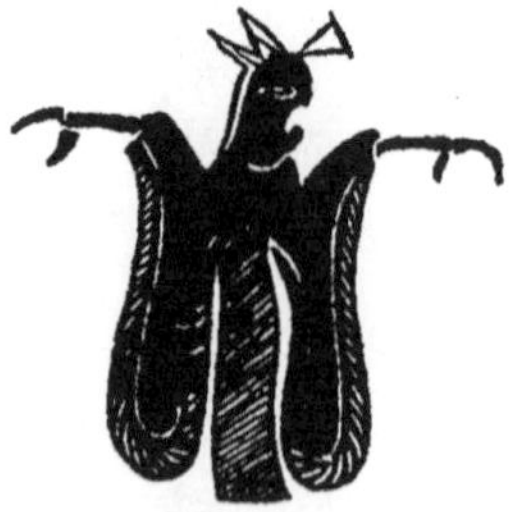

信陽楚墓出土的鳥形巫師形象。由此圖可知，古代楚國巫師把自己打扮成鳥的模樣與鬼神溝通。

現形式，最常見的有巫咸、跳大神、符咒、祭祀等。而作為祝由術的核心人物——實施祝由術的人，即巫師，據說最早由軒轅帝創立。而這一職業在遠古時也是地位很崇高的，擔任巫師的通常是一群文化層次很高的人，受萬人敬仰，有時甚至連帝王都要聽從他們的意見。

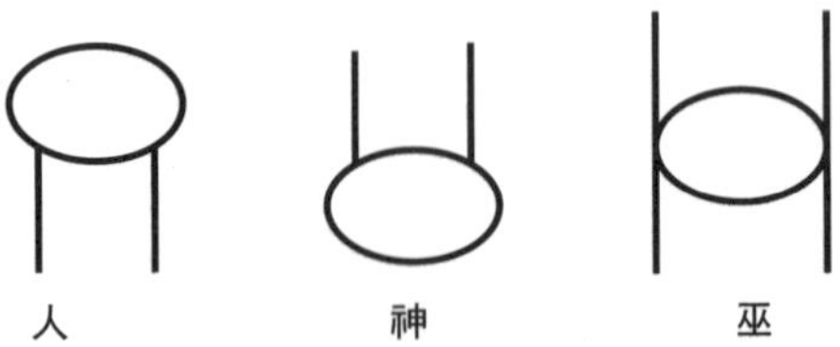

高山族古文中表示「人」、「神」、「巫」的三個字：「人」字像雙足立地，舉首望天；「神」字頭朝下，雙足朝上。這兩個字表示一個在地，一個在天。而表示「巫」的字，則很形象地說明了巫師的半人半神、亦人亦神的特徵。

實際上，祝由術與中國古時江南一帶、楚越等地的巫文化有緊密聯繫。《論語．子路》中就有記載：「南人有言曰：『人而無恆，不可以作巫醫。』」意思是，人假若沒有恆心，是做不了巫醫的。在當時的人看來，巫醫之術很難學，因為這裡面有太多的困難，沒有恆心的人是學不會的，就好像我們今日讀《周易》也會有這樣的感覺。當然，這是題外話了，而祝由的創造者傳說是上古時期的苗父。據說他「以菅為席，以芻為狗，北面而祝，發十言耳……」這句話也揭示了祝由最開始的儀式比較簡單，即用草當作祭席，用畜草當作祭牲，面向北方祈禱，口中念十句禱詞，病人就會痊癒。成書於戰國時期的《五十二病方》記載的二百八十多個醫方中，有近四十個涉及祝由術。

那麼，為何當時的人們會信奉祝由術，中國為何要發展出巫文化呢？

遠古時期，社會生產力和醫療知識很落後，而人們對疾病的認識也缺乏科學性和理性。由於很多疾病找不出致病原因，人們便認為是鬼神所為，而要想治病消災，就要借助鬼神的力量。慢慢地，祝由這種儀式為人們所接受，隨之演變成一系列用來治病消災的習俗。

最開始，實施祝由術的人是病人身邊親近的人，後來逐漸出現了專門的巫師，通常，女巫稱巫，男巫稱覡。《山海經．大荒西經》中記載：「大荒之中……有靈山，巫咸、巫即、巫盼、巫彭、巫姑、巫真、巫禮、巫抵、巫謝、巫羅，十巫從此升降，百藥爰在。」一眾巫師掌管著治病的「百藥」，可見他們也是最早的醫師。

巫師：遠古時代的「全能牛人」

巫師是巫術文化的核心，他的出現在歷史上算是一件大事。夏商時，當時國家為強化統治，建立了史官制度，而當時的史官很多是巫師。他們負責國家祭祀的大小事，為國家占卜運勢以及編書、記錄歷史；也負責為老百姓求福、驅邪、治病等。

巫師是像神一樣的存在，地位很高，經常參與政治、軍事的決策，有時甚至在「全人之上」。在當時，如果巫師認為某件事不可取，不可做，即便帝王、大臣、民眾都認可，也不能做；反過來，如果巫師占卜說某事可做，即便其他所有人都不認可，這件事也可以做——巫師就有這樣的權力，而這種制度延續了成百上千年。

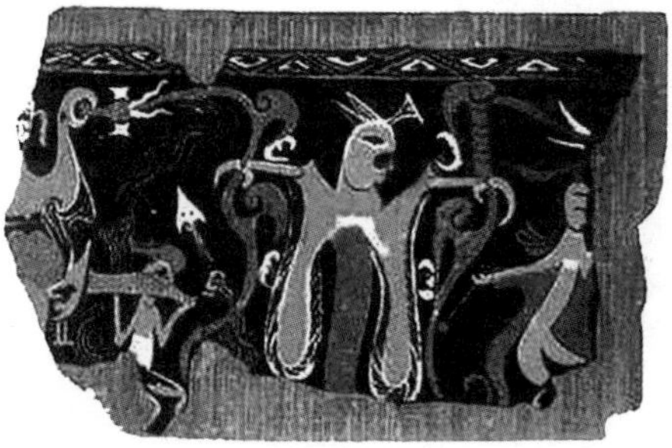

巫師升天圖，是信陽楚墓出土彩繪錦瑟上的局部圖案，表現的是楚國巫師作法的情景。

「醫」這個字，最開始其實寫作「毉」，很明顯跟「巫」有關，所以就有「巫醫」同源「巫醫並至，神藥兩解」的說法。當時治病救人的事情一直由巫師控制，在他們看來，用藥物治療或外用手段輔助治療，跟巫術治療沒多大區別。而他們能治療的病從耳鼻喉科、口腔外科、內外科、婦科到兒科等，無所不包，可以說是不折不扣的全科醫生。

醫、巫的分化

隨著社會的發展，技術的進步，人們積累的醫學知識越來越豐富，巫、醫開始分化，這種現象最初大約出現在春秋戰國至秦漢之際。但祝由療法並未立即被全部拋棄，而且其中一些經驗和精華被傳承了下來。這裡不得不提最早支持巫、醫分化的一大功臣——扁鵲。

當時扁鵲冒天下之大不韙向巫術發起挑戰，並提出「六不治」，其中就包括「信巫不信醫」不治，即相信巫術、不信醫學的人不用治。扁鵲的這種做法，對當時信仰有神論的人是一次強而有力的挑戰，自然也難免樹敵。

到了魏晉時期，祝由術與道教奇妙地結合了起來，為

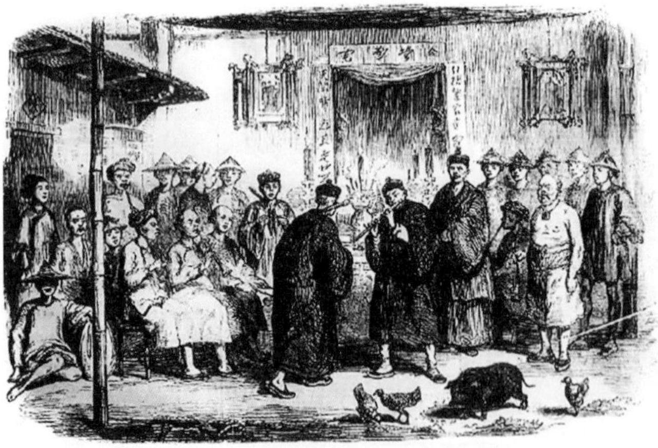

《倫敦新聞畫報》所展示的晚清跳神的把戲，在中國盛行的巫術被西方捕捉。

道家所利用，並加入了符水、桃木劍等道具，以及一些特殊工序和包裝，同時還包括藥物。到了隋、唐時期，祝由與中醫的內、外、婦、兒等醫科並列，得到官方承認，朝廷還設立了「祝禁博士」、「咒禁師」等官職，巫師成了官方認證的醫家之一。《舊唐書．職官志》中就記載：「太醫令掌醫療之法，丞為之貳，其屬有四，曰：醫師、針師、按摩師、咒禁師，皆有博士以教之。」而從元朝開始，祝由也被正式列入十三科（從元至明，太醫院分十三科）之內，內涵更豐富，如禁法、咒法、符法、步罡（溝通人神的一種神祕巫術）等。

到了明朝後期，從事祝由科的醫者已經非常少，加上一些醫家的輕視，祝由術逐漸式微。明末的張景岳曾寫道：「惟民間尚有之。」而到了清朝，太醫院廢除了祝由科。但因滿族信仰薩滿教，所以保留了「跳神」等習俗。不過，民間仍有巫覡傳承。清朝著名的醫學家徐大椿曾說：「古法今已不傳，近所傳符咒之術，間有小效。而病之大者，全部見功。」他認為對祝由術應該採取存而不論、敬而遠之的態度。

到了近代，祝由術仍未完全消失，以原始巫術、情志療法、導引氣功等新形式流傳，比如廣西壯族農村地區等仍舊有人在用，多由巫婆、神漢從事，不過這些人的文化程度、有多少基本的醫學常識等都不明瞭，其醫術如何自然也要打個問號了。

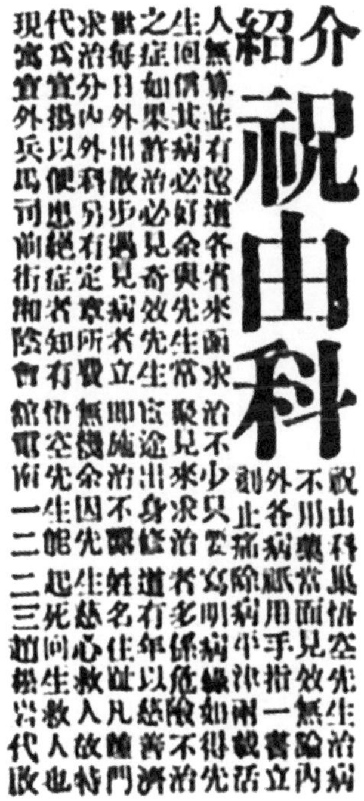

清末民初，《順天時報》上刊登的祝由科廣告，可見祝由術在中國民間影響之深遠。

祝由治病的核心：咒語和符書

祝由術究竟是如何治病的？通常，祝由術治病會運用咒語、符書、儀式等。在祝由術中，咒語和符書是至關重要的兩種工具，可以說是儀式的核心所在。

咒語最開始比較簡單質樸。隨著巫術的發展，巫師對所用咒語進行整理和總結，咒語就有了一定的規範和形式，聽起來更「專業」，跟日常生活中的咒語也嚴格區分開來。起初巫師在實施巫術時，一般會先呼「皋」字，再發號施令，此外還有「籲」、「嗟」、「呸」等字。這些字很可能跟現在的「哎」、「喂」、「嘿」相近，是為了引起對方的注意。到了西漢，這些字已不太常用。東漢以後，巫師模仿公文格式把咒語搞得越來越規範、繁複，並有了固定模式，包括三個部分：示威語、懲戒語和催促語。

示威語即用天神等來威嚇、震懾鬼邪。為壯大自己的聲勢，巫師會說自己是神人，或說自己學過治鬼的仙術。懲戒語就是為了懲罰鬼怪而使用的語言，常用「破」、「殺」、「斬」、「除」等字。催促語則最為人熟知，如「急急如律令」或「如律令」。很多咒語最後都有這句話，其實是讓鬼怪趕緊按照神靈和巫師的法令辦事，不可拖延。

事實上，「急急如律令」本來是漢朝政府文告中的常用語。「如律令」其實相當於現代公文中用的「務必遵照執行」。之所以會用這幾個字，是因為官府的文告有很強大的威力，巫師很羨慕這種威力，索性就把這些字加到咒語中。

另外，咒語還有形式上的要求，跟寫詩作詞一樣。最常見的有三言、四言、五言、七言句式，念起來要朗朗上口，鏗鏘有力。巫師經常會用很多排比句來增強氣勢。

符書，通常也叫符籙，是模仿古代的政治軍事用語。它最早大概出現於戰國時期，到漢代時已經比較成熟，後來就被道教吸收，成了道士的重要工具。

符和籙是兩種東西。符是用筆劃的一種神祕符號，上面有點、線、字、圖等形象；籙則是用來寫天神的名諱、職能的冊子。因為符和籙在各方面大體相似，所以古人就把「符籙」合為一體，後來又把咒語和符籙合用，合稱符咒。

中古之前，道教的醫用符其實比較簡單、粗糙、籠統，一種符能治療多種病，即「一符在手，疾病都走」。到了隋、唐時期，符多了起來，不論是數量還是方式，慢慢出現了治療不同症狀的專用符。比如在《太上洞玄靈寶素靈真符》中就記載了八十八道治療瘟疫的符、八道治療傷寒的符、十三道治療頭疼的符等，可以看出當時人們對道教的醫學符咒的崇拜。而且，在治病的過程中，對不同的病症、不同的人群和不同的病情，用符也有講究。比如「上符二道，治人卒惡刺痛，大煩欲死。先服上符，須臾不差，次服下符……」口服符水是當時最普遍的一種方式，當然還有其他方式，比如把符戴在身上，或掛在自家門上、床邊等。

到了宋、明時期，醫用符治病更是常事，形式和方法也是「更上一層樓」，還有了比較完整的系統。

而說到符咒治病，大詩人蘇東坡也曾親眼看見過，還為此寫過一首詩《和子由踏青》：

何人聚眾稱道人，遮道賣符色怒嗔。
宜蠶使汝繭如甕，宜畜使汝羊如麇。
路人未必信此語，強為買符禳新春。

道人得錢徑沽酒，醉倒自謂吾符神。

一個自稱道人的人堵在路上，怒氣衝衝地責怪路人懷疑他的符不靈。他聲稱自己的符會讓蠶長得如甕那麼粗大，讓羊長得像獐子那麼肥碩。路人並不完全相信道人的話，但還是拗不過道人的死纏爛打，只能買道符，權當新年祈福。不過道人收了錢，馬上就找了家酒樓，喝了個大醉，還胡言亂語說自己的符是神符。

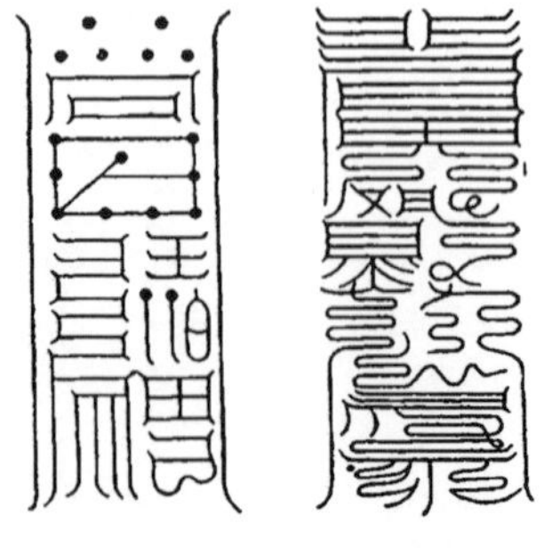

符籙作為一個詞語，其實是兩種東西的合稱，即符與籙，圖中左為符，右為籙。

到底有沒有效果？

或許，祝由術從昌盛到衰落，是否也說明了它的治病效果根本就值得懷疑，這種猜測有無道理呢？

二十世紀九〇年代，一項涉及一百四十多名巫師的調查發現，他們大多來自經濟和文化都十分落後的農村地區，其中百分之七十以上是文盲或半文盲，百分之六十的人心理異常。這些人很容易接受暗示，還有一部分人本身就是精神病人。在調查的九十多起巫醫刑事案件中，巫師們都承認，自己治病的法術都是騙人的。

其實，古代一些作家或思想家，早已對祝由術治病有過懷疑或嘲諷，比如晚清文學家吳趼人在他的自傳體小說《二十年目睹之怪現狀》第三十一回中，就曾寫到一件利用巫術治病騙錢的事：

……舍親，五十多歲，只有一個兒子，才十一、二歲，得了個痢症，請了許多醫生，都醫不好。後來請了幾個茅山道士來打醮禳災，那為頭的道士說他也懂得醫道，舍親就請他看了脈。他說這病是因驚而起，必要吃金銀湯才鎮壓得住。問他什麼叫金銀湯，可是拿金子、銀子煎湯？他說：「煎湯吃沒有功效，必要拿出金銀來，待他作了法事，請了上界真神，把金銀化成仙丹，用開水沖服，才能見效。」舍親信了，就拿出一枝金簪、兩元洋錢，請他作法。他道：「現在打醮，不能做這個；要等完了醮，另作法事，方能辦到。」舍親也依了。等完了醮，就請他做起法事來。他又說：「洋錢不能用，因為是外國東西，菩薩不鑒的，必要錠子上剪下來的碎銀。」舍親又叫人拿洋錢去換了碎銀來交與他。他卻不用手接，先念了半天的經，又是什麼通誠。

通過了誠，才用一個金漆盤子，托了一方黃緞，緞上面畫了一道符，叫舍親把金簪、碎銀放在上面。他捧到壇上去，又念了一回經卷，才把他包起來放在桌子上，撤去金漆盤子，道眾大吹大擂起來。一面取二升米，撒在緞包上面；二升米撒完了，那緞包也蓋沒了。他又戟指在米上畫了一道符，又拜了許久，念了半天經咒，方才拿他那牙笏把米掃開，現出緞包。他捲起衣袖，把緞包取來，放在金漆盤子裡，輕輕打開。說也奇怪，那金簪、銀子都不見了，緞子上的一道符還是照舊，卻多了一個小小的黃紙包兒。拿下來打開看時，是一包雪白的末子。他說：「這就是那金銀化的，是請了上界真神，才化得出來，把開水沖來服了，包管就好。」此時親眷朋友，在座觀看的人，總有二、三十，就是我也在場同看，明明看著他手腳極乾淨，不由得不信。然而吃了下去，也不見好，後來還是請了醫生看好的……

孩子得了痢疾，治不好，就請茅山道士用祝由術治病，還必得用「金銀湯」，其實不過是茅山道士為牟利，在作法過程中將金銀調包，一般人卻看不出來。結果孩子的病也沒治好，賠了錢還白忙活一場。

再比如，有人有內傷，但不知道到底傷在何處。巫醫會先摸病人，摸不出來就找一隻小雞，讓病人向雞嘴吹口氣，然後把雞浸入水中悶死（絕對不能捏死或讓雞出現外傷）。之後，巫醫把雞從背部切開，然後剝皮，解剖完後，看雞的哪個部位有異常，就認為病人的相應部位有問題。

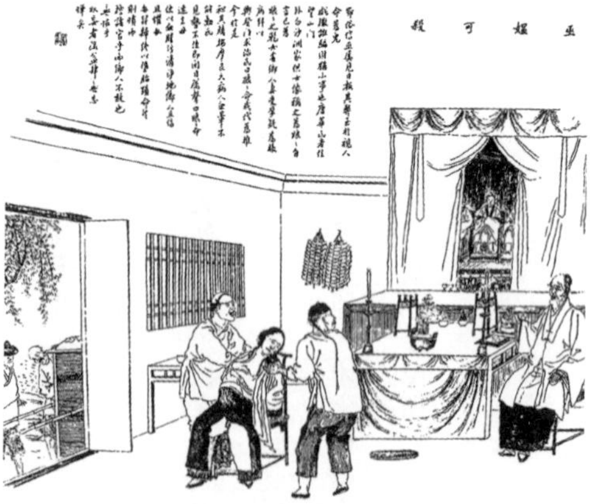

《點石齋畫報》對民間巫術進行了揭露。畫中癱在椅子上的女性身懷有孕，卻被家人疑為腹中腫脹，遂找巫師求治，巫師家中供有女像，自稱「娘娘」附體，對其行推拿之術，導致女子大出血，最終墮胎殞命。

有人可能會問：為什麼有些人用祝由術就能治好病？

中醫上有一種看法，人食天地之氣而生，人之所以得病，原因是在內常為喜、怒、憂、思、悲、恐、驚「七情」所傷，在外常被風、寒、暑、濕、燥、火「六淫」侵害。

那麼如果沒有「七情」、「六淫」的傷害，人卻生了病，又怎麼解釋呢？古人認為是由於尚未被發現的致病因素，這就是「鬼神致病說」，實際上就是一種心理因素，即所謂「病由心生」。

而透過祝由術治好的病，很多都是因心病導致的。比如心理不健全，繼而被「七情」、「六淫」乘虛而入；也有一些病是間接由心理因素導致，但其病因依然在患者的內心。另外，祝由術治病，通常對意志薄弱、性情怯懦的人比較有效。所以祝由術對一些人有用，對其他人無效；而對諸如「憂患緣其內，苦形傷其外……內至五臟骨髓，外傷空竅肌膚」等重大疾病，祝由術通常無明顯效果。

除個人屬性，祝由術治病也可能跟以下幾點有關。

一、**醫藥互用**。巫師用祝由術治病時，也會使用一些醫術與方藥。比如一些祝由術常用到地黃，它本身就是一種治瘡痔的藥草；很多祝由術所用的黃紙是薑黃染色，薑黃本身有行氣破瘀、通經止痛的效果；而道符顏料常用的朱砂，也能安神、清熱解毒。另外，一些祝由術在施術過程中，還涉及衛生清潔、消毒等防病措施。比如病人要先淨身沐浴，而在沐浴過程中，巫師會在浴湯裡面加一些香料、中草藥。現代醫學證實，這些藥物對致病性皮膚真菌等有抑制效果，可以起到消炎殺菌、防治傳染病的效果。

二、**心理作用**。最常見的是安慰劑效應。臨床上，甲組給藥，乙組給外觀相同的假藥，由同一醫生發藥，結果乙組有相當一部分也出現藥效。巫師也會跟病人說，要他信賴道醫，要對治病充滿信心，這對治癒疾病至關重要，而這已得到現代醫學的驗證。

三、**偶然性**。很多疾病經過正規治療不能馬上見好，需要一定時間才能痊癒，比如感冒、急性痢疾等，通常是一個星期左右。而一些自限性疾病和自癒性疾病，到一定時間會自行痊癒或停止發展。巫師接診時，通常患者的病程將近結束，所以就會使人認為病癒是由於巫師的醫術高明。

祝由「治病」，更可致病

古人除了用祝由術治病，也曾用它來「致病」（稱為「偶像祝詛術」）。

《六韜》中曾記載，周武王推翻商朝以後，丁侯沒來朝見，周大臣師尚父（傳說中的姜子牙）就畫了一幅丁侯的畫像，朝它射箭，連射三十天，丁侯竟然真的大病一場。後來丁侯得知了病由，很恐懼，趕緊派人朝見武王，請求作為武王的臣僕。據說師尚父拔去丁侯畫像上的箭後，丁侯不治而癒，令諸侯感到十分恐懼，紛紛前來朝貢。

西漢時期發生了一起著名的「巫蠱之禍」事件，前後涉及數萬人，而將其推向高潮的是宦官江充與太子劉據的嫌隙。當時漢武帝病倒，江充認為是巫蠱所致，指使一個巫師欺騙漢武帝說：「皇宮中大有蠱氣，不除之，上疾終不差（病不癒）。」漢武帝聽後信以為真，就派江充成立搜查小組，結果江充在宮中挖出了行巫蠱的木偶（其實是江充等預先埋設的）。當時，因為與太子劉據有怨，江充就誣陷太子，說木偶是太子所為，太子十分恐慌，後來殺了江充。江充的黨羽則報告漢武帝謊稱太子起兵造反，漢武帝命丞相調兵平亂，太子兵敗逃亡，後來懸梁自盡，皇后衛子夫也被殃及，自盡而亡。後來，田千秋等人上書為太子申冤，漢武帝才知道太子並無反心，盛怒之下滅了江充三族。小小的巫蠱之術竟然引起巨大的宮廷風波，

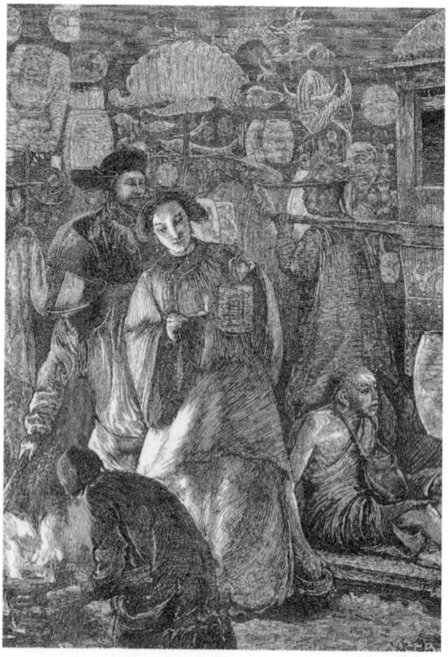

從唐代起，中國元宵節張燈即成為法定之事，除此之外還有不少遊樂活動，其中騎竹馬、儺舞背後的巫術氣息極為濃郁。《周禮．疾醫》中說：「病，惡氣也。」早在先秦時，人們把驅逐邪惡的「病氣」稱為「儺」。儺舞也稱為鬼戲。

漢武帝彼時已然成了一個「杯弓蛇影」之人。

東晉時期的大畫家顧愷之曾用祝由術來「制裁」不愛他的女子。據《晉書》記載：顧愷之某天見鄰家一名很好看的女子，心生愛戀，就挑逗她，但女子不從。後來他就畫了一幅女子的畫像，將一根針釘在了畫上女子心窩處。女子竟突然心痛起來，四處求醫無效。後來得知是顧愷之作怪，女子父親向顧愷之求情，他才拔掉了針，女子竟然立刻好了。求愛不成，玩起紮小人的把戲，連顧愷之也不能免俗，足可見當時人們對祝由術的迷信。

像這種事件，歷史上還有很多。南朝宋文帝時，女巫嚴道育等人曾在宮裡詛咒文帝，被發現後，被鞭殺焚屍；隋煬帝楊廣當太子時曾製作木偶，誣陷四弟楊秀利用巫蠱圖謀不軌，使得楊秀被隋文帝楊堅黜免為庶人；元朝時期，一些江湖術士甚至不惜謀殺聰慧少年來「咒取生魂」……

祝由術是中國古老文化中不可忽視的一部分，其背後有深層的文化根基。如今，千奇百怪的祝由術已經消失殆盡，成了民俗和一些鄉間人的時代記憶。古人之所以相信其能治病，是緣於對客觀世界認知和控制的局限，以及對超自然力量的敬畏。

從現代醫學的角度來看，祝由術可以看作是古

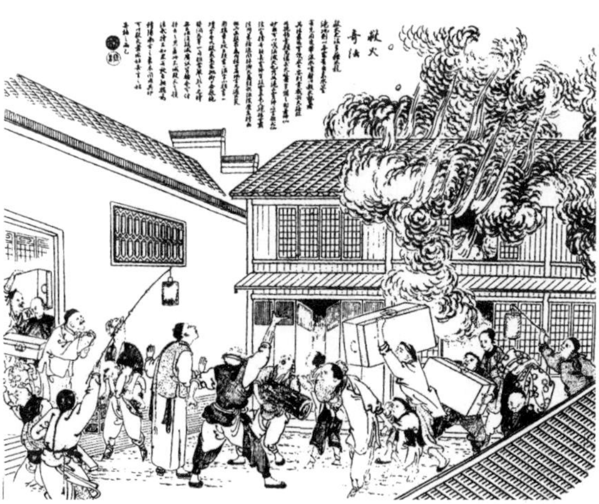

祝由不僅可治病、致病，還可「救火」？《點石齋畫報》講述晚清時某房屋著火，有人用奇術救火，方法是「用雞蛋三枚，大頭畫一個『溫』字，小頭畫一個『瓊』字，往火焰最高處拋擲，口念『敷施發潤天尊』一句」，再大的火都能煙消焰滅。

代的一種心理療法，對一些跟心理因素有關的疾病，有一定的效果。不過，祝由術終究不是科學，而是巫術，難免存在很大的局限性和愚昧性，且很容易成為迷信的根源。

祝由術與中國少數民族

說到祝由術，不能不提中國的少數民族地區，在古代，這是祝由術信仰最廣泛的區域。

獨龍族的巫師在治病時，會在患者屋內點燃青松枝，煙燻屋子，再用燃燒著的松枝在患者周圍繞動，同時要念咒語，幫助患者祛病。

苗族的巫師治病時，除了燒紙符、念咒語之，還會在患者傷口處吐口水。

彝族地區，多用念經、殺「五病邪神」治病。巫師先殺一隻花公雞，再做一個草人，還要佩掛用錫紙做的小刀，用來殺「五鬼」。之後把雞冠血塗在草人頭上，然後將它焚燒掉。接著巫師根據不同的疾病念不同的經文。念完以後把一隻煮熟的雞撕碎，四處拋撒，認為這樣可以消除鬼神的饑餓，「命令」它們吃飽後走遠，不要再來。

廣西羅城仫佬族的巫師在給病人治病時，會殺一隻公雞，買兩斤豬肉，用來供神。同時，還需要病人的女兒帶一筒米和兩根線。巫師作法後，會用紙蓋住米筒，並用線纏住，然後放在祖先牌位的樓上。第四天早晨將其取下來，把米煮成飯給病人吃。這種做法叫作「填糧」，病人吃完之後病就會好。

02

招魂術：遠古心理療法

跳神治病／收驚療法／一七六八年的中國妖術大恐慌／夜啼符咒

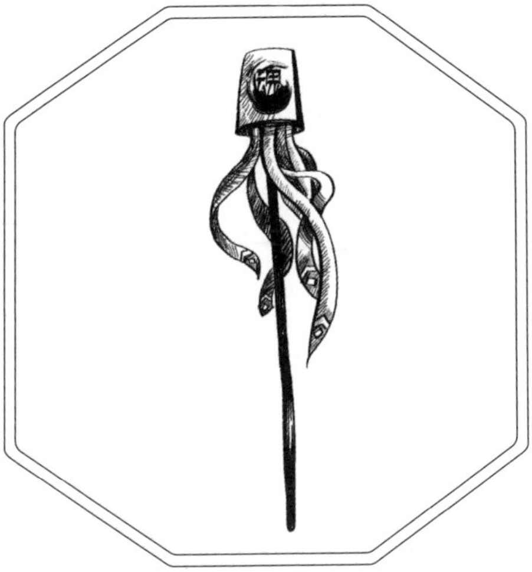

古老的魂魄觀

孩子呀孩子，波八列，
……
你千萬別到黑暗中去，
你千萬別害怕鬼魔，
……
你手中有金頂針保佑你平安，
你手中有骨戒指保佑你安全，
你搖車裡有三個小人保護你，
你搖車裡有鼠有鳥保護你，
孩子呀孩子
……

這些句子，初聽起來很像一首哄孩子入睡的歌謠，但細品其中含義，又感覺不是。其實，這是當代作家遲子建的小說《偽滿洲國》裡的一段話，是一首薩滿除歲跳神治病的歌曲，更確切地說，是薩滿招魂時的咒語。

招魂，也叫收驚或消驚，是一種治病消災的巫術。為什麼招魂能治病呢？這與中國幾千年一直秉持的一種信仰有關：人是有靈魂的。

古代經學家孔穎達注疏《左傳》時說：「附形之靈為魄，附氣之神為魂也。」附在形體上的靈是人的魄，附在氣上的神是人的魂。其中，魂為天氣、陽氣、精神；魄則為地氣、陰氣、軀體。一個人要想生存，不可能沒有魂魄，魂魄是人的本命精神所在。如果魂魄被鬼攝去，「魂不附體」，人就會生病，精神不正常等。反過來，既然靈魂散失可以致人生病，那麼相應的治療方法就是將靈魂再收回來。這就是招魂治病的思想基礎。

那麼，為何叫招魂呢？《楚辭．招魂序》中說：「招者，召也。以手曰招，以言曰召。」意思就是用手「招」的同時，口中會念念有詞。偉大的浪漫主義詩人屈原的詩《招魂》，模仿的就是民間招魂習俗，想透過言辭讓魂歸來。人死可以招魂，活著也可以招魂，後者通常用在病人身上，以用於兒童更多見。因為人們認為，兒童的身體和魂魄都還沒有完全成熟，魂魄「不穩」，最容易出竅，最容易被所謂的邪祟帶走。

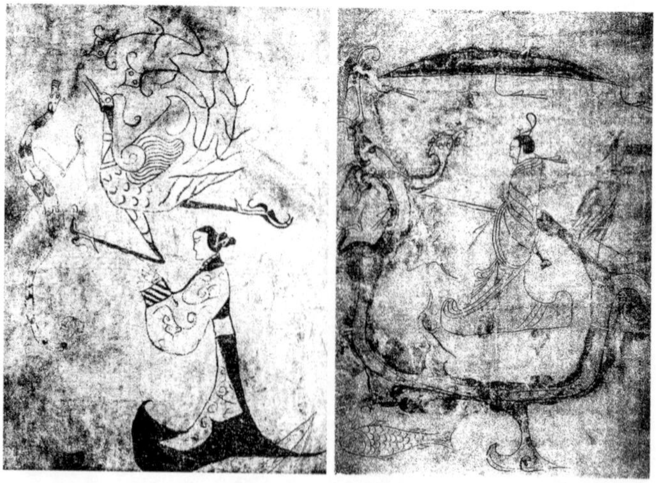

《禦龍圖》描繪墓主人乘龍升天的情景，《龍鳳仕女圖》表現的是龍鳳引導墓主人的靈魂升天的情景，兩者表現的題材基本一致，都體現了古代楚文化的喪葬文化和招魂習俗。

漢族的魂魄觀與招魂儀式

由於中國地域廣闊，不同地區的信仰、文化等差異很大，魂魄觀和招魂儀式也多種多樣。

古代漢族人相信每個人都有三魂七魄（也有說六魄），還給它們取了不同的名字。《雲笈七籤》中說：「夫人身有三魂，一名胎光，一名爽靈，一名幽精。」而七魄則分別是屍狗、伏矢、雀陰、吞賊、非毒、除穢、臭肺。它們掌管著人體的不同功能，比如呼吸、心跳、生殖等。一旦魂魄出現問題，人就會得病，嚴重時甚至可能死亡。

杜甫曾寫過一首詩《彭衙行》，詩中提到他的一位孫姓友人替他招魂收舍的事，讓他感動不已，詩中寫道：「故人有孫宰，高義薄曾雲。延客已曛黑，張燈啟重門。暖湯濯我足，剪紙招我魂。」其中的剪紙，就是把紙剪成錢狀，懸魂幡來招魂或迎神。

清朝的著名詩人袁枚更是聲稱自己曾親身經歷了離魂的奇妙事件，並記錄在《子不語・隨園瑣記》裡：有一天，袁枚得了重病，發高燒，下不了床，只能躺在床上。他感覺自己的床上還有六、七個人。好在袁枚膽大，並不怕他們。他自己不想出聲，想一個人靜靜地躺著休息，奈何那幾個人總是發出呻吟聲，擾人清靜。後來等到高燒慢慢退去，他感覺床上的人也逐漸變少；病癒之後，他感覺那些人全都消失了。而在他看來，床上的那些人是他的魂魄。

關於古人的魂魄觀，一個非常有名的事件就是發生在一七六八年乾隆年間的「妖術大恐慌」。漢學家孔飛力在《叫魂：一七六八年中國妖術大恐慌》中對此進行過梳理和分析。據稱，當時一些人認為術士透過作法於受害者的名字、毛髮或衣物之上，就能使這個人發病，甚至死去，並偷取他的靈魂精氣，使之為自己服務。這件事從一開始的偶然事件，最後發展成影響全國十二個省分的大事件，導致上萬人死亡。上自帝王，下至農夫，均受波及。雖然這起事件的政治性強於文化性和醫學性，但也從側面反映出人們受古老魂魄觀的影響之深。

對現代人來說，漢族地區的招魂治病習俗已經很少，在一些經濟落後的地區或許還存在。那麼，招魂治病有何儀式或要求呢？

如果沒有專業法師，通常孩子「掉魂」後，多由家裡的女性親屬來招魂，最好是孩子的母親。因為孩子通常跟著母親，對母親的聲音最熟悉，也最感到親切，所以人們認為母親招魂最容易奏效。招魂時，通常會用到一些特殊的道具，比如小物件，也可能是食材、藥材等，不同地區有不同的模式。比如這樣操作：準備一只碗、一塊紅布，碗裡裝滿小米（黃米），用紅布蓋好、紮好，倒扣過來，在受驚嚇的孩子（睡著以後）身上按順時針方向慢慢轉動，同時還要念孩子的名字。順時針轉三圈以後，再逆時針轉三圈。把碗擺正過來，會發現裡面的米減少，比如留下小坑等（各地有不同說法）。選擇小米也有說法，因為小米是黃色，象徵金子；而大米是白色，象徵銀子。金子自然比銀子珍貴，所以一般不選大米。留下米坑以後，說明「偷魂」的邪靈拿走了金子，孩子的靈魂就會回來，不久就會康復。如此看來，好像更像是「有錢能使鬼推磨」。

如果孩子發生車禍或意外，受到驚嚇，精神萎靡，看醫生一時好不了，父

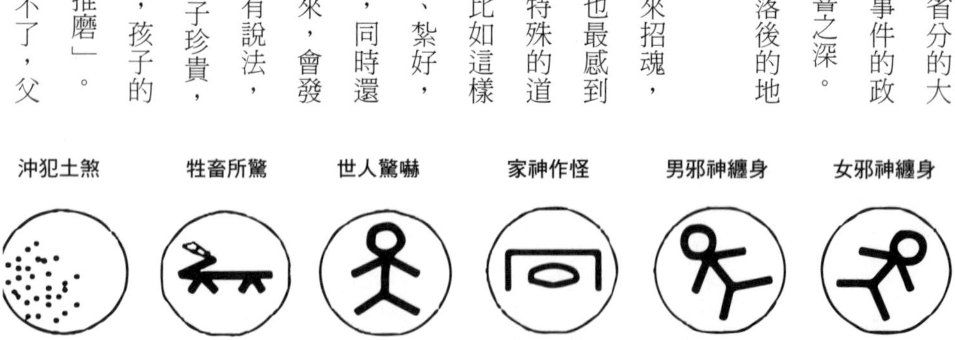
沖犯土煞
牲畜所驚
世人驚嚇
家神作怪
男邪神纏身
女邪神纏身

收驚療法不僅在中國傳統民俗醫療體系中有著重要的地位，也曾是侗族傳統社會的主要醫療方式之一。上圖所展示的就是魂米「形狀」與受驚原因之間的對應關係圖，該儀式有一定的流程，並由特殊的人來主持。（參考趙巧豔：《侗族靈魂信仰與收驚療法：一項關於 B 村的醫學人類學考察》）

母可能會帶孩子到車禍或事故現場，喊孩子的名字，再說一些咒語，然後把孩子帶回家。回家路上不要回頭，回到家好好睡一覺。據說孩子醒來的時候就能有所好轉，令人感到很神奇。

通常，用招魂來治療的兒童的病還挺多，如食欲不好、夜哭、腹瀉、哭鬧不停等。當然，並非孩子一生病就招魂，通常是身體有異常症狀，吃藥、輸液等都沒效果，家人才會選擇這一招。

如果孩子久病不癒或得了重病，就要請專門的巫師，就像前面講到的那個案例一樣。

少數民族的魂魄觀與招魂儀式

與漢族不同的是，中國西南少數民族哈尼族認為人從一生下來就有十二個魂，而且這十二個魂各司其職，會影響人體的安危、健康、福禍。第一魂叫主魂，是魂中最重要的；接著是第二魂、次魂、大副……一直到第十二魂，叫末魂，是非常小的魂。雖然有大小之分，但這十二個魂缺一不可。它們按次序排位，守護著人體。如果某一個魂離開了人體，即「掉魂」，那麼人就要生病，比如萎靡不振，精神恍惚，甚至臥床不起；如果主魂離散，那麼人就要離世。被攝走的魂叫「德麼蘇拉枯」，其中「德」指活人，「麼」是看見的意思，「蘇拉枯」即叫魂。

哈尼族招魂治病，需要請專門的祭師，名為「莫批」，是哈尼族自然宗教的神職人員。祭師會先念咒語，一般人聽不懂。念咒語時，祭師口吐白沫，痛罵鬼不守鬼規，攝走人魂，然後勒令鬼儘早把魂放回，奉勸鬼不要糾纏人，人也不會去找鬼。念完咒語，病人家屬要送一碗飯到十字路口給餓鬼吃，哈尼族稱其為「禾來哈」。送飯人跨出門時，要有人緊隨其後，在門外用水把一截燃著的柴火澆滅，哈尼語稱此法為

「滅俗俗」，他們認為鬼怕見火，這樣做，鬼就不敢靠近人身了。而飯碗裡盛的東西也是有講究的，除了當天吃剩的飯菜，棉線和生薑必不可少。送飯時，要將飯碗朝病人身旁移動兩、三下，讓他在地上吐一口痰，送飯人要趕快把飯送出去，把飯碗丟在十字路口。

如果被叫魂的人仍然不好，就要請祭師去路口叫魂。祭師會帶領被叫魂者及其家屬（人數由祭師定），帶上一隻公雞（通常用紅公雞或白公雞，根據情況而定）、糯米、雞蛋及酒水等。到了路口之後，架設鍋樁石和篾桌，擺上鹽碟和生米、雞蛋、碗筷等，讓病人拿著活雞向篾桌磕三個頭，同時祭師坐在桌邊念驅鬼招魂經。之後祭師操刀宰雞，一刀見血，然後把雞處理好，跟雞血、雞蛋和糯米一起煮。煮熟以後，把熟雞放在篾桌上，祭師再念一遍經，病人再磕三個頭，算是儀式完畢。然後就地把雞肉吃個精光，剩菜也不能帶回家。回家路上，病人的手背在背後，拿少許野薑葉和紅泡刺等避邪物走在前面，千萬不能回頭，也不能說話，儘快到家，再把辟邪物掛在門上，然後在家安心養病，直到康復。

苗族和彝族是中國招魂活動最豐富的兩個民族。這兩個民族在歷史上長期信仰巫術，鬼靈觀念比其他民族都要強，很重視人體的魂魄，繼而發展出了一些招魂活動。

貴州苗族不論男女老少，跌倒、受到驚嚇、生病等，都會招魂。他們認為，魂落了以後會歸宿「東方」，那是他們的祖先曾經居住的地方。招魂必須在魂達到歸宿地前進行，否則時間一長就很難招回。通常需要請鬼師。苗族招魂的一大特色是，招魂需要用公鴨，因為牠能鳧水，可以用來載魂；也有可能是因為鴨子認巢，無論跑出去多遠，都能找回原來的窩；而且鴨子是夜視動物，晚上也能看見東西，且水陸行走都沒有問題——所以鴨子被賦予了巫術的功能。在招魂過程中，鬼師要唱招魂歌，舉行一些特殊儀式，還需要用病人的衣物來收魂等。

西雙版納的傣族同樣非常信仰原始宗教，招魂治病樣式也是豐富多樣，細分下來據說有八十一種招魂術，其中還包括給動物招魂。給人招魂有「喚歡龍」（招大魂）、「喚歡囡」（招小魂）、「菲歡」（換魂）和「喚歡南朗」（招黑姑娘魂）四大類。比如，人們先準備一段竹竿，在一頭紮上幾片芭蕉葉，象徵箭；再在竹竿上鑿四個孔，在四個孔裡面分別放入水、沙子（象徵房子）、米和稻穀。巫師在為病人招魂之前，會先把這四件東西送到村外，代表用弓箭把這些東西送給「靈鬼」，請他們把病人的靈魂放回來。

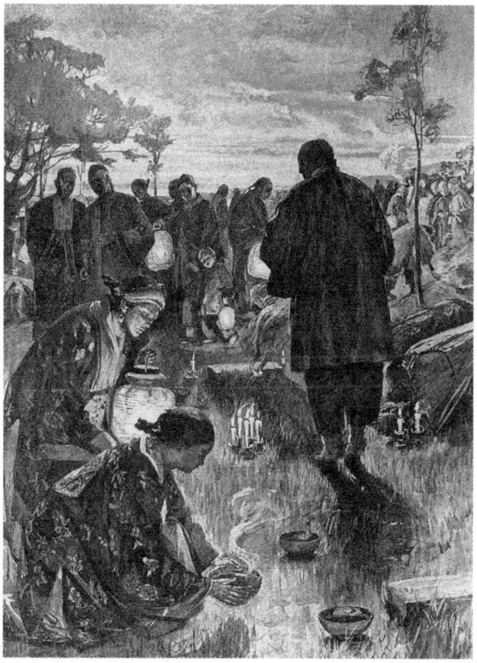

在中國文化裡，已故之人具有非實體化的魂和靈，因而同樣具有感知能力。這與中國傳統醫學的陰陽理論有著千絲萬縷的關聯。清明節通過焚燒冥幣一方面以火為媒連接「它世界」，另一方面又以煙霧帶來的迷離感讓活著的人與先人隔空對話，這成為在世者的一種心靈慰藉。

而雲南普米族也有屬於自己的招魂習俗，對不同的疾病也有不一樣的方式。比如巫師在為孕婦治病時，會削個木人代替，木人挺個大肚子，再將木人埋在地下，然後念咒、招魂，再把木偶挖出來，丟到村外。這樣一來，木人就會將孕婦的疾病帶走。如果治女性月經不調，就在木人女陰部位塗上血色。

再比如，彝族的招魂習俗曾經也很盛行，有的還受到了漢族的影響，比如到野外樹下招魂等。

招魂：心理創傷修復

其實仔細分析一下，招魂在某種程度上跟今天的催眠療法或心理療法有一定的相似之處，很可能是一種心理創傷的修復方式。一個人（尤其是兒童）受到心理創傷後，如果沒有及時得到安撫和治療，可能會影響他們的情緒和心理，繼而導致身體出問題。請人招魂，無疑會讓他們感覺到自己受到了關注和照料，心理上得到了慰藉，這對精神和身體健康恢復很有好處，現在的醫學研究也已經證實了這一點。這可能是招魂有時能起效的一個原因。

不過總的來說，人們用招魂來治病並非真的因為它有多大的醫治功能，也並非它真能「驅鬼收魂」，而是其背後有著一定的文化（甚至宗教）信仰和醫學心理學基礎，只是因為古人沒有科學理性的認識，便將其歸之於「神靈」。對此，德國政治哲學家及社會理論家弗里德里希·恩格斯（Friedrich Engels）曾有精闢的理論：「在遠古時代，人們還完全不知道身體的構造，並且受夢中景象的影響，於是就產生了一種觀念，他們的思維和感覺不是他們身體的活動，而是一種獨特的、寓於這個身體之中，在人死亡時就離開身體的靈魂活動。從這個時候起，人們不得不思考這種靈魂對外部世界的聯繫，既然靈魂在人死時離開肉體而繼續活著，那麼就沒有任何理由去設想它本身還會死亡，這樣就產生了靈魂不死的觀念。」在這種「靈魂不死」的觀念下，人們通過招魂祛病消災，甚至想以此讓死者起死回生。

由此看來，招魂治病可以看作是中國原始靈魂觀的一種遺留，也可以看作是醫學為時代所局限的一個面向。

小孩招魂有訣竅

招魂時一般會用到符咒，這在前文祝由術時已經提過，符咒治病的依據多是人們對語言的神祕崇拜。廣西城鄉地區壯族人治療孩子夜啼時，會在符咒上寫上：「天皇皇，帝皇皇，我家有個小哭王，路人行過念一念，一覺睡到大天光。」然後把符咒丟在路口，也可以貼在路邊的樹木、電線杆、牆上等，他們認為只要路人念一念符咒上的字，孩子的夜啼很快就會好。普米族的母親為孩子招魂時，則會念道：「孩子回來吧，家裡有肉吃，有酥油茶喝，還有瓜子、蜂蜜，你不要在外面亂跑了。」再比如漢族一些地區則會喊：「某某兒啊，你的三魂、七魄，跟娘回家吧！某某你回來吧！」不一而足。

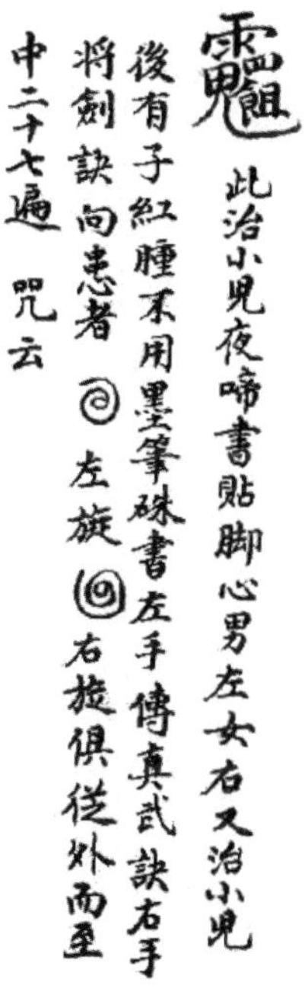

小兒夜啼符咒，將此符咒貼在兒童腳心，男童貼左腳，女童貼右腳。

03

相醫術：看臉知病

張仲景之窺／相由心生／《疾病生死祕訣歌》／「陰陽人」和「五行人」理論／中醫與相術

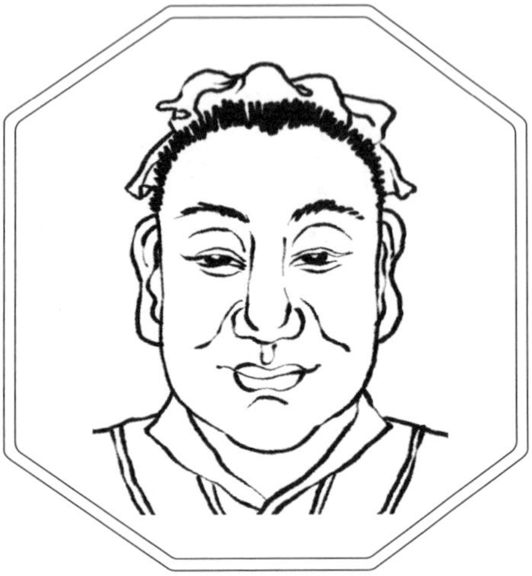

張仲景之窺

王粲，三國時期有名的記憶達人，自小就有才學。十七歲到長安時，當時著名的學者、文壇領袖蔡邕第一次見到他就自嘆不如。後來王粲加入曹操陣營，文學成就位居「建安七子」之首。不過，也許他樣貌真的與眾不同，在二十多歲時，被醫學大師張仲景撞見後，張仲景就從他的臉上窺出了不祥之兆。

王粲二十多歲時，在荊州襄陽做官，據說當時他因為不被上層重用，內心一直鬱鬱不平，一臉沮喪。張仲景一見到他，就看出不妙，對他說：「你身體已經有病了，等你四十歲的時候，眉毛會脫落，再過半年就會死。但服用五石湯就可以避免。」

俗話說，良言一句三冬暖。不過王粲對張仲景的良言完全沒當回事，也沒有喝五石湯。三天後，張仲景又見到他，問他喝藥了沒，王粲撒謊說自己喝了。但是他騙不了張仲景，張仲景一眼就看出來他沒喝，繼續勸解道：「你為什麼這麼不愛惜身體呢？」王粲無言以對，但之後也沒聽張仲景的。

據記載，二十年後，王粲果然眉毛開始脫落，一百八十七天後果然死亡，真應了張仲景當年所說的話。這件事後來還被記錄在《針灸甲乙經》的序言中。

當然，這個故事有很濃重的玄學神祕色彩，我們不能過於相信。即便是再優秀的醫生，也不可能一眼就判斷出一個人二十年後的健康狀況，甚至生死。或許，記錄這件事的人是聽別人轉述，而最後的預言又準確，就記錄了下來，但難免有誇張不實的成分。據說當時《華佗傳》中還曾預測一個人三天後、五天後、三年後，或者十年後的死亡，這種預測人生老病死的事情，很可能是當時的一種風氣。

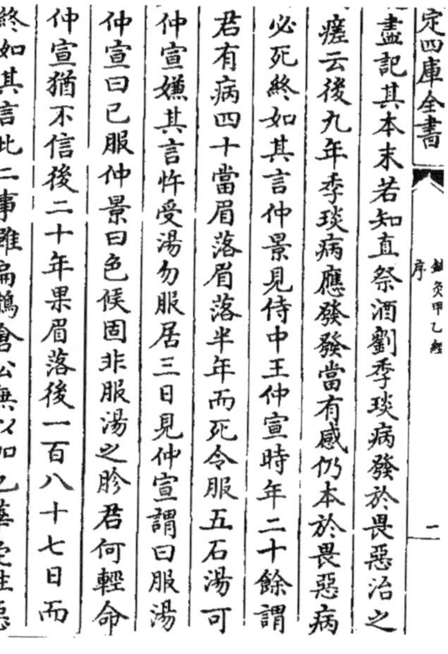
定四庫全書　針灸甲乙經 序　二

盡記其本末若知直祭酒劉季琰病發於畏惡治之瘥云後九年季琰病應發發當有感仍本於畏惡病必死終如其言仲景見侍中王仲宣時年二十餘謂君有病四十當眉落眉落半年而死令服五石湯可仲宣嫌其言忤受湯勿服居三日見仲宣謂曰服湯仲宣曰已服仲景曰色候固非服湯之胗君何輕命仲宣猶不信後二十年果眉落後一百八十七日而終如其言此二事雖扁鵲倉公無以加也華佗性惡

《針灸甲乙經》序中關於王粲與張仲景的故事，張仲景觀王粲面相預測其疾病。

相醫術：相術的分支

實際上，透過看一個人的臉，就能知道這個人得了何種病，或者就能知道這個人何時會生病，哪個器官出了問題，或者何時會死亡……如此「神威」的診斷方法，在中國有很久遠的歷史。不僅如此，它還很有條理，有系統性的理論和鑑別方法，前前後後綿延了千百年，而它，就是相醫術——相術的一個分支。

相術不僅跟華夏文明的起源一脈相承，有時還影響歷史的走向、朝代的更替及社會的變化，因此不可小覷。在黃帝大戰蚩尤、劉邦斬蛇起義，以及朱棣定都北京等歷史事件中，相術都起了舉重若輕的作用。往小了說，古人看天氣、何時結婚生子、取什麼名字等，都要用到相術。而中醫跟相術也是同源。

相術最早可追溯到三皇五帝時期。漢朝的禮學家戴德在《大戴禮記》中就寫過：「昔堯取人以狀，舜取人以色，禹取人以言。」堯、舜、禹三個遠古時期的帝王透過人的「狀」、「色」、「言」來判斷一個人的好壞，這即是最早的相術了。

相術，也叫相人術，是中國古代術數的一種，最常聽到的是面相和手相，如我們常聽人說「相由心生」，某人面相好或不好，都能顯示出這個人的品性；當然還有透過看身上的痣來預測健康的。而術數除了相術，還有風水、奇門遁甲、紫微斗數等，這些都是中國古代流傳下來的。而相醫術可以簡單理解為建立在面相基礎上的醫術。

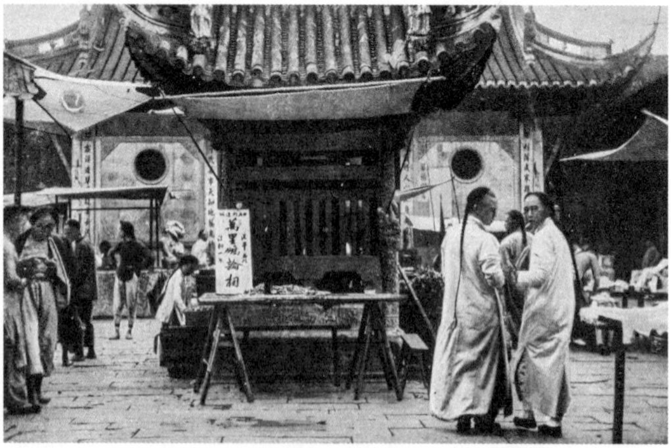

晚清時給人看相的卦攤，一般設於寺廟前。

看臉識病：神祕的「氣」

相醫術的奧祕在哪兒呢？奧祕即在一個人的「氣」，透過觀察一個人的「氣」來判斷其健康與否。比如懂相醫術的人看到一個人嘴四周有白色旋繞，會認為這個人命不久矣；如果一個人雙眼下好像有塵土一樣，還出現黑氣，那這個人可能會在一年內死去。

如何透過一個人的臉，判斷這個人得了何種病？我們先來看下面幾句歌訣：

何知此人病在心？兩眉鎖皺山根細，氣色青黑暗三陽，心痛心憂愁鬱際。
何知此人病在肝？兩眼睛紅頸筋粗，氣色乾燥金傷木，定然束怒氣嘈嘈。
何知此人病在脾？滿面青黃瘦不支，神衰唇白難運食，成濕成痰定必宜。
何知此人病在肺？顴紅肺火顴黑寒，血咳吐血殊哮喘，寒熱兩關顴上看。
何知此人病在腎？耳黑額黑面烏暗，補水制火節欲心，眼睛昏暗房勞禁。
……

這幾句話來自一首《疾病生死祕訣歌》。這首詩歌內容很好理解，其實就是「憑臉看病」，來判斷這個人是心病、肝病，還是腎臟有問題。

拿「病在肝」來說，在懂相醫術的人看來，肝有病的人，通常兩眼發紅，脖子上的青筋很明顯，臉上氣色很差，而且這種人容易發怒。再比如「病在腎」的人，會表現出耳朵、額頭、臉部發黑，眼睛昏花等症狀。諸如此類，不再贅述。

這種理論到底有沒有科學依據呢？

即使沒上過專業醫學課，也應該知道，一個人的身體內部發生變化，在一定程度上會透過身體外表表現出來，還會出現心理變化和精神波動。比如，女性如果雄性激素分泌過多，就會有男性化的體徵出現——體毛多、聲音粗等；相對地，男性體內的雌激素分泌過多，就會有女性化的體徵出現——體毛少、乳房凸出等。再者，一個人的血液中如果缺乏鐵元素，那這個人就會出現缺鐵的症狀，比如頭暈、頭痛、面色蒼白、身體乏力等，時間久了還可能出現更嚴重的症狀。這些是生理上的改變。心理上也一樣，一個人如果壓力過大，時間一長，很可能就會表現得急躁，出現失眠、精神不集中的症狀，還會進一步影響身體狀態：眼神渙散、出黑眼圈、皮膚長痘等。

相醫術正是抓住了這一點，在歷史上有了一定的地位和影響力。它其實是相術和醫術相互促進和影響的結果。而中醫「四診」中的望診，既有相術的基礎，也有巫術的色彩和意味。古代很多醫生通過望診來初步診斷病人的健康狀況。當然有的就很誇張，比如戰國時期的名醫文摯。

距今二千二百多年的戰國時期，當時的名醫文摯有一次診治一個很奇怪的病人——宋國大夫龍叔。龍叔說，他對別人的誇獎不感興趣，對別人的斥責也不在乎；有了好東西，也高興不起來，丟了東西也不擔心。他覺得自己活著就像個死人似的，看別人是豬，看自己也一樣。對當時的國君不想侍奉，對家人朋友也沒有熱情。

文摯聽完想了想，讓龍叔背著光站立，他走到龍叔的背後看了看，然後對龍叔說：「我看到你的心了，你的心裡虛空平靜，簡直是個大聖人，而且你的心有六個孔，它們是相通的，但只有一個不通，你現在覺得自己病了，可能是這個緣故，我無能為力。」

通過看背影就能看到一個人的內臟，還能看出有幾個孔，其實是對望診的誇大而已，不足為信。

「陰陽人」和「五行人」理論

《黃帝內經》有個很有趣的理論：「五色五臟」理論，具體來說就是：「青色對應著人體的肝，紅色對應著心，白色對應著肺，黃色對應著脾，黑色對應著腎。」這個理論到現在還在沿用，可見它的影響力之強大。只不過，現代很多學者認為，這樣的觀念融合了巫術和同類相感，外加讖緯學（一種用來占驗預測的方法）的理論，雖然不能說完全沒有事實依據，但整個理論還是顯得很隨意。

中國很多傳統文化都離不開陰陽五行，相醫術也一樣。它以人的膚色為主，再結合人的體形體態、秉性氣質，將人分成不同的類型，最常見的就是陰陽體系和五行體系等。

陰陽體系將人分成太陰型人、少陰型人、陰陽和平型人、太陽型人和少陽型人五類。至於是否可信，還得到實踐中去觀察。當然每個人不可能只有一面，大多數人都是混合型。如何快速分辨這幾種人呢？

太陰型人，用一句話形容就是「老狐狸」。據說這類人陰血重濁，陰陽不和，表面看起來謙虛正經，內心城府很深，喜怒不形於色；他們的面色經常陰沉暗黑，雙目愛往下看，體形比較長，卻經常卑躬屈膝，膝蓋彎曲，好像不能

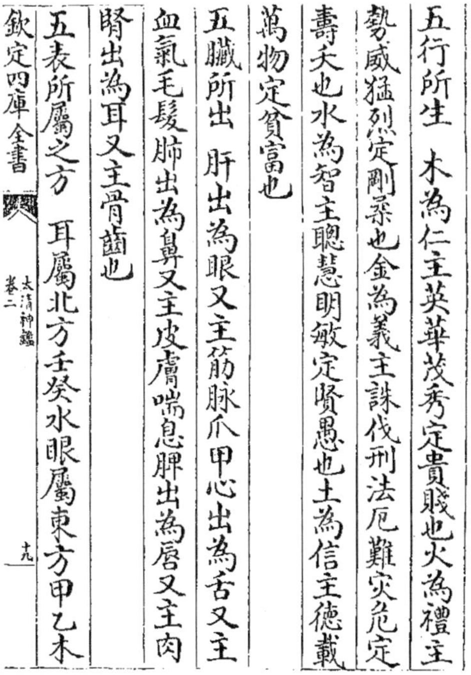
五行所生　木為仁主英華茂秀定貴賤也火為禮主勢威猛烈定剛柔也金為義主誅伐刑法厄難灾危定壽夭也水為智主聰慧明敏定賢愚也土為信主德載萬物定貧富也
五臟所出　肝出為眼又主筋脉爪甲心出為舌又主血氣毛髮肺出為鼻又主皮膚喘息脾出為唇又主肉腎出為耳又主骨齒也
五表所屬之方　耳屬北方壬癸水眼屬東方甲乙木
欽定四庫全書　太清神鑑 卷二　十九

《太清神鑑 · 卷二》對「五行所生」、「五臟所出」進行了詳細解釋

直立一般，但跟佝僂病又不一樣。

少陰型人，簡單來說就是「小心眼，愛玩陰的」。這種人胃小腸大，體內內臟器官的功能不協調。給他們治病要小心，不然容易導致他們血虧，氣也容易損傷。這種人據說愛貪小便宜，常想害別人，幸災樂禍，對人冷血。但這種人很容易給人以假像，因為他們外表看起來很清高，實際上常幹一些鬼鬼祟祟、偷偷摸摸的事；另外他們站著的時候容易躁動不安，走起來好像也不能直立。

陰陽和平型人，是最為理想的一類人。這種人心境安寧，無所畏懼，不貪不爭，能以德服人。外表看起來比較從容穩重，舉止大方，品行端正，樂觀開朗，作風光明磊落等。這簡直是完美男人或完美女人的標竿。

太陽型人，用現在的話來形容就是：直男般的自傲。他們通常過於自信，好意氣用事，愛說空話、大話，好高騖遠。外表看起來挺胸凸肚，身軀向後反張而兩膝曲折。

少陽型人，可以理解為「冷血動物」。他們站立時愛仰著頭，走路時容易搖晃，兩條胳膊常常倒背在背後。他們處事比較謹慎，看重得失，對親屬比較冷淡，喜歡與外人交往。他們很有自尊心，愛慕虛榮，善於交際。

五行體系的人相對而言就更容易理解了。五行指的是木、火、土、金、水，五行人分別就是「木形人」、「火形人」、「土形人」、「金形人」和「水形人」。而五行與五色相對應，對應法則是：木對應青色，火對應紅色，土對應黃色，金對應白色，水對應黑色。所以，五行人的膚色也與五色相對。

木形人通常皮膚發青，頭小臉長，肩背寬，身體直挺，手腳纖小。這類人通常比較聰明，有心機，但體力弱，多憂勞，林黛玉就是典型的木形人。據說這類人的肝膽、筋骨和四肢很容易出問題。

火形人膚色發紅，容易露牙齒，頭、臉、腳都瘦小，肩背、髀腹勻稱，他們走起路來很急，還會搖晃。優點是有氣魄，不重財，敏銳；缺點是急躁。符合這些特點的非《西遊記》中的孫悟空莫屬。這類人要注意心臟、小腸和循環系統。

土形人膚色偏黃，臉圓頭大，肩背豐滿，腿很健壯，手腳小，但肌肉豐滿，這類人心神安定，與人相處較好，適合體育運動，比如《三國演義》裡的張飛。就疾病來說，土形人容易出現脾胃和腸道問題。

金形人膚色偏白，臉方頭小，肩背、肚子和手腳都小，但行動輕快，稟性廉潔；代表人物如三國時期的諸葛亮。這類人通常是肺、大腸和呼吸系統容易出問題。

水形人通常膚色發黑，皺紋比較多，頭大肩膀小，四肢經常動來動去，走路搖晃。這類人對他人既不恭敬也不畏懼，而且善於欺騙。魏武帝曹操屬於這類人。水形人要注意腎臟和膀胱的健康。

當然相醫術的「神奇之處」遠不止於此，還有其他的一些在現代人看起來很「玄妙」的理念。比如女性生男孩還是女孩，可以從她的形象氣色中看出來：陽氣足容易生男孩，陰氣多就容易生女孩；還有一句比較經典的話，叫「男抱母，女背母」，也是判別胎兒性別的方法——如果孕婦腹部呈現「抱」的形態（腹部向前凸出，像在腹前抱東西），那麼生男孩的機率大；如果孕婦腹部出現「背」的形態（腹部突出不明顯，腹後和兩側較寬，像在腹部背東西），則生女孩的機率大。

再比如，女性如果乳頭大而黑，生孩子就多，乳頭小而白容易生不出孩子；腰細的女性通常不容易生孩子；嘴唇上紋多的，孩子也多；人中部位有紋的女性，容易難產……諸如此類比較玄幻的說法還有很多，不一而足。

中醫和相術同源而生，後來分成了不同的系統，但兩者一直相互包含，相互聯繫：中醫中有一定的相術成分，未能褪去一些唯心和神祕色彩；相術中也少不了中醫的內容，以此來觀人氣色，診斷疾病生死。只不過，在這種聯繫中，中醫更多的是必然性和合理性，而相術雖然暗含一定的醫學原理，但相對而言，在必然性和合理性方面則遜色得多，有時過於牽強和扭曲，這也是很多人認為相術是迷信的根源。作為現代人，對於相醫術甚或相術，科學合理的做法應該是去蕪存菁、披沙揀金。

專題

心跳迷思——

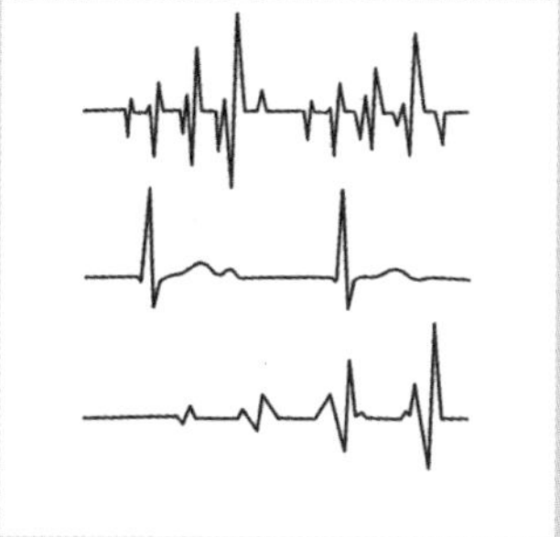

心跳，生命存續最重要的體徵之一，對每個人而言至關重要。而它的創造者——位於人體胸腔之內，如自身拳頭一般大小的心臟，在一刻不停地跳動。它的跳動從我們還是胚胎之時起就已開始，不知疲倦地跳動人的一生。

如此重要的器官、如此重要的生命體徵，醫生應該再清楚不過了，而事實卻是：在中國古代，竟然沒有一個醫生真正地闡述過心跳，無論是扁鵲、張仲景，還是孫思邈、李時珍。在古代醫書典籍中，我們找不到任何關於現代醫學意義上的心動的系統說明和討論。「心跳」這一人體最基本、最明顯的生理現象之一，被古代所有醫生忽略了。

為何會如此？難道是因為古人確實無法解釋，所以索性不說，還是有其他隱情？現代很多研究古醫學的專家都曾發出這樣的疑問。

被忽視還是被錯認

實際上，中國古代很多醫學書對心臟的功能及病變有過很多介紹，比如最早的醫學典籍《黃帝內經》

中就寫道：「心者，君主之官也，神明出焉。」心，你是至高無上的君主，神明是從你這來的。以及：「心者，生之本，神之變也。」心，你是生命的根本，是神智的居所。但始終未提心跳。

再比如：「心小則安，邪弗能傷，易傷以優，心大則憂，不能傷，易傷於邪。心高，則滿於肺中，悗而善忘，心難開以言；心下，則藏外，易傷於寒，易恐以言。心堅，則藏安守固；心脆，則善病消癉熱中。心端正，則和利難傷；心偏傾則操持不一，無守司也。」心臟小了不行，心臟大了不行，心臟位置高了不行，低了也不行，而只有「端正」才不會受到傷害。說了那麼多，同樣未提心跳。

而宋慈的《洗冤集錄》提到的「救死方」依據的生命體徵是呼吸與體溫：「若心下溫，一日以上猶可救」、「口噤，有微氣者」、「但須心頭溫暖，雖經日亦可救」、「若肉未冷」等，同樣忽略了心跳。

古代醫生難道連心跳這麼明顯的體徵都看不出來？醫生當然能覺察到這個現象，但是他們對它的認知，與現代醫學有著很大的偏差。

古人曾認為「心之官則思」，即心是思維的器官，是用來思考的，而不是現代認為的大腦主管思維；而且只有思考才能「獲得」心，不思考便不能「獲得」。《孟子．告子上》裡就寫道：「心之官則思，思則得之，不思則不得也。」這種對心臟「官能」的普遍認識，導致他們認為「君主之官」的心臟不可能一直跳動，只有危險來臨時才會出現徵兆性的「心動」，也就是心前區的跳動，在古人看來，心臟並非主動「跳」出來，而是在被動刺激下才會動。

古代很多醫書一直都在強調「心主身之血脈」等論點，即「心」主宰著一個人的血脈，這其實是建立在古代五行學說的基礎之上的。跟這句話一同出現的還有「肺主身之皮毛」（肺主宰人的皮膚毛髮）、「肝主身之筋膜」（肝主宰人的筋和膜）、「脾主身之肌肉」（脾主宰人的肌肉）、「腎主身之骨髓」（腎主宰人的骨骼）等，這些說法並不具有現代生理學上的意義。

那麼，對心臟跳動的忽視，會帶來什麼樣的後果呢？舉例說明，假如一個人出現猝死徵兆，需要急救，古人只知觀察這個人的呼吸和體溫，而不會關注心臟跳動。歷史上的名醫扁鵲也免不了陷入這樣的醫療誤區。

在診斷東周虢太子「屍厥」時，扁鵲認為太子是「昏厥」，但當時有人不相信他的醫術：「宮裡的太醫都治了一上午還沒治好，你能有什麼作為？」扁鵲聽了心裡很難過，長嘆一聲：「你不相信我沒關係，你可以試著去診斷，用耳朵聽聽太子的鼻息，摸摸太子的大腿，應該還是溫的。」後來宮裡人一查，果然像扁鵲所說，連忙將扁鵲請到宮裡，對太子施行救治。

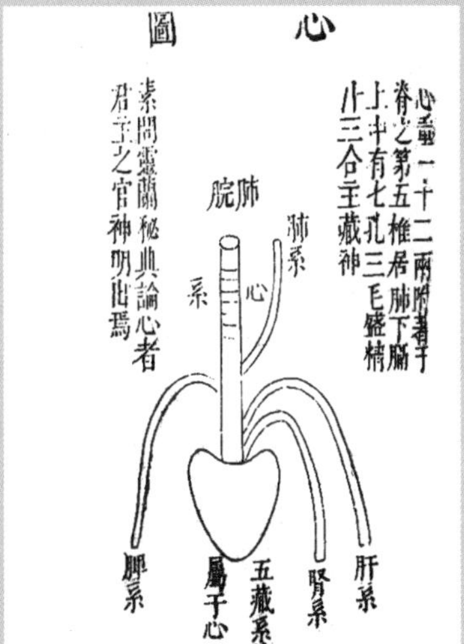

《三才圖會》所繪心圖：「心重一十二兩……中有七孔、三毛，盛精汁三合，主藏神。」

古人說的「心動」是什麼？

如果不是「心臟」在跳，那心前區的搏動究竟是哪個器官造成的？古時的答案是胃之大絡，即由胃腑直接分出的大絡脈。

《黃帝內經・素問》中說道：「胃之大絡，名曰虛里，貫膈絡肺，出於左乳下，其動應衣，脈宗氣也。」

盛喘數絕者，則病在中；結而橫，有積矣；絕不至日死。乳之下其動應衣，宗氣泄也。」胃經的大絡，叫作虛里，始於左乳下，在上絡於肺，其脈搏動應該是脈的宗氣。如果跳得極快，說明病在膻中；若跳動時止，位置發生橫移的，說明體內有積塊；如果不跳了，人很快就會死亡。另外，如果左乳下虛里處脈搏跳動劇烈到讓衣服振動，則代表宗氣（胸氣）外泄了。

古人自然是知道「心臟」跳動的重要性的，「絕不至」者預示著死亡的來臨。但他們始終未想到跳動的是心臟，而堅持認為是胃，因為胃靠消化和吸收獲得了力量，繼而「跳動」。

那麼古人認為真正的「心動」是什麼？《史記．高祖本紀》中記載：「高祖之東垣，過柏人，趙相貫高等謀弒高祖，高祖心動，因不留。」漢高祖去東垣的途中，經過了柏人（今河北柏鄉縣西南）這個地方。當時趙國的相國貫高等人要謀殺漢高祖，就藏在柏人行館的夾壁牆裡。漢高祖感覺「心動」異常，得知所在的地方叫柏人後，感覺不吉利（「柏人」是「迫人」的諧音），因而沒有在柏人停留，逃過一劫。很顯然，這裡記載的「心動」，不是指的心跳。

在中國古代醫學中，心臟雖然是「君主之官」，但只能解釋人的精神活動；而氣血生成與運行等生理活動，人們則將其歸功於「胃」：「五臟者，皆稟氣於胃，胃者，五臟之本也。」、「人以水穀為本，故人絕水穀則死，脈無胃氣亦死。」胃是五臟的根本，沒有脈象，胃氣也將消失。胃成了人體內循環體系的中心、司令部——「穀始入於胃，其精微者，先出於胃之兩焦，以溉五臟，別出兩行，營衛之道。」不過，這個內迴圈並不是現代醫學、生理學上講的血液循環系統，它是中醫經絡學說體系的迴圈模式。

古代醫學對心跳缺乏正確認識，還包括不瞭解心跳與脈搏的關聯。現在我們都知道，心臟不跳，人也就沒有脈搏，心跳和脈搏是同時進行的。古人並未意識到全身的脈搏跳動必然是一致的，所以出現了「診右脈沉而緊，左脈浮而遲」的說法，認為左側脈跟右側脈跳動不一樣。事實上，左手的脈象當然跟右手的脈象不會有明顯偏差。還有醫書說：「左右齊診，而脈動應於醫之手。左右動數不齊者，死之兆也。」就是將脈搏跳動孤立來看的。也就是說，中國傳統醫學視「脈動」與心跳毫無關聯，其著眼點局限在了「脈動」本身。

古人之所以把心跳如此顯著的體徵誤認為是胃之大絡的演繹，究其原因在於對人體臟腑的認知是建立在以往的理論認知和文獻參考之上，其中還涉及五行理論等，然後進行推演，缺乏真正的解剖等臨床實證驗證，它其實更多的是一種理論構想，因此難免跟實際情況多有出入。

西方醫學對心跳的理解

不只中醫，對心跳的原理，西方醫學也要到十九世紀末才開始弄明白。當時許多科學家曾經做了很多探索，付出了辛勤的勞動。他們發現右心房上腔靜脈入口處的肌肉有一小塊梭形的特殊組織，就給它取名叫竇房結。一位學者在心房和心室之間找到了一塊比竇房結小一半，但結構和竇房結相似的組織——房室結。捷克生理學家浦肯野（Jan Evangelista Purkyně）發現了房室結和心室肌肉之間的聯繫「道路」，這些「道路」看上去很像心肌纖維，但功能大不同。他就把這些稱為浦肯野纖維。後來，心臟跳動的祕密才終於水落石出。

竇房結是心跳的發源地、司令部。每隔一段時間，它會產生一次很微弱的電流，然後發出去，沿著心房的肌肉向四周擴散到房室結，再一直傳到每一條心肌，引發整個心臟收縮。竇房結發出的電流雖然十分微弱，但還能傳導到人體表面，不過需要特殊敏感的儀器才能測到，即測定心電圖的儀器。

而房室結和浦肯野纖維是傳導心房結產生電流的下屬機構，只起導電作用。當竇房結病變時，房室結可以代替它，也能建立以它為主導的心臟跳動，還能維持心臟跳動，但是由於能力比較弱，有時可能滿足不了人體的正常需求。

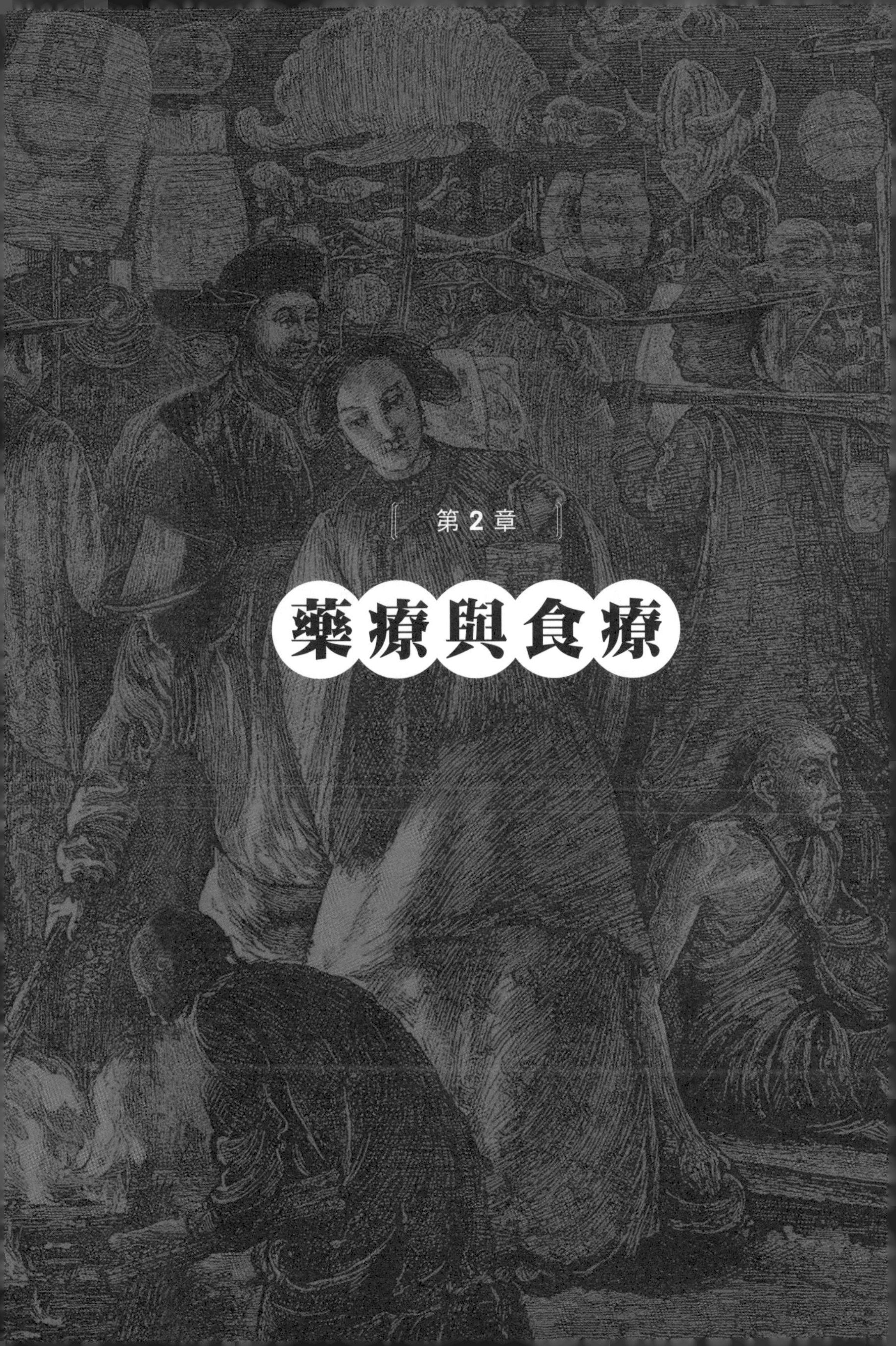

第2章

藥療與食療

01

藥酒：無知無畏下的亂飲濫用

雪上一枝蒿／雞屎白入酒／《捕蛇者說》／李煜與「牽機藥酒」

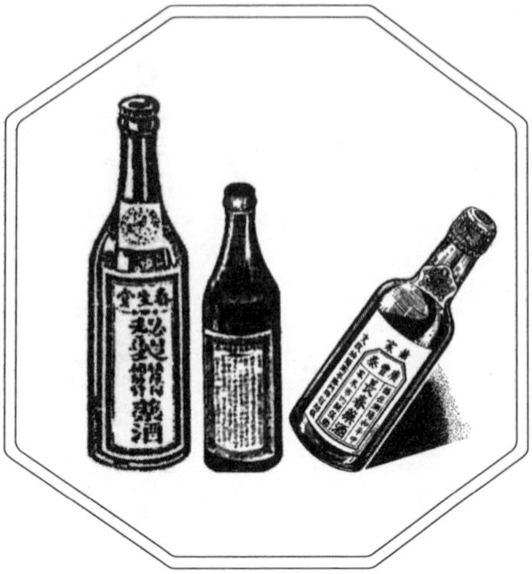

烏頭鹼的毒性強於砒霜

二〇一八年五月三日，重慶某地區一R姓居民為慶祝自己的生日，在酒店擺了五桌酒席，宴請前來祝壽的親朋好友。寒暄問候之際，各色美味也陸續上桌，在其樂融融的氛圍下，人們食欲大振。如此高興的時刻，怎能少了酒助興？R先生拿出自製的藥酒「雪上一枝蒿」，慶祝這一美好的時刻。只是，觥籌交錯之時，酒桌上的人卻出現了異樣，開始莫名嘔吐。很快，嘔吐的人變多，大家趕緊撥打急救電話，十五個喝了藥酒的客人被送到醫院搶救。經醫生全力救治後，六人病情相對穩定，四人入加護病房繼續搶救，剩下的五人則永遠離開了世界，其中包括「壽星」R先生。

好好的生日宴變成了一場悲劇。問題到底出在哪裡？悲劇的根源就在那瓶含有中藥「雪上一枝蒿」的藥酒。「雪上一枝蒿」產自雲南，是短柄烏頭的乾燥塊根，有劇毒，毒性來自裡面所含的烏頭鹼成分。

烏頭鹼的毒性比「殺人利器」砒霜大多了，通常只需要〇．二毫克就能致人中毒，三至五毫克即能致死。而眾所周知的「毒界寵兒」砒霜，致死量在一百至兩百毫克，相比之下真是遜色太多了。

R先生是因為無知而不幸喪命嗎？其實，「雪上一枝蒿」在四川民間被廣泛使用，作為治療跌打損傷、風濕紅腫的止痛藥，內服、外搽都有很好的療效。但它的毒性也很大，使用得宜可治病，使用失當則有害，誤服或服用過量還有可能導致中毒死亡。

但是，R先生的悲劇並非個案，類似誤服「雪上一枝蒿」藥酒致人死亡的事件也不止一起，但總有人敢冒風險，無知無畏，迷戀用藥酒來強身健體。為什麼人們如此執著自製藥酒呢？答案很顯然——為了治病養生或延年益壽。只是，治病、養生的方法那麼多，為什麼偏偏鍾愛泡酒這一個？

這不得不從久遠的古代說起。

醫源於酒

在中國醫學發展史上，有「醫源於酒」的說法。這從「醫」的繁

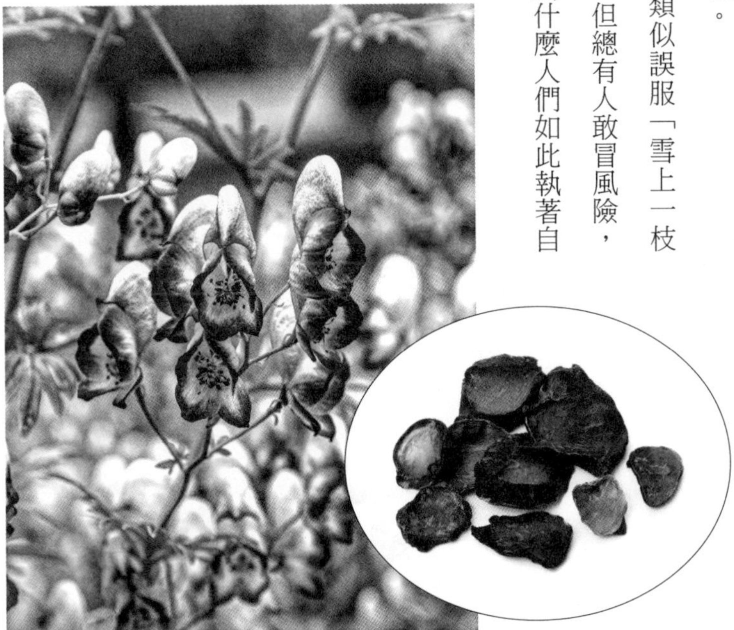

「雪上一枝蒿」植株，右為入藥的藥材烏頭，「雪上一枝蒿」在民間素被用來治療跌撲腫痛、風濕紅腫，但其毒性也很大，用之得當治病，用之失當致命，誤服或服用過量都可能導致中毒死亡。

體字就能看出端倪。醫，古時寫作「醫」，左上角的「醫」表示外部創作，「殳」表示用按摩熱敷、針刺來治病，下面的「酉」即是酒，其甲骨文寫法很像一個尖底大肚的酒罈。《說文解字》中說：「酉，酒也，八月黍成，可為酎酒。」而關於「醫」，《說文解字》解釋說：「醫，治病工也……得酒而使……」可見，上古時期的醫生已經知道在治病的時候借助酒力，使藥物發揮療效，而「醫源於酒」這個說法也就不難理解了。

酒跟醫算得上是「青梅竹馬」，有著不淺的緣分。《神農本草經》中明確記載用酒製藥材以治病。《黃帝內經》有「湯液醪醴論篇」，「湯液」即現在之中藥湯煎劑，而「醪醴」即藥酒。《漢書．食貨志》中說：「酒，百藥之長」，更加肯定了酒與中國傳統醫學之間長遠而密切的關聯以及藥酒文化的源遠流長。

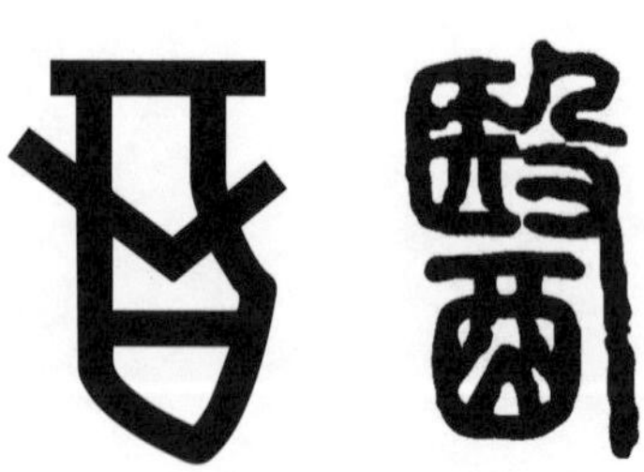

酉的甲骨文字形是在一個大缸中間加一橫，指事符號表示缸裡有液體、酒汁，像伸進酒罈、過濾酒糟的酒簍。右為「醫」的繁體字。

「醫」本來不是治病的，而與軍事有關

看到「醫」這個字，恐怕認識它的人，不是想到醫學，就是想到醫生，不會有其他想法。但實際上，它的本來面目跟現在我們理解的相差很遠。

醫的本義是盛箭的袋囊，許慎在《說文解字》中說：「医，盛弓弩矢器也。」医是個會意字，外面一個「匸」，裡面一個「矢」。匸，「有所挾藏，言其中可以藏物也」，就是藏東西的。而「矢」在古

代是箭的意思，象徵武力，所以「醫」的本義是將箭矢及弓弩放置在袋囊中。古時候有「兵不解醫」的說法，意思就是士兵們把裝弓箭等武器的袋子掛在身上，意味著隨時準備投入戰鬥。所以說，「醫」，原本與軍事有關，而不是治病的意思。

雞屎白泡酒，有點味道

然而，在千餘年的醫療實踐中，藥酒的發展之路卻不免有些崎嶇。

不妨來見證一次「史詩級」的問診現場：古時有一人，覺得腹部鼓脹，面色發黃，三餐不定，早晨吃了飯晚上就不想再吃。他趕緊問醫生這是怎麼回事，該怎麼辦。醫生看完病後，對這個病人說他得了「鼓脹病」（類似現在肝硬化引起的腹水），接著開出藥方：乾淨的雞屎白曬乾，然後炒到發黃；取一兩，米酒三碗，一起煎藥；去掉渣滓，過濾澄清後，空腹飲用，每日兩次。

醫生還說，這個藥方藥效很好，一劑就能見效，兩劑病就會好。面對這一場景，很多人恐怕會覺得不可思議：這個醫生一定是庸醫。喝雞屎白製的酒？真是亙古未聞。作為一個現代人，即便不是醫生，即便沒學過專業的醫學知識，只要大腦清醒，估計也沒人會相信這個醫生的處方能治病，更不會有人逞能去驗證其療效。

殊不知，這個故事裡問診的病人是華夏民族的老祖宗黃帝，而醫生則是岐伯，他被後世尊稱為「華夏中醫始祖」。為什麼岐伯會開出如此怪異的藥方給黃帝呢？因為在當時的人看來，雞屎白是「雞之精」，有「利水、瀉熱、祛風、解毒」的功效，而且一般的雞屎不行，最好是山裡的野雞的白雞屎。不僅《黃帝內經》中記載了這個藥方，《本草綱目》、《千金方》、《金匱要略》等經典醫學著作中，同樣有類似的藥方記載。

《黃帝內經》中還記載了一款奇葩藥酒「左角髮酒」，主治突然神志昏迷。怎麼個治法呢？剃掉病人左鬢角大約一方寸面積的頭髮，燒成末，與酒同服。而之所以會有這種藥酒，在於古人認為「髮為血之餘」，它能活血、消瘀、利竅，氣血一通，神志自然會恢復。

這些富有傳奇色彩和荒誕成分的記載，充分說明古代確實有人用這樣奇葩的藥酒方來治病。而到了東晉，葛洪在《肘後備急方》中也記載了二百多種藥酒方劑。葛洪是著名的煉丹師，他筆下的很多藥酒多是用礦石製作的，比如用矽酸鹽類白雲母、白礬、白石英、紫石英等泡酒，道教弟子對此推崇備至，認為喝此類藥酒能成仙，但由於礦石多有毒，最終很多人因慢性中毒而死！韓愈對此曾說：「余不知服食說自何世起，殺人不可計……」成仙不成，卻提前「登仙」了。

《捕蛇者說》與異蛇酒

到了唐代，藥酒更是不可或缺了，可以說盛況空前。很多人對下面這段文字應該很熟悉：

永州之野產異蛇：黑質而白章，觸草木，盡死；以齧人，無禦之者。然得而腊之以為餌，可以已大風、攣踠、瘺癘，去死肌，殺三蟲。其始，太醫以王命聚之，歲賦其二，募有能捕之者，當其租入。永之人爭奔走焉……

這是中國初中語文課本中的一段話，出自柳宗元的一篇有名的散文《捕蛇者說》。這段話大意是，唐朝永州（位於現在的湖南省內）地區的野外有一種奇異的蛇，這種蛇碰到草木，草木就乾枯而死；咬到人，沒人能倖存下來。但是如果把蛇捉來做成藥餌，可以治癒很多疾病，還能殺死人體內的寄生蟲。一開始，太醫用皇帝的命令每年徵收兩次，並招募有能力的人捕捉，可以抵賦稅。當地的人都爭著去捕這種蛇。

太醫為什麼要這種蛇？人們不惜搭上性命也想捕到這種蛇，到底是為了什麼？真相就是，人們捕蛇是為了配製藥酒。

唐朝時期，人們對酒療甚是迷戀，喝藥酒宛若喝茶，連平常待客也會用藥酒。當時人們用這種蛇製成烏蛇酒來治病療傷。這酒有何特別之處呢？據說它可以祛風活絡，對關節腫痛、病後貧血很有好處。烏蛇酒曾在當時風行一時，《唐國史補》也有記載：「李丹之弟患風疾，或說烏蛇酒可療，乃求黑蛇，生置甕中，醞以曲糵……」當時的上層階級對酒療可以說是到了痴迷的程度，很多人寧可「痛飲三杯」，也不願把喝藥湯、吃藥丸或散劑作為治病的首選。

古代醫書中提到最多的另一種藥酒，跟松樹有關。松樹入酒，這是為何？原來，在古人眼裡，松樹是長壽的象徵，所以，基於「吃什麼補什麼」的理念，人們就把松葉、松花、松脂、松樹皮等統統拿去泡酒，希望能「壽比南山不老松」。當然，相對於其他藥酒，松酒應該算比較溫和的了。

正名：藥酒的真實歷史

中國一直是農業大國，釀酒原料也是以穀類為主。酒的誕生大約在夏朝，當時人們已經掌握了釀酒的技術。到了周朝，出現了專門管理釀酒的人：酒正。《周禮·天官·酒正》中記載：「（酒正）掌酒之政令，以式法授酒材。」醫源於酒，與此相關的較早的紀錄可以追溯到春秋戰國時期的《五十二病方》，裡面講到了用酒浸泡藥物，外用來治療皮膚病等一些疾病。

從漢朝開始，藥酒逐漸被醫家重視起來，並成為中藥方劑的重要組成部分。東漢末年，張仲景在《傷寒雜病論》中記載的藥酒就有紅藍花酒、麻黃醇酒湯等。而前文提到的「酒，百藥之長」，把酒排在藥物首位的正是東漢的史學家班固。

唐朝國力強盛，溫飽已經不是問題，再加上醫療水準提高，人們開始重視養生，藥酒逐漸流行了起來，並有了很大的發展空間。尤其在「藥王」孫思邈的推廣下，一些補益類藥酒開始盛行，出現了很多複方藥酒。在《千金翼方》、《外台祕要》、《聖濟總錄》等書中，有很多複方藥酒的配方及製作方法，比如「登仙酒」、「防風酒」、「延年薯蕷酒」、「獨活酒」等。

宋朝在藥酒方面同樣不甘落後，比如像專門論酒的《北山酒經》，書裡記載了十幾種藥酒。而《太平

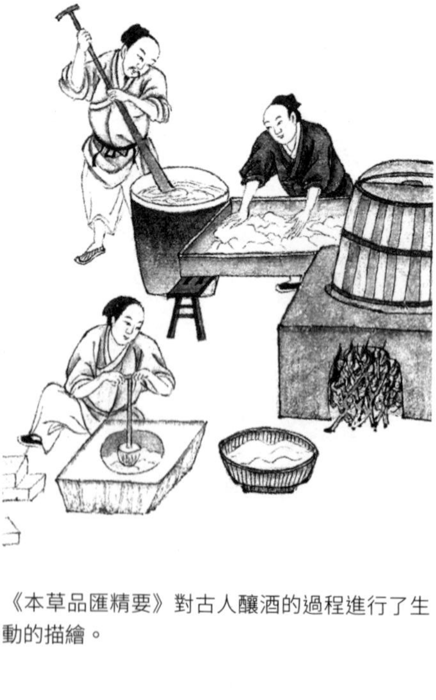

《本草品匯精要》對古人釀酒的過程進行了生動的描繪。

聖惠方》裡講藥酒的專門篇目有六篇，涉及的疾病涵蓋內外婦兒及五官諸科，範圍相當廣。到了明朝，李時珍在《本草綱目》中記載的藥酒就多達八十種，比如人參酒、五加皮酒、磁石酒等。

而到了清朝，保健酒開始盛行，尤其是在皇宮內。據說乾隆的幾個長壽醫方中，酒劑占了一半，比如龜齡酒、松齡太平春酒、春齡酒，從龜、松、春這三個字，很容易看出跟長壽有關。而當時的妃子們喜歡喝「清宮玉容葆春酒」，即祛病美容的酒。

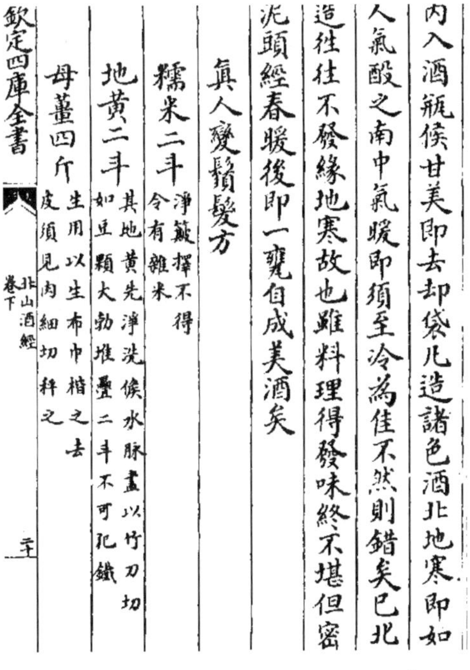
內入酒瓶候甘美即去却袋几造諸色酒北地寒即如人氣酸之南中氣暖即須至冷為佳不然則錯矣已北造往往不發緣地寒故也雖料理得發味終不堪但密泥頭經春暖後即一甕自成美酒矣

眞人變鬚髮方

糯米二斗 淨簸擇不得令有雜米

地黃二斗 其地黃先淨洗候水脉盡以竹刀切如豆顆大勃堆疊二斗不可犯鐵

母薑四斤 生用以生布巾揩之去皮須見肉細切秤之

欽定四庫全書 北山酒經 卷下

《北山酒經》中記錄的「真人變鬚髮」的酒方（部分），古人認為此酒屬於神仙酒法，常飲由此法釀出的酒可以得道成仙，返老還童，進入真人境界。

問君能有幾多愁，一杯牽機帝命休

南唐國亡後，後主李煜被俘至汴京，宋室雖然表面優待他，實則和軟禁差不了多少。西元九七八年農曆七月初七，適逢李煜四十二歲生日，想到受盡屈辱、寄人籬下的生活，他寫出了膾炙人口的佳作《虞美人．春花秋月何時了》。李煜身邊耳目眾多，這首詞自然也傳到了當時大宋的皇帝耳中，趙光義以為李煜想復辟，起了殺機，派人送給李煜一杯酒。這杯酒就是「牽機藥酒」。「牽機藥」其實就是中藥馬錢子，是極強的中樞興奮劑，藥效非常猛烈，用多了肌體會強烈抽搐，幾毫克就能要人性命。人喝了這種酒以後，雙腳像弓弦一樣緊繃，痛不欲生，像古代繃起的織布機一樣，「前頭足相就，如牽機狀」。據說李後主折騰了很久才斷氣，死狀十分悲慘。

藥酒是藥，不是酒！

藥酒可以說是中國的傳統文化，說中國人是全世界最愛泡酒的民族，應該無人反對，所謂「凡是活的，皆可入酒；每天兩口，把病喝走」。延續了千餘年的藥酒文化，在當代繼續發揚光大。只是因為沒有嚴格意義上的定義，再加上專業門檻低，泡製簡便，人們在對藥材的選擇上就愈發恣意起來。

用黃芪、枸杞、人參、鹿茸等名貴中藥材泡酒已是小兒科，將蛇、蠍、蜈蚣、老鼠、螞蟻等泡到酒裡製成藥酒也不再新奇；而要泡製極具誘惑性的壯陽藥酒，「以形補形」的動物生殖器——各種動物鞭、各種動物腎——就成為最常見的藥材。前面提到的《五十二病方》，裡面有幾則專治「老不起」（和「舉不起來」有異曲同工之妙）的藥酒方，看來，縱使人們歷經各種風雲變幻，對「那裡」的關注點還是「專一」得很。

其實，藥酒的製作並不像大家想像的那樣，隨便在酒裡放幾種藥就萬事大吉了。畢竟大多數人並不具備藥理學知識，泡製的藥酒的安全性根本無法得到保證。藥酒是用酒精萃取藥材中有效成分的方式達到養生目的，但很多藥材本身就有毒性，酒精並不能消除任何毒性。除了毒性，很多製作藥酒的藥材很容易帶有多種寄生蟲和致病菌，比如蛇攜帶沙門氏桿菌的機率達百分之五十，蛇膽更多，而這些細菌通常並不容易被殺死……所以，自製藥酒、飲用藥酒，需要謹慎。藥酒切勿亂喝。專家建議，如果有保健養生需要，應根據自己的體質在醫生指導下適當服用。

還有一點，即便是一些有治病功效的藥酒，涉及藥物的用量、搭配、泡製時間、操作方法等都很考究，稍有差錯，很可能會泡出毒酒。所以，拿自己當嘗百草的神農氏必定要付出沉重代價。

如今，藥酒依然有著巨大市場，本篇開頭的例子足以說明。而這恐怕也只是「藥酒」事件的冰山一角。很多人迷信藥酒壯陽、能治重症等，亂調亂用，導致身體不適，有人甚至因此殞命。這種現象其實與當前中國社會推崇的「文化遺產熱」不無關係，一些人趁機利用大眾對中國傳統文化的熱愛，以及對民間偏方的信任，利用藥酒進行欺詐。

比如，曾經「套住」眾多消費者的所謂「清宮御酒」，在產品簡介裡赫然寫著：「清宮御酒乃根據清代秘方，採用多種名貴原料，以中國傳統工藝精釀而成。」它真能壯陽嗎？實際上酒裡加了治療男性勃起障礙的藥物「威而鋼」。藥效如何，恐怕只有喝過的人才知道。不過專家告誡，這種藥酒對心腦血管疾病、高血壓、糖尿病

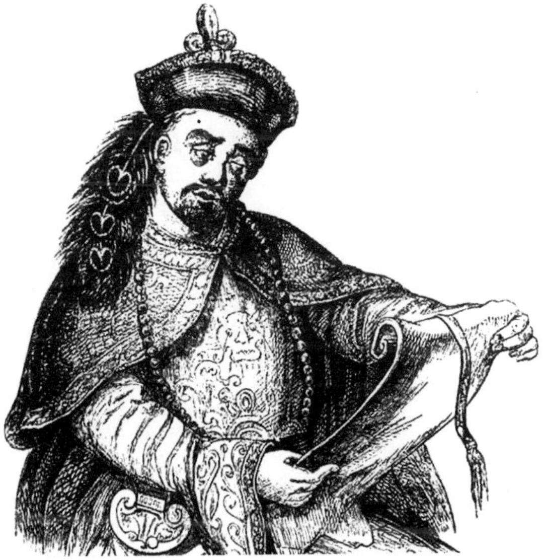

「朕從沒喝過藥酒！」—— 道光帝（圖片來自《倫敦新聞畫報》）。

患者會產生嚴重危害，嚴重者甚至會因此喪命，而這款酒也早已被中國國家藥品監督管理局列入黑名單。

如何正確對待藥酒？實際上，很多專家認為，將一些中藥泡在白酒中，溶解在酒中的有效藥物成分十分有限，要起到滋補、甚至治病的效果很難。而過量飲用藥酒，酒精的危害要超過那微乎其微的藥效很多，比如抑制甲狀腺素分泌、降低腸道對鈣的吸收、影響記憶力等。《千金方》特別強調了藥酒及酒劑的毒副作用：「酒性酷熱，物無以加，積年長夜，酣興不解，遂使三焦猛熱，五臟乾燥。」切記，藥酒是藥，不是酒！

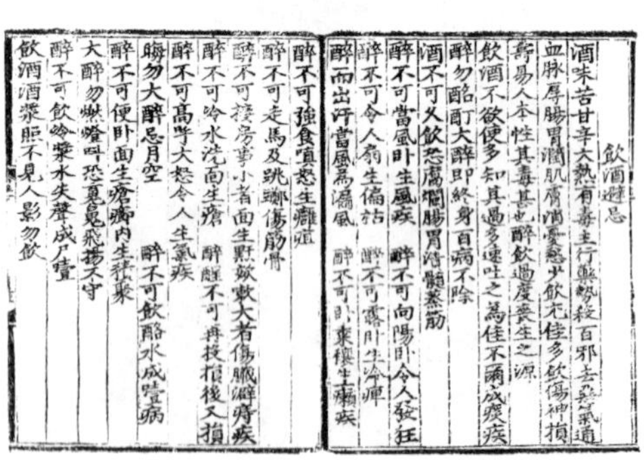

飲酒避忌
酒味苦甘辛大熱有毒主行藥勢殺百邪去惡氣通血脈厚腸胃潤肌膚消憂愁少飲尤佳多飲傷神損壽易人本性其毒甚也醉飲過度喪生之源
飲酒不欲使多知其過多速吐之為佳不爾成痰疾
醉勿酩酊大醉即終身百病不除
酒不可久飲恐腐爛腸胃漬髓蒸筋
醉不可當風臥生風疾　醉不可向陽臥令人發狂
醉不可令人扇生偏枯　醉不可露臥生冷痺
醉而出汗當風為漏風　醉不可臥黍穰生癩疾
醉不可強食嗔怒生癰疽
醉不可走馬及跳躑傷筋骨
醉不可接房事小者面生䵟皰欬嗽大者傷臟澼痔疾
醉不可冷水洗面生瘡　醉醒不可再投損後又損
醉不可高呼大怒令人生氣疾
晦勿大醉忌月空　醉不可飲酪水成噎病
醉不可便臥面生瘡癤內生積聚
大醉勿燃燈叫恐魂魄飛揚不守
醉不可飲冷漿水失聲成尸噎
飲酒酒漿照不見人影勿飲

《飲膳正要》中記載的飲酒宜忌，既有科學成分，也有很多迷信內容。

香灰裡的「神祕力量」

香燃燒後會留下灰燼，就是我們常說的「香灰」。古人在「歃血為盟」時，多會喝香灰酒。大概是覺得這種酒有了佛祖的加持，會產生神奇作用，能夠保佑諸事順利。如乾隆三十二年（一七六七年）十月十八日，天地會成員盧茂約上何哲等十人，在家中「拜神結盟」，眾人「同飲香灰酒，誓結同心」。

除此之外，人們還迷信喝香灰酒能治病。有的人生了病治不好，就會求神拜佛，去廟裡討香灰服用，或拿香灰來治病，而且要找寺廟「開過光」或「作過法」的香灰。療效如何呢？前幾年，某地區的一些人因為迷信香灰能治病，導致疾病未得到及時治療，反而釀成大禍。事實上，拜佛燒的香，大多是用柏樹、柳樹等的木屑、葉屑磨成的粉末，再加上檀香、芸香末、人造香精等製成，跟一般的草木燒的灰沒有多大區別，當然不能治病。如果經常服用，恐怕還有副作用，比如引起心臟衰竭和中毒性腸胃炎等。而且人造香精裡含苯甲醛，香如果沒有充分燃燒，香灰裡就會留有苯甲醛，大量服用後很容易中毒。

《千金方衍義》中有一個與「灰」相關的藥方：「取鵲重巢柴，燒灰作末，服方寸匕，日三服，三十日愈，甚良。」這是一則用鵲巢來治療女性漏下常年不癒的方子。漏下是指女性月經停了以後，又持續出血、淋漓不斷的病症。為什麼古人會覺得鵲巢可以治療漏下呢？古人用藥依據很多是取比喻義，鵲巢之所以能治女性漏下，是因為古人認為，鵲巢雖然位在高空，還時常面對風吹雨淋，卻始終安然無恙，很是厲害。女性子宮和鵲巢相似，吃了它定能治療漏下。而且推薦用重巢——去年在其中產卵，今年又在其上填巢產卵的巢。效果如何，當然不言而喻。只是可憐了辛苦建巢的鳥兒，莫名遭此橫災。

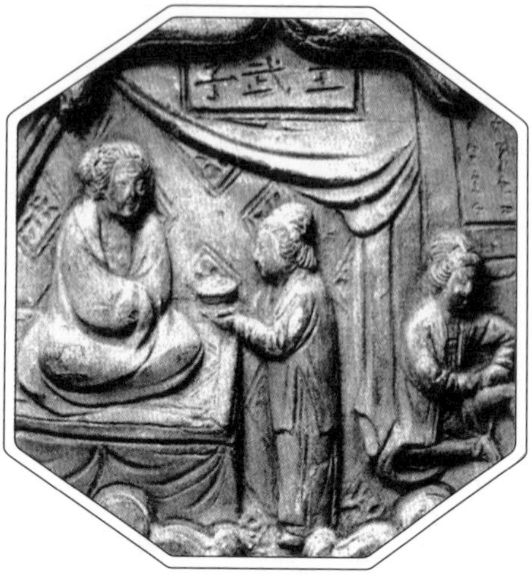

02 割股療親：荒誕的「孝儀」

人肉療羸療／孝子賢婦／人血饅頭／人食人

人肉治病，無奇不有

俗話說：大千世界，無奇不有。而在所有的「奇」中，最讓人感到毛骨悚然、最黑暗的，要數吃人肉治病。但若再進一步講，歷史上有人曾經因為讓別人吃自己的肉被讚為「孝子」、「孝媳」，甚至有人因為吃人肉而加官晉爵。聽到這兒，很多人恐怕下巴要掉下來了：難道當時的社會竟如此墮落不成？

這種聳人聽聞的現象在歷史上的確存在，也的確一度受到民間、甚至朝廷的認可和褒揚。最「美名遠揚」的是割股療親。

我們先來看一段話：

我翻開歷史一查，這歷史沒有年代，歪歪斜斜的每頁上都寫著「仁義道德」幾個字。我橫豎睡不著，仔細看了半夜，才從字縫裡看出來，滿本都寫著兩個字是「吃人」！

這是魯迅先生的短篇小說《狂人日記》中非常有名、影響很廣泛的一段話，其中「吃人」兩個字肯定讓很多人內心一顫。當然，這裡的「吃人」更多的是一種比喻。而在另一篇小說《藥》中，魯迅則明確寫了利用人血饅頭來治療肺癆（肺結核）的故事。小說中寫道：「包好，包好！這樣的趁熱吃下。這樣的人血饅頭，什麼癆病都包好！」吃人肉、喝人血這種事，在近代還時有發生，也從側面說明了它的歷史淵源。

中國很多古代醫書中都有此方面的記載，其中關於人肉入藥治病最早的記載可追溯到《本草拾遺》這部醫學典籍。南宋張杲的《醫說》記載：「……唐開元中，明州人陳藏器著《本草拾遺》，載人肉療羸瘵。自此閭閻有病此者，多相效割股。」唐朝開元年間（七一三～七四一年），有個叫陳藏器的明州（今浙江寧波）人在其著作《本草拾遺》中，記載了用人肉治療「羸瘵」的方法。後來，當地的老百姓一旦得了這種病，都用割肉治病的方法來治療。

對於這個治病藥方，後代很多醫學家都曾提出嚴厲批判，比如李時珍，明代的醫學家吳昆在他的著作《醫方考》中也明確提出自己的反對觀點。不過即便有人提出異議，人肉治病法在古代還是得到廣泛傳播，後來發展為我們熟知的「割股療親」。

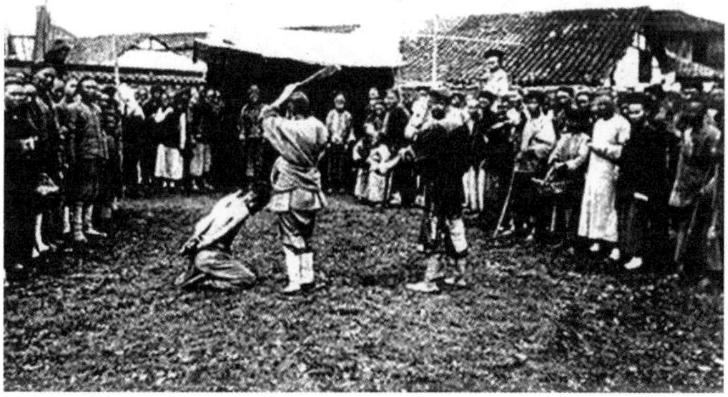

晚清行刑現場，劊子手手起刀落，有人會在行刑結束後，向劊子手買蘸過人血的饅頭治病。

爭先恐後的孝子賢婦

最早「親身示範」割肉治病的人，是《舊唐書・隱逸傳》中記載的王友貞。當時他的母親病了，為了替其治病，他遵照醫生囑咐，割了自己屁股上一塊肉，餵給母親吃。很多人可能會想：「他母親吃他的肉能好？恐怕還會起反作用。」但這件事奇就奇在，王母吃完兒子給的屁股肉後，病居然很快好了。

東漢時期也發生過類似事件。據《淮安府志》記載，在浙江山陽縣，也就是現在的紹興市，有個名為李妙寧的女子，十四歲時嫁給姓蔣的人為妻。有一天，李妙寧的公公身體突發不適，病倒了。身為兒媳婦，孝敬公婆天經地義。李妙寧就向上天祈禱，希望公公能夠儘早恢復健康。而為了能讓公公早日痊癒，她毅然從自己的左大腿上割下三塊肉，熬成肉湯，餵給公公吃。同樣神奇的是，不久她公公的身體竟然也好了。

後來，「人肉包治百病」的說法慢慢傳遍大江南北，進而一發不可收，越來越多的孝順兒女、孝順媳婦前仆後繼，割肉給自己的爹媽、公婆治病。在唐朝武則天時期，這種行為還曾受到朝廷表彰，可以免課役（賦稅及徭役）。到宋朝，

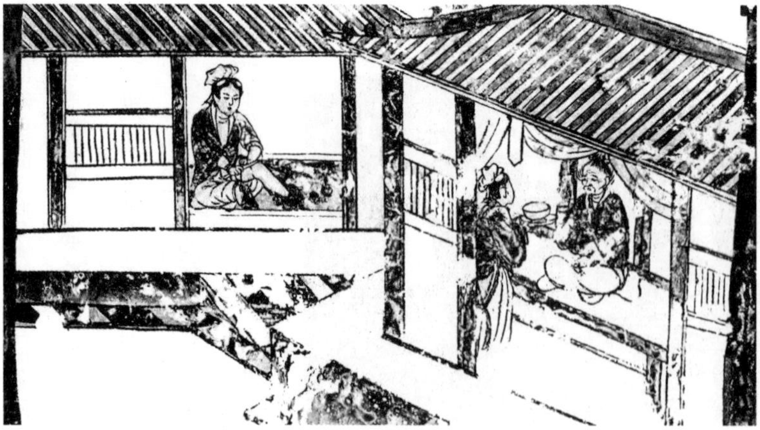

一九九八年遼代墓葬一號墓出土的《割股療親圖》。圖中老嫗作病痛狀，女子持刀正在自割股肉準備入藥，女子可能是老嫗的女兒或者兒媳。

割股療親的影響更是逐漸擴大，還形成了一定的固定化模式，當時朝廷和文人也都積極宣揚，如「應孝子順孫、義夫節婦，宜旌表以厚人倫」，各地的地方官也積極配合，上行下效，並將此列入衡量孝子的行為標準。

好在元朝以後，這種愚孝的風潮不再像宋朝那麼盛，但還是有不少人「不忘祖訓」。

清朝的慈禧太后非常恨光緒皇帝，其中的一個原因，據說是慈禧認為光緒「不孝」，因為他不肯割股療親。

據說在袁世凱死前，他的姨太太和一個兒媳婦還割過肉給他做藥引子，傳說這是袁家的一個孝義傳統，已經傳了好幾代。

再比如魯迅先生提到的人血饅頭治肺結核，則是發生在近代的事。人血饅頭當然不能治病，即便「有些效果」，恐怕也是心理作用。其實，它不過是源自中國古人的血液崇拜和迷信。古人相信血液是生命力的象徵，以血補血，人會越來越健壯，生病的人就會痊癒。再想一想古時候民間驅鬼也會用到人血，這其實也能反映古人的血液崇拜思想。

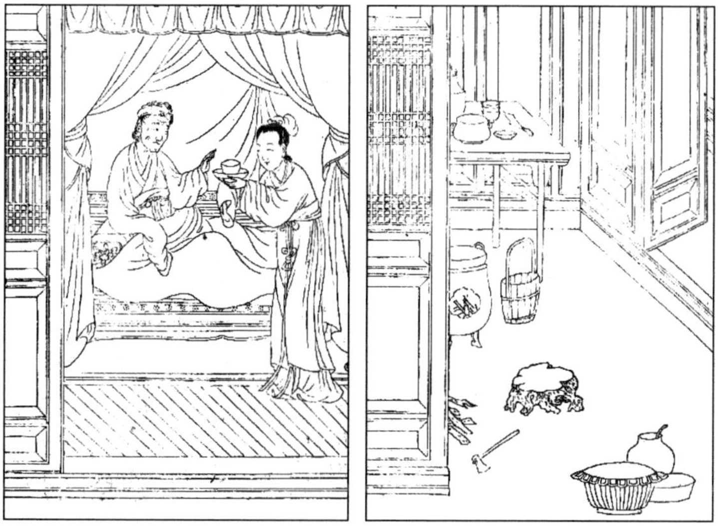

明代著作《人鏡陽秋》劉氏割股插圖。

割股療親得割多少肉？

割股，字面意思是割大腿，實際上，到了宋朝，割股只是一個代稱，一種「話語建構」，實際上可以割身體的任何一個部位，比如乳房、手臂、眼珠、骨頭，甚至是取血液、骨髓等，進而演變成割肉治親人疾病的代名詞。那通常割多少肉才有用呢？《唐書》中有這樣的記錄：「先天中有王知道母患骨蒸，醫云須得生人肉食之。知道遂密割股上肉半斤許，加五味以進。母食之便愈。」也就是半斤肉，外加五味其他藥材。當然不同的書記載不同，因為病不一樣。到了宋朝，關於割多少肉就沒有太多記載了。

文獻裡的「人肉入藥」記載

我們在很多古代小說中也能找到吃人肉治病的例子，比如《西遊記》、《三國演義》、《水滸傳》、《兒女英雄傳》等。最為人所知的應該是「唐僧肉」，它可以說是最有名的能治病、能延年益壽、能永保青春的肉了。除了唐僧肉，《西遊記》中還有用小孩入藥的情節，這也可以從側面反映當時的一些食人肉治病的狀況。據說，古人認為，小孩的肉「療效」最好，優於女人的肉，男人的肉則「療效」最差！

此外，《佛經》中也有用人體治病的記載，個中原因很可能是佛教本身對「捨身利他」的鼓勵，因為佛教中沒有儒家所秉持的「身體髮膚，受之父母，不敢毀傷」的教條。比如在《彌勒菩薩所問本願經》中，就曾兩次提及人體治疾之事。「佛言阿難：乃往過世時，有王太子……道見一人得病困篤，見已有哀傷之心，問於病人：『以何等藥得療即痊？』病人答曰：『唯王身血得療我病。』」讀到這兒，你猜王太子會怎麼做呢？他「即以利刀刺身出血」，給了那個病人。平常人應該不敢這麼做，當然也沒有這樣的勇氣和慈悲心。這只是其中的一個故事。

這部經書記載了人的血髓可以治病的事，它與李時珍在《本草綱目》所記載的人血、人肉等能治病是相通的：既然人的血髓能治病，人心、人肉應該也能治病。

前傳：割股奉君

往前追溯，割股療親其實源於古時候的割股奉君，這裡的君當然指的是君王或帝王。這種社會「文化」萌芽於春秋時期，到了唐朝後廣泛傳播，宋朝以後，才逐漸演化為割股療親。

關於割股奉君，歷史上有一段很有名的典故。春秋時期，晉文公重耳在成為晉國國君之前，曾經在外流亡了近二十年，這期間有很多豪傑之士一直跟著他，其中就有介子推。有一年，重耳等人逃到了衛國，由於很久沒吃東西了，他們饑餓難耐，要飯也沒要到，很快，重耳就面色變白，餓得快暈過去了。這時，介子推從自己的大腿上割下一塊肉，做成湯給重耳吃，救了他一命。重耳抱起下衣滴血的介子推說：「等來日內亂平息，一定會報答你的大恩大德。」至於後來的故事（介子推因不肯受賞，躲進綿山，尋人心切的晉文公放火燒山，介子推與母親抱樹而死），可能大家都耳熟能詳。

隋煬帝楊廣也曾吃過人肉湯。據說在他生病期間，他的妃子們為了爭寵，曾割自己的肉熬湯給他吃！關於楊廣還有一件荒誕的事，他曾經因為懷疑一個大臣有不忠之心，就逮捕了他，並把他直接烹烤，製成食物，分給這位大臣的同僚。有的人狼吞虎嚥吃了很多，得到了楊廣的豐厚獎賞，著實不可思議。在那個時候，下級為了向上級表示忠心，有時無論多麼荒誕的旨意，都要照辦。怪哉！怪哉！

「身體髮膚，受之父母」與「割股療親」

古人講究「身體髮膚，受之父母，不敢毀傷」，很多書籍也都這麼記載，這麼說來，「割股療親」豈不是「用不孝來孝」，與「孝」自相矛盾了？

事實上，雖然儒家有這樣的教條，但道德標準和實際生活並非一一對應，並不是說有了標準，所有人都會照做，也會「上有政策，下有對策」。而「身體髮膚，受之父母，不敢毀傷」在當時更多的是士大夫階層所秉持的一種心態，下層民眾對割股療親較為認可。

吃人：歷史殘酷而慘烈的一面

話說回來，用人肉治病，吃人血饅頭，其實只是「人相食」的一個方面。事實上在古代，無論中外，人吃人並非是一個多麼新鮮的話題。在中國，這個現象最遠可以追溯到商周時期。

三千多年以前的商代，曾風行人殉，即一國的君王在死後，他的葬禮上將會有成千的人被處死，這些人的身體被用作祭品來祭祀神靈。有研究表明，商代用以人祭的數量通常是十的倍數。這可以看作「人吃人」的一種濫觴。

而在古代戰爭期間，在沒有軍糧的情況下，發生人吃人的狀況就更頻繁了；而在遇到災荒的年分，同樣會出現人吃人的殘酷場景。這兩種情況下，人吃人多是為了填飽肚子，苟活下去。比如，在西元前五九四年的夏天，當時楚國攻打宋國，宋國被困了好幾個月，城中漸漸斷糧。為了活命，宋國百姓只能互換孩子作為食物（因為實在不忍心吃自己的孩子），這也就是「易子而食」的出處。

而在西元前二五九年又發生了類似的事。當時的趙國是孝成王當政，秦軍打過來，趙國全力抵抗，前後堅持了三年，但損失慘重，逐漸斷了糧草。後來城中的老百姓沒辦法了，只能通過易子而食來活命！

對絕大多數現代人來說，這恐怕是見所未見、聞所未聞的，一定覺得慘絕人寰。可我們的歷史的確「見證」了人類的這一面，不能不叫人心驚膽戰。

東漢時期，發生過另一個更令人匪夷所思的吃人事件。當時，袁紹率兵圍困臧洪的東武陽，很快，城裡沒有任何糧食可吃了，人們為了活命和抵抗，開始吃任何可以吃的東西，比如老鼠、馬鞍等。後來，為了提高士氣，城裡的主帥臧洪竟然親手殺死最寵愛的侍妾，將屍體分給他的士兵，讓士兵們吃她的肉。據說後來士兵們都為他而戰死。這是義氣，還是殘忍？而這，也只是發生在戰爭期間被記載下來的一個插曲。

除了戰爭，在遇到災荒時，人吃人的事也時有發生。史書記載，西元前二〇五年，「關中（陝西省中部）大饑，米斛萬錢，人相食」，當時一斛米的價格漲到了一萬錢，這在當時可算得上天文數字，老百姓哪能負擔得起，難怪會「人相食」。而到了西元一九四年的夏秋季節，「三輔大旱，人相食啖，白骨委積」。除了像陝西這樣的關中地區外，一些南方地區也曾出現人吃人的現象，比如白居易在他的《輕肥》一詩中就寫道：「是歲江南旱，衢州人食人。」

有人可能會想，如果沒有發生戰爭，也沒有出現天災，應該不會發生人吃人的事了吧？實際上依然有，有的還是特定的風俗化行為，而且還曾獲得公開認可。這時，吃人肉多是出於對美食的「欣賞」，有些人是為了滋補身體或治療疾病而食用不同的食品，其中也包括人肉。因為在古人看來，人肉既可以吃，也可以入藥，有人還相信吃人肉對增強性功能很有效，但對現代男性來說，恐怕寧可沒有「雄風」，也不會這麼做。

世界食人養生史

在十六至十七世紀，歐洲人用人肉入藥達到了巔峰，這些藥物通常是由人的骨頭、血液或脂肪製成，當時就連皇室和神職人員，甚至科學家都吃過，治療的疾病從頭疼到癲癇，無所不能。比如，那時歐洲人認為，飲用人血有益健康，而且是越新鮮的越好。因為人們相信，血越新鮮，喝下去之後越有生命活力。文藝復興之後，「藥用食人」曾經十分盛行，甚至一度造成屍源供應短缺。藥方上經常會看到人肉這味「藥材」，並附有製作和服用的方法。據說英國國王查理二世（Charles 二）曾每日服用人腦製成的藥品。

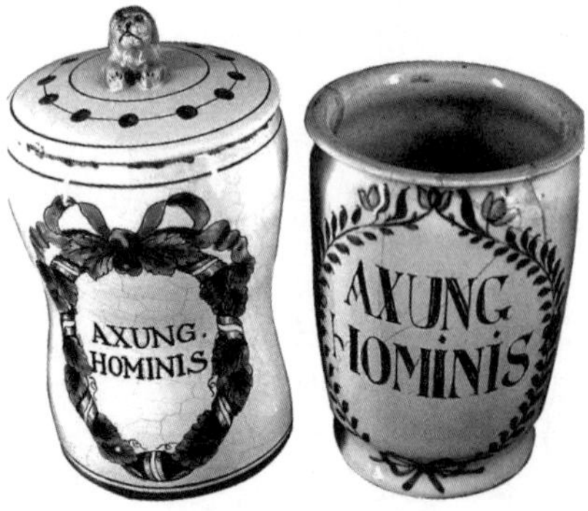

約十七世紀，西方用來儲存人體脂肪的藥缸。

「恨不得把你吃了」可不是玩笑話

古時候，貪官的肉也有人吃，不過人們是為了洩恨才吃的。當貪官被就地正法後，人們會趕到刑場，從貪官的身上割肉、挖心、蘸血吃，由此看來，「恨不得把你吃了」可不單純只是一句玩笑話。

明朝時，死刑犯的血肉和一些器官，比如心臟、腦髓，會被行刑的劊子手順手拿走，有人用來治病，有人拿來當作珍饈佳餚吃，有人則會偷偷拿到市場上去賣！

古人對自身和生命現象的認識，由於受到多方面的限制，多用不科學的方式來對待。這個階段不可避免，同時也不可直接跨越。但人血饅頭和割股療親的背後，是充滿血腥味的人類血淚史。對此我們不能忽視，應該永遠深思。

而為了贏得「孝子」或「賢婦」的美名，多少勤勞善良的古人割肉、抽血、挖眼……這種「不孝之孝」多麼愚昧、殘忍和荒誕，更是與醫學精神大相違背，這非但不是在治病救人，而是一種文化糟粕和陋習。

中國人重視「孝道」，而歷代統治階級也都是「以孝治天下」。孝，無可厚非，但是如果為孝而孝，並由此發展出畸形、極端的行為，就不免愚昧了。這樣的行為對社會而言也是有百害而無一利。

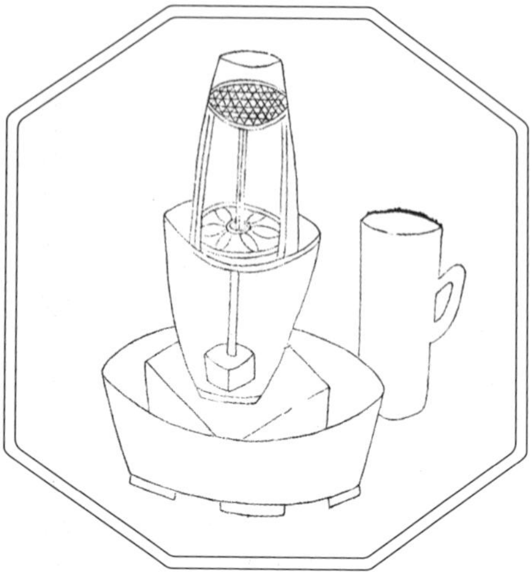

03 煉丹術：修仙與長生不老藥

唐朝全民煉丹／朱砂與水銀／幻想中的「仙人」／漢武帝與李少君／五石散／王羲之與王獻之／煉丹與壯陽

唐朝是中國歷史上極其輝煌的朝代，它的文治武功，在歷代封建王朝中獨樹一幟，並以昌明的文化、發達的經濟、無可匹敵的強大國力，一度成為世界範圍內首屈一指的大國。但很多人想不到的是，如此輝煌的朝代，也「孕育」出眾多痴迷煉丹成仙的皇帝，從唐太宗到武則天，再到唐玄宗，無一不被丹藥的魔力懾服。輝煌的唐王朝綿延了近三百年，在二十一位皇帝中，就有五位皇帝因丹藥搭上了性命：

唐太宗，唐朝第二位皇帝，據說因「服胡僧藥，遂致暴疾不救」，死時五十歲。

唐憲宗，唐朝第十一位皇帝，據說「誤服丹石，毒發暴崩」，死時四十三歲。

唐穆宗，唐朝第十二位皇帝，最開始對煉丹術嚴令禁止，但沒過多久也痴迷其中，最後在三十歲時丹藥中毒而亡（這半途而廢的代價未免太大）。

唐武宗，唐朝第十五位皇帝，這位皇帝曾下令用十五歲少男、少女的心臟來煉丹！好在上天早早地就把他收走了，他死的時候只有三十三歲。

唐宣宗，唐朝第十六位皇帝，繼位伊始處死了不少宮中的方士，但到了後來，也開始食用仙丹並中毒，重蹈唐穆宗的覆轍，據說曾經一個多月都不能上朝，死的時候年僅四十九歲……

這些因服藥而死亡的皇帝，怕是到死都沒明白，自己明明想延年益壽，為何反而比沒有吃丹藥的人更早和世界說了「再見」。倘若他們知道煉丹並不會讓人「飛仙」，反而會要人性命，怕是要捶胸頓足，說什麼也不會再吃這些東西了。

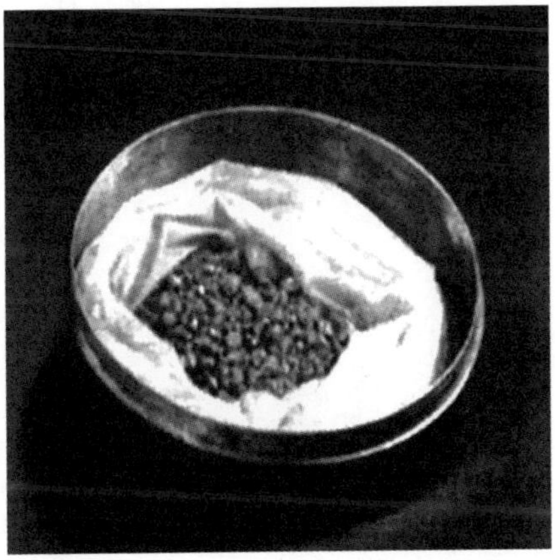

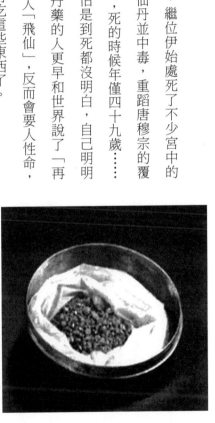

光明砂，西安何家村出土的唐代煉丹藥材。

先秦方士乞求「不死藥」

煉丹術的起源可追溯到先秦方士（其實就是古代巫師的化身）對神仙信仰和「不死藥」的尋求。

《詩經》中就有對「眉壽」（長壽）的渴望，比如「以孝以享，以介眉壽」、「為此春酒，以介眉壽」。

《山海經》中則出現了最早記載關於不死藥的傳說：西王母在崑崙山有不死樹，青鳥採集果實，玉兔將它們搗碎後製成不死藥。後來后羿得到了不死藥，嫦娥偷吃後飛到月宮變成仙子。還有諸如「有軒轅之國，不壽者乃八百歲，壽者數千歲」、「有不死之國，阿姓，甘木是食」及「開明東有巫彭、巫抵……皆操不死之藥以距之」等記載。

方士們根據這些記載，想到透過煉製一些自然礦石和金屬，來得到所謂的長生不老神丹和人工淬煉的金銀，希望服食以後能長生不死。這也是煉丹術被稱煉金術、黃白術的原因。

當然，煉丹術的興起離不開遠古時期的採礦和冶金技術。原始社會的後期，中國已有冶銅術，春秋戰國時代出現了冶鐵術。在冶煉金屬的過程中，人們積累了很多知識，創造了很多冶金方法，煉丹術隨之出現。

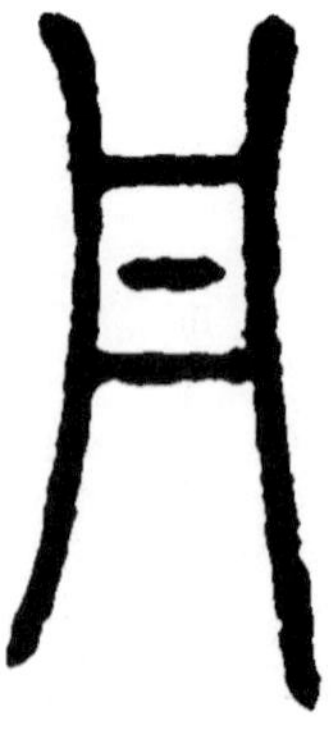

甲骨文「丹」字，很像採丹井或盤子一類的容器，中間一點像丹藥在其中。

當時一些統治者為了長生不死，繼續統治人民，就開始想方設法找能成仙的藥。他們一開始並沒有想到煉金術，而是先在動植物中找，失敗以後，才開始主攻礦物，之後便樂此不疲。

在礦物裡找長生不死的金丹妙藥，自然離不開中國古代五行學說的支援，即其中的「土生金」。當時的人認為，礦物埋在土裡會隨著時間發生變化，比如雌黃經過千年會變成雄黃，雄黃再經過千年會變成黃金；朱砂經過二百年會變青，再過三百年會變成鉛，再過二百年變成銀，再過二百年就變成金。在這樣的思維模式下，就有了「奪天地造化之功」的思想，上層人士就想用當時的器具——鼎，來達到「千年之氣，一日而足，山澤之寶，七日而成」的目的。

戰國時期，煉金術逐漸成形。《戰國策》中就有一則不死藥的故事：「有獻不死之藥於荊王者，謁者操以入。中射之士問曰：可食乎？曰：可。因奪而食之。」有人給楚王獻長生不老的藥，傳遞人拿著藥進入宮中。有個宮中衛士看見後問：「這東西可以吃嗎？」答說：「可以吃。」衛士竟然當著他的面強行把藥搶過來吃了下去。真是「勇氣可嘉」。

大思想家、大哲學家莊子在他的著作裡，幻想了理想中的「仙人」模樣：皮膚像冰雪一樣，身姿綽約，不吃五穀雜糧，只喝風飲露，能騰雲駕霧游四方……之後，一些文學界的大家也「錦上添花」，在自己的著作裡大肆渲染。大詩人屈原的《離騷》、《九章》就有不少幻想成分。在這種神仙思想的「引導」下，煉丹術逐漸發展起來。

帝王的「神仙丹」

誰都想長生不老，誰都想變成神仙，平民百姓如此，大權在握的帝王更是迷戀。一統天下的秦始皇將這種對丹藥成仙的迷戀發揮到了極致。他太想長生不死，太想成仙了，就派徐福、胡廣等人率童男、童女數千人到海外求取仙藥，但以失敗告終。後來，方士們給他煉製出了一種含有汞的丹藥，稱可以打開長生不死之門。秦始皇聽了以後高興得不得了，但沒過多久，他就死了，死時四十九歲，據

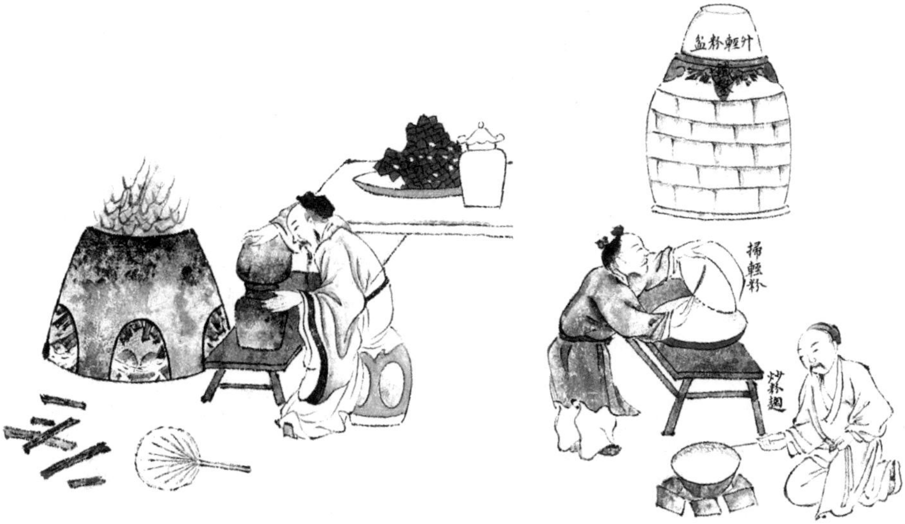

古人煉製朱砂提取水銀。將朱砂加熱蒸餾，即可獲得液態的汞，這種方式曾是人工提煉水銀的主要途徑。

說是因汞中毒而亡。而在死之前，秦始皇還命人建了一座豪華的陵寢，裡面有大量的水銀和寶石。

再往後，漢朝皇帝的求仙之心一點不比秦始皇差。此時的煉丹術已經有所「升級」，社會上有人開始用灶爐燒煉，「丹鼎派」和煉丹活動正式興起；東漢末年，煉丹術站穩了腳跟，有了自己的一方天地。

繼秦始皇之後，漢武帝是另一個極其迷戀煉丹術的皇帝，而且有過之而無不及。他聽說黃帝騎龍升天，就發誓「吾誠得如黃帝，吾視去妻子如脫屣耳」。在煉丹成仙這條路上，雄才大略的漢武帝慢慢將自己變成了一個智商堪憂的人。而將漢武帝推向如此地步，少不了李少君的「功勞」。

西元前一三三年，漢武帝遇到了李少君，他生命中的第一個方士。從此，漢武帝就在漫長而艱辛的求仙道路上，越走越遠，越走越蠢。他為什麼對成仙如此崇拜呢？據說因為他的外婆早年拜過一個神，他的母親後來才當了皇后，漢武帝自己的皇位可能也與這個神有關，所以漢武帝對成仙、神靈什麼的一直很迷信。後來他皇位鞏固，帝國越來越大，他的欲望也越來越大——他想與天同壽。

李少君是何許人也？他是個異人、道士，隱瞞自己的年齡、人生經歷，謊稱自己曾在先秦時某方士那裡得到煉丹祕方。他善用藥物，自稱能讓人變年輕，不過只憑口頭說說並不能證明自己的本事。起初漢武帝也是這樣想的，於是就想考驗他。

漢武帝拿出一面古鏡，讓李少君說出鏡子的製作時間。李少君果然說對了，跟鏡子後面的文字寫得一模一樣。於是，漢武帝就認為李少君至少已經活了幾百年。

對頭腦正常的人來說，稍微研究一點古代文物，很容易就能判斷出來。但是漢武帝為了成仙，智商直線下降。之後在李少君的建議下，漢武帝祀神灶，用丹砂提煉黃金，然後飲用此金，以為這樣就能長壽，還能成仙。後來李少君病死，漢武帝還以為他「化去不死也」，實在可笑。

在李少君之後，漢武帝又被其他人騙過，不過後來被他識破，便殺了那些人。不過「吃一塹」未必能「長一智」，有再一再二，很可能有再三再四。另一個把漢武帝矇騙住的人要數公孫卿了。在他的矇騙之下，漢武帝帶著眾大臣一起到泰山進行封禪大典，還改了年號為「元封」。到了晚年，漢武帝才如夢初醒，承認「向時愚惑，為方士所欺，天下豈有仙人，盡妖妄耳。節食服藥，差可少病而已」。

丹砂：煉製仙丹的「頭等藥材」

古代煉丹為什麼用丹砂？我們都知道，人的血液是紅色的，古人認為，天然呈紅色的丹砂是天地血氣所化而成，是生命永恆的標誌，而且很早就把丹砂作為治病養生的藥物。《神農本草經》把丹砂列為上品藥之首；葛洪的《抱朴子》介紹的仙方中，丹砂只需簡單浸泡就能有神效。除此之外還有一個原因：丹砂加熱後會出現奇妙的變化。丹砂的化學成分硫化汞，加熱後會分解出水銀和硫黃，水銀銀光閃閃，再加熱就直接「無影無蹤」了。也許是這種炫目的銀光迷惑了世人的眼睛——對古人而言很不可思議，然後它就被神化了，煉丹術這個稱呼也由此而來。

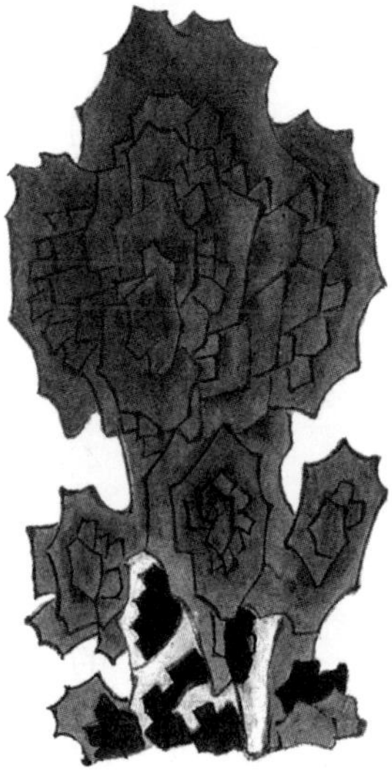

《本草品匯精要》中的宣州丹砂。

漢武帝之後，漢宣帝、漢成帝、漢哀帝幾乎個個熱中煉丹成仙，對大臣的疾呼充耳不聞。也許正是因為皇帝這種對成仙的長期迷戀，最終導致了西漢衰落。

東漢時期，有一本書很值得一提，它就是魏伯陽的《周易參同契》。這本書把當時的易學、黃老學、冶金學、礦物學等融為一體，建立了一套比較完整的煉丹學說體系，對之後的煉丹理論影響很大，可以說是確立了煉丹術的理論規範。不過這本書只有短短的六千字，語言高度濃縮，含義深刻，所以曾有一段時間很少有人能揭開其中的奧妙。

豆腐：煉丹術的一個意外

漢朝除了漢武帝因為想成仙而流傳於世外，還有一個人不得不提，那就是豆腐的發明者——淮南王劉安。煉丹術跟豆腐有什麼關係呢？實際上，當時劉安本來是在八公山上煉丹，但是他在偶然的機緣下將石膏（或鹵水）點到了豆漿裡，從而發明了原始的豆腐。他陰錯陽差地做了一件惠及後人的事。

煉丹家們

一開始，煉丹術士為了成仙，想直接服食自然的金銀，不過人的胃腸無論如何也承受不起這麼「貴重」的東西，很多人為此送了命。後來他們變聰明了，想到將金銀變成液體、金粉等，認為這樣可以處理掉金銀的毒性。他們有的用刀切，有的用石乳跟黃金一起研磨，有的將丹砂跟銀粒一起搗碎……各種方法都試了，但都沒用。多虧了一位高人狐剛子，他讓眾人的「夢想」終於照進現實。

狐剛子是東漢末年的一位煉丹家，他曾潛心鑽研，在煉丹實驗方面有了重大進展，比如在具體方法和操作上，彌補了魏伯陽的不足，他的《黃帝九鼎神丹經訣》是目前流傳下來最早、最完整的煉丹法訣，內容也很容易理解。

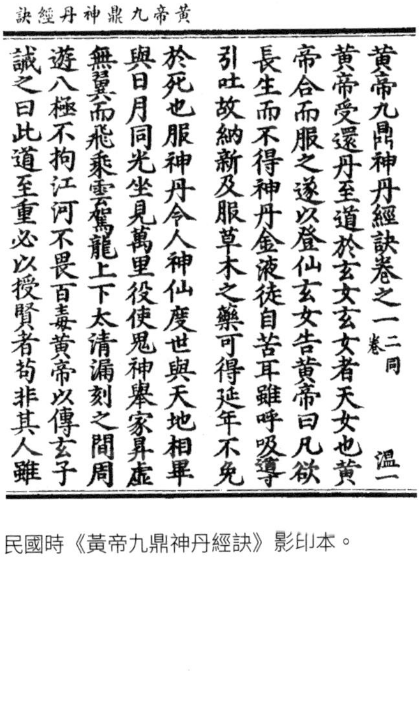
黃帝九鼎神丹經訣

黃帝九鼎神丹經訣卷之一 二同卷 溫一
黃帝受還丹至道於玄女玄女者天女也黃
帝合而服之遂以登仙玄女告黃帝曰凡欲
長生而不得神丹金液徒自苦耳雖呼吸導
引吐故納新及服草木之藥可得延年不免
於死也服神丹令人神仙度世與天地相畢
與日月同光坐見萬里役使鬼神舉家昇虛
無翼而飛乘雲駕龍上下太清漏刻之間周
遊八極不拘江河不畏百毒黃帝以傳玄子
誡之曰此道至重必以授賢者苟非其人雖

民國時《黃帝九鼎神丹經訣》影印本。

到了魏晉時期，魏武帝曹操曾對民間道教和巫師活動進行管制，並進行防範和打擊，但是人們對成仙「初心不改」，煉丹術在艱難的環境中發展著。東晉後期，煉丹術打開了局面，很多技藝達到了新的高度。這一時期，中國古代最著名、影響力最大的煉丹術集大成者出現了，他就是葛洪。他寫的《抱朴子・內篇》對煉丹養生方術做了系統性的總結，成了為魏晉神仙道教奠定理論基礎的道教經典，其中《金丹》、《仙藥》、《黃白》三篇是中國煉丹術最完整的著作。

不過葛洪雖然成就非凡，也逃不開他所處時代的局限。他對煉丹術過分樂觀，認為「神仙可成」，人能長生不老；同時他的煉丹著作裡也有大量迷信和糟粕成分，比如認為煉丹需要鬼神保佑，入山要選良辰吉日，不然會招來禍害等。他在《黃白》中還記錄道：「我命在我不在天，還丹成金億萬年。」主張以人力反天命，改造自然，信奉長生不老是「自然而然」。據說葛洪為了攀登懸崖採藥，還試製過飛行交通工具，想用木製旋翼旋轉產生上升力道，把人送到空中。這恐怕是世界上關於螺旋槳最早的記載。

魏晉時期還誕生了中國歷史上「嗑藥」第一人，魏晉玄學創始人之一——何晏，他是第一個服食五石散的人。據他說「服五石散非惟治病，亦覺神明開朗」，身體微微發熱，有飄飄欲仙的感覺，跟毒品有相同的興奮中樞神經的作用。當時的學者皇甫謐還添油加醋，說五石散還能壯陽，「服五石散體力轉強」，一時間士大夫們紛紛仿效，掀起了魏晉時期的服食風潮。著名書法家王羲之也曾拜師學過煉丹，還「共修服食，採藥石不遠千里」，以至服散之風經歷了五、六百年，影響到以後的很多朝代，道教和煉丹也因此結下不解之緣。

到了南北朝時期，煉丹術處於低潮。不過有一個人不得不提，就是南朝的道士陶弘景，他開創了道教上清派茅山宗，是繼葛洪之後最富煉丹經驗、影響極大的實踐家，他促進了本草學與煉丹知識的融合，比如寫就了《本草經集注》，這為唐朝及後世煉丹術的繁榮打下了基礎。

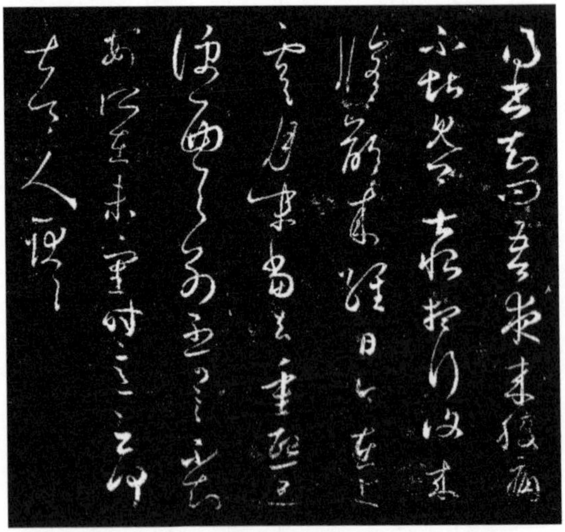

王羲之長期服用五石散，身體越來越差。他在和親友往還的尺牘中多次提及，如《夜來腹痛帖》：「吾夜來腹痛，不堪見卿，甚恨。」

古代「毒」品五石散

五石散其實本來是東漢名醫張仲景先研製的，最開始主要用來治療傷寒。何晏在這個基礎上進行了「改良」，於是藥品變成了毒品。五石散的基本原料有鐘石乳、紫石英、白石英、硫黃、赤石脂等，它還有一個名字叫寒食散，因為人吃了以後，必須吃冷的食物來幫助身體散熱，還要洗冷水浴、散步、穿薄的衣服等，才能把藥性散發出來。服用後也很容易上癮，還會使人感到亢奮，燥熱。現代研究發現，之所以出現這些症狀，主要在於煉五石散時要用到有毒性的砷化物：雄黃（硫化砷）或毒砂（砷黃鐵礦石），經過火煉，兩種物質會轉化為更毒的砒霜。

砷化物有劇毒，但是在煉丹過程中，砷化物不斷耗損，所以最後的成品含砷量不算太高，短期少量服用，可以促進血液迴圈，強壯神經；但是長期大量服用，就成了毒品，導致消化功能下降，皮膚開始變乾，出疹子，甚至皮膚潰爛。之後神經系統被損害，人經常處於「恍惚」狀態，沒有知覺。這些都是慢性中毒的表現。如果是急性中毒，很容易導致死亡。

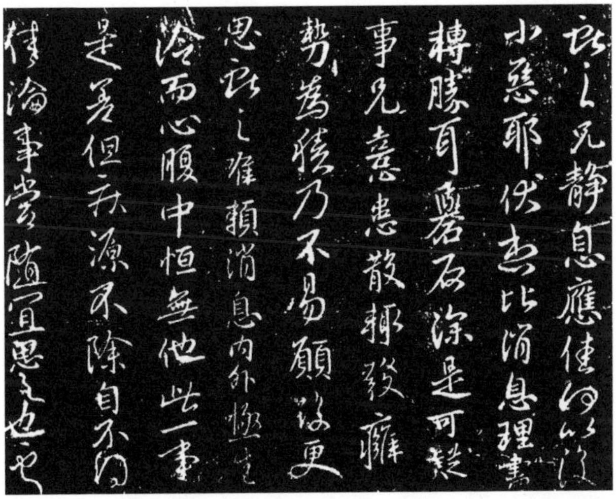

王獻之《靜息帖》中提到的磐石主要成分是砷黃鐵礦，其熱毒之性不減砒石，所含之砷有原漿毒素（Protoplasmic Toxin）作用，能麻痺毛細血管，造成心、肝、腎等多器官損害，故內服宜慎之又慎。

盛唐的全民煉丹風潮

煉丹術的頂峰時期，要數唐朝。

唐朝曾有兩次煉丹術高峰，一次是初唐武德、貞觀年間，另一次是開元年間和天寶初年。唐朝幾乎每個皇帝都痴迷煉丹術，也就不難理解為何唐朝有那麼多皇帝死於丹藥。而且，不止王公貴族沉迷煉丹成仙，全國人民可以說「上下一心」，都痴迷煉丹藥，就連李白、杜甫、韓愈、杜牧、白居易等當時有名的文學大腕也不例外。

李白的詩中，與訪道煉丹有關的不下一百篇。其中關於秋浦的詩有四十多首，而在這個地方，李白不僅開礦，還煉丹。李白因癰瘡而死，據說很可能是砷中毒導致的。他曾拜胡紫陽為師學習煉丹：「我來逢真人，長跪問寶訣。粲然啟玉齒，授以煉藥說。銘骨傳其語，竦身已電滅。仰望不可及，蒼然五情熱。吾將營丹砂，永與世人別。」（《古風》）

杜甫曾到處尋找丹砂靈芝，以求長生。比如他在《奉寄河南韋尹丈人》中寫道：「濁酒尋陶令，丹砂訪葛洪。」

白居易據說在廬山深處曾親自起爐煉丹，他寫過一首《思舊》，很好地說明了當時一眾文人的煉丹熱，詩中說道：「……退之服硫黃，一病訖不痊。微之煉秋石，未老身溘然。杜子得丹訣，終日斷腥膻。崔君誇藥力，經冬不衣綿。或疾或暴夭，悉不過中年……」退之即韓愈，微之即元稹，杜子即杜牧，崔君即崔元亮，白居易的好友。

而韓愈「晚年頗親脂粉，故可服食，用硫黃末攪粥飯，啖雞男，不使交，千日烹庖，名火靈庫。公間日進一隻焉，始亦見功，終致絕命」。韓愈在晚年時開始迷戀女色，而為了增強性能力，開始服用丹藥，不過方法比其他人「聰明」一點，他不是直接服用，而是先把硫黃粉末拌在粥飯裡餵公雞，讓公雞先消化掉硫黃的毒性，等千日之後，再將公雞吃掉。就這樣，韓愈隔天吃一隻公雞，一開始有些效果，就一直堅持吃，但最終還是中毒身亡。韓愈終年五十七歲，「聰明」也沒救了他。

唐朝的煉丹術達到空前盛況，由此可見一斑。

永生、黃金與性愛

自唐朝幾個皇帝因服食丹藥而死以後，人們的思維開始轉變，慢慢地，煉丹術開始走下坡路。人們變得清醒，發現長期以來追求的長生不老從來沒有人實現過，反而有很多人因此暴斃，於是對煉丹術產生了疑慮和恐懼，一些煉丹術士也開始清醒，責難的人也越來越多，煉丹術的地位開始下滑。

宋太祖曾下令：「偽作黃金者棄市。」之後的宋朝歷任皇帝也吸取教訓，對燒丹煉藥不太感興趣。不過從宋朝開始，尤其道家開始以修煉內丹為主（與服食丹藥的「外丹」相對），講究修煉「精、氣、神」，從而在體內結丹，以達到長生甚至成仙的目的，成為一種養生術。

宋朝以後煉丹術雖然走了下坡路，但也並未很快消失，也曾有很多人沉迷煉丹術無法自拔。

明朝就有很多道士進獻丹藥給帝王，但並非為成仙，而是用於房中祕戲。明武宗朱厚照就是其一，朱厚照推崇道教，養道士在豹房裡煉丹，沉迷性愛。明朝還誕生了中國歷史上最變態的皇帝——明世宗朱厚熜。朱厚熜同樣信奉道教，迷信煉丹術。他被後人稱為「道士皇帝」，據說曾經長達二十五年不上朝，一直忙於煉丹升仙。他的煉丹術極其殘忍，喜歡用處女經血來煉製「紅鉛」藥引。

明、清時期，煉丹術大體上其實已經變成「非主流」，被邊緣化了，不過遠未消失。雍正帝據說就是因為過量服食丹藥而死。至清中期，煉丹術才基本絕跡。

煉丹術前前後後延續了一千多年，也算得上是中國醫藥歷史上無法忽略的一筆。

神仙迷霧中的科學顆粒

總的來說，煉丹術追求的是生命的延續和永存，也可以看作古人同死亡做鬥爭的一種努力。它看似荒唐，但也有著嚴密的法則和規範，包含古人的宇宙論以及天體運行、陰陽變化等哲學思想，只不過它過於強調主體的感覺和想像，過於信任超自然的力量，很大程度上沒有擺脫神祕主義的桎梏，未能建立一套完整的解釋物質變化的理論，找不到實用化的道路，終究在歷史長河中慢慢走上了歧路，最終慢慢消亡。而在這條幻想的道路上，一眾帝王將相等風流人物，一個接一個製造了種種荒唐，其實是一種變相的對自我力量的認同。

不過，雖然煉丹術不能算是真正的科學，但也並非偽科學，因為它即便有荒誕性的成分，卻也在認真地進行探索和試驗。不如說煉丹術沒走上科學的正道，是因為被世人歪曲。有人稱它為「神仙迷霧中的科學顆粒」，可以說是一語中的。

這也意味著，煉丹術並非毫無意義和價值。比如中國古代的重要發明之一「火藥」，就是在煉丹術的實踐中應運而生。另外，煉丹術也被認為是現代化學的起源，正如英國著名科學史家李約瑟（Joseph

Needham）所說：「整個化學最重要的根源之一（即使不是唯一最重要的根源），是道道地地從中國傳出去的。」的確如此。

想要煉成丹，裝備得過關

古代煉丹的設備工具很講究，常用的有：

作屋：按現在的說法就是煉丹的實驗室，要求屋子必須清靜，沒有人，「深山臨水懸崖處，人畜絕跡」。杭州的葛嶺、廣東的羅浮、四川的葛仙山等，都有煉丹遺址。

立壇：安放煉丹爐的檯子，一般為正方形三層台階，構造講究一定的法度，不過迷信成分較大。

爐灶：重要的煉丹工具之一，是承納鼎的工具，用來加熱。

鼎：發生化學反應的反應容器。

蒸餾器：專門蒸餾水銀的乾餾器。

研缽：主要用於把藥物研成碎末，增加顆粒間的接觸，使得反應更容易；另外還可以在研磨過程中讓藥物進行化合反應。

華池：裝有溶解液的池槽，藥物在這裡溶解釋放精華，或變性。

六一泥：把泥塗在接合的地方，防止洩氣；也可以塗在容器內壁，起保護作用或參與其中的反應。

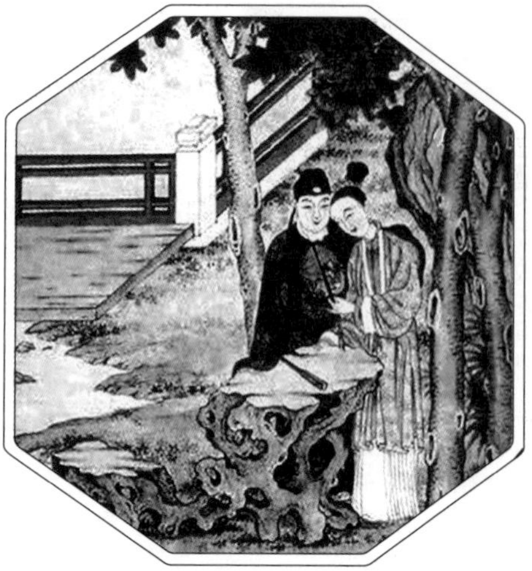

04 春藥：欲望與性暗示

紅鉛／明世宗朱厚熜／月經初潮／童男、童女尿／淫羊藿的濫用／瘋狂的現代人

「飛燕喜春散」、「西施受寵丹」、「雙美丹」、「旱苗喜雨露」、「美女倒提金方」……這些古色古香的名稱，說的是美容養顏的藥方，還是可以食用的保健佳品？

如果你還是疑惑不解，不妨再來瞭解一下古代的兩個祕方。

第一個方子，取肉蓯蓉、海藻各一克，搗成碎末，過篩子，再用白狗的肝汁調和，然後塗抹在陰莖上。有何功效？據說只要三次，就能「即長三寸」（一寸大約為三．三三公分），而且據說藥效「極驗」。

第二個方子，取石硫黃末三指撮（撮，用大拇指、食指和中指三個指頭取藥物，是古人的一種估量單位），加到一升熱水中，然後浸洗陰部。有何功效呢？據說這個藥方可以讓女性的陰部重回「如十二、三女」的狀態。當然也可以取石硫黃、青木香、山茱萸和蛇床子搭配共用，不過要複雜一些……

看到這些你應該明白了，這些藥方其實是古人所用的春藥，是為男女雙方性愛而準備的外用藥。再細究這些藥名，的確大有內涵。

上面的兩個偏方一個叫「陽具增大方」，一個叫「縮陰方」，都出自古代專業醫書。根據現代中醫的看法，肉蓯蓉確有補腎壯陽的效果，而海藻通常是清熱消痰的，狗肝在古代經常用來治療拉肚子和腹痛，因此「陰具增大方」根本不科學，不可信。而「縮陰方」更沒有科學根據：石硫黃有毒，不可亂用，且主要功能是殺菌，長期用很可能導致皮膚乾燥，出現炎症，所以這個方子同樣誇大其詞。而這兩種藥方，不過是古代醫書記載的春藥中的「滄海一粟」。

紅鉛：初潮經血所製

春藥，也叫媚藥、催情藥，現代人則稱其為「性興奮藥」，即用來讓人迅速「進入狀態」，或者提高男女性欲。不過，很多人對它的第一印象可能不太好，除了把它等同於「縱欲」、「壯陽」、「淫亂」，還能想到的就是「致亡」，很多書中都寫過某皇帝吃春藥，因縱欲過度而死，真實情況也的確如此，在古代，皇帝確實是使用春藥最多的人。

皇帝一個人除了擁有三宮六院七十二妃，還有諸多後宮佳麗，更別說不計其數的從全國搜羅來的宮女了。面對這麼多女子，皇帝們要想「夜夜笙歌」，某種藥物必定不可缺少，所以春藥成為皇宮的一大需求就沒有什麼可驚訝的了。而為了得到效果「非常好」春藥，很多皇帝想盡各種辦法研製、搜集，有的甚至做出令人不齒、聳人聽聞的事。

首先不得不提明世宗朱厚熜，他可以說是集「想長生不老」、「盡情娛樂」、「玩遍天下美色」眾多「夢想」為一體的帝王代表。他自然也用春藥，而且用的藥很特殊。他用的是何種藥呢？明朝最有代表性的「威而鋼」，由女子月經初潮時的經血配製、一種叫「紅鉛」的藥，這在當時算得上是春藥中的極品了。此藥的發明者說，服用了這種藥，一夜可以「御十女」，還給它起了個很誘人的名字：接命上品之藥，並強調服草藥千百次，不如服這種藥一、兩次，且見效奇快：「立見氣力煥發，精神異常。」所謂「異常」，異於常人也，不過，也許真的異常也說不定。

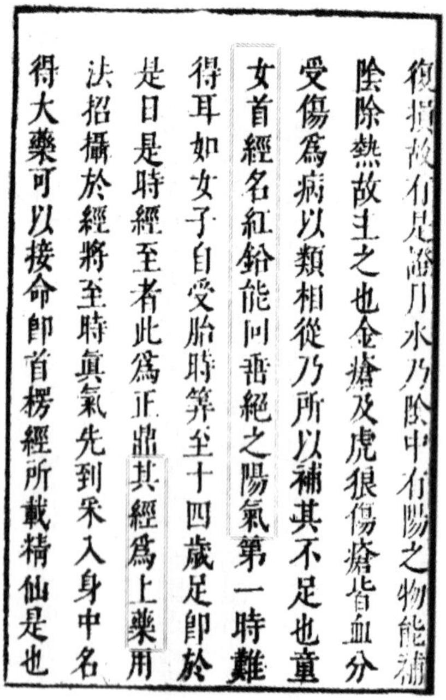
復損故有足滋川水乃陰中有陽之物能補陰除熱故主之也金瘡及虎狼傷瘡皆血分受傷為病以類相從乃所以補其不足也童女首經名紅鉛能回垂絕之陽氣第一時難得耳如女子自受胎時筭至十四歲足即於是日是時經至者此為正當其經為上藥用法招攝於經將至時真氣先到采入身中名得大藥可以接命即首楞經所載精仙是也

《本草經疏》中關於「紅鉛」的記載：「童女首經名紅鉛，能回垂絕之陽氣。」

來看看相關記載，當時的大臣張時徹輯錄的《攝生眾妙方》中說：「月潮首行者為最，次二、次三者為中，次四、次五為下，然亦可用。」即少女第一次來月經時的血最好，第二、第三次的就稍微差點，第四、第五次的是下等，但也能用。這時候所選的是身體健康的未婚少女，沒有過高的要求。到了萬曆年間（一五七三～一六二〇年），對女子的要求就嚴苛起來，不是任何女子的經血都能用。

龔廷賢在《萬病回春》裡說，選的女子要眉清目秀，齒白唇紅，頭髮要黑，臉上有光澤，皮膚細膩有彈性，不胖不瘦，不高不矮；年齡要在五千零四十八天左右。為什麼要選這個天數？因為古人認為這一天的少女初次來的月經，稱得上是至寶。想找到一個符合如此高的要求的少女，簡直比選秀還要難。不過，皇上從不怕事大，下面有的是人賣命出力。萬幸的是，在這一天月經初潮的女子極少，當時的很多女孩算是逃過一劫。

朱厚熜是明朝最有名的好色皇帝之一。他為了達到自己淫樂的目的，從全國挑選宮女，而這些女子也不過十來歲。在採完所謂的經血以後，朱厚熜還會在她們身上檢驗藥效，如今看來，變態至極。

除了朱厚熜，明朝另一位有名的好色皇帝就是明武宗朱厚照。他春藥不離身，據說因縱欲過度，死時僅三十一歲。他曾經多次到全國巡遊，每到一個地方就搜羅女性，很多良家女子被迫受到召幸。有一年巡幸揚州，朱厚照先派太監到城裡搜尋美女，命人暗中記下那些少女或寡婦的住處，等到了半夜，就打開城門傳呼聖恩駕到，讓百姓們點燭接駕，接著闖入少女或寡婦家裡，「光明正大」地強搶！

秋石：童男、童女尿液中的特殊物質

女孩子在古代活著是難上加難，但這並不意味著男孩子就永遠安全。有人可能疑惑：「皇帝用少女的經血來煉製春藥，那男孩有什麼用呢？」不妨看看史書中的記載：「有孫太公者……以方藥寓京師，專用房中術游縉紳間，乃調熱劑飲童男，久而其陽痛絕脹悶，求死不得，旋割下和為媚藥，凡殺稚兒數十百矣。」這位孫太公為了研製春藥，竟然閹割數百名嬰幼兒，殘忍行徑真是令人髮指。這還不算什麼，還有用男孩子的初次精液或腦髓甚至尿液來做春藥的。

上面的文字記載中有個詞，叫「飲童男」，就是童男的尿液。當時人們會從童男、童女的尿液中提取一種特殊的東西——秋石，它是一種潔白的結晶，據說可以「補精血」、「延年益壽」，不提取也可，直接用尿壺裡的白色結晶也行。由此可以聯想到現代社會，一些人透過飲用尿液壯陽的事件頻頻占據新聞頭條，也就不稀奇了。

秋石作為壯陽的春藥是有講究的，不可亂來：補虛的男人服童女尿提取的秋石，補虛的女人服童男尿提煉的秋石。至於真有所謂的「壯陽」效果嗎？當然是誇張的說法，即便有也多是心理作用。

古代春藥很多針對的是男性勃起功能障礙，就是我們常說的陽痿。當然也有少部分用於女性的，比如像一些直接刺激女性陰道的藥，說明古人已經認識到增強陰道伸縮是促進女性性高潮的重要條件。

守宮砂：小小紅點，套牢女性貞潔

春藥除了用來助性之外，還有一件「缺德」的功效：用它來檢驗女性是否是處女。據說，在馬王堆漢墓出土的《養生方》裡就有這種方法：把蜥蜴放在某個器皿中，用朱砂來養，等蜥蜴全身都變紅了，就搗成藥，點在女性身上，這樣一來，女性身上就會留下一顆鮮豔的紅痣。據說只要女性不發生性行為，這個紅痣一生都不會消失。這就是鼎鼎大名的「守宮砂」。事實上，這只不過是古代男性的一種意淫，一種處女情結罷了。有無「守宮砂」與貞操毫無關係。

現代的醫學研究證明，男性勃起功能障礙跟很多因素有關，比如年齡、身體疾病（如糖尿病）、服用特殊藥物、心理因素（如焦慮、抑鬱）等。古書記載的所謂春藥、壯陽藥並不能真正改善陽痿，主要還是起心理安慰的作用。

而濫用春藥會導致多種身心疾病，嚴重的還會置人於死地。根據現代研究，春藥會導致人精氣損傷、身體虛勞以及早衰。長期服用會導致人體內堆積有害物質，皮膚生瘡，生殖器官功能下降；再嚴重的自然就是危及生命了。古代的皇帝一邊尋求長生不老，一邊又縱欲無度，他們就在這條路上越走越偏。

二千年前就已開始用春藥

其實，二千多年以前就有人開始用春藥，這些藥有些的確能助性，但很多都是沒有科學根據的騙術。最早關於春藥的文獻就是長沙馬王堆三號漢墓出土的帛書和竹簡，裡面收載了內容豐富、劑型和用法各異的春藥，從中可以發現，秦漢以前的方家術士們就以草木的果實來強身補體，益壽延年，提高性欲。比如：

「張於聲服五加皮酒，壽三百年，房室不絕。」

「陵陽子仲服遠志，生子二十七。」

《上問》記載，用雀卵、公雞睪丸等來提高性交頻率，用雀卵熬麥粥治療陽痿。《養生方》則記載，用乾薑、菌桂、蛇床子等製成陰道栓劑，刺激女子性欲。《雜療方》記載了一些提高性能力的內服和外敷藥方。

後來，這些藥方經過好事者的誇張和傳播，很多官吏便開始大膽「以身試法」。對

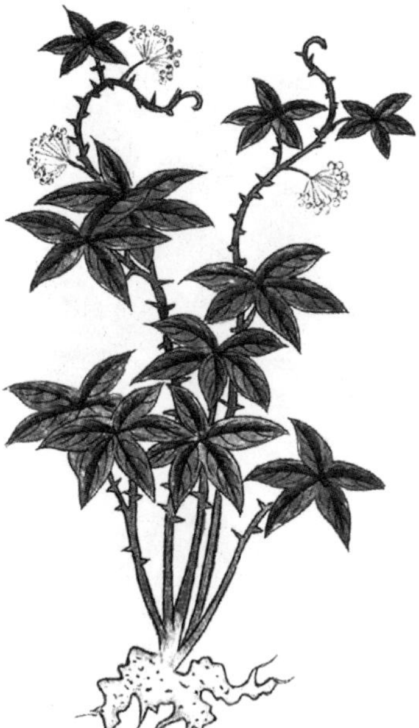

五加皮是民間常用來配製藥酒的藥材。

於有效的，他們就到處宣揚，傳到皇帝耳朵裡，就成了貢品。《魏志．武帝紀》裡就記載曹操「倡優在側，常日以達夕」，他還招募方士研究房中術，搜羅大量宮女做試驗。社會上層的人使用後，慢慢地也擴散到了民間，由此開始大範圍地流傳。

唐朝是中國封建社會的鼎盛時期，人們有較大的性自由，包括春藥在內的傳統性醫學的發展也很少受到阻礙，因此，春藥的發展也得到了豐富和完善。到元朝，成吉思汗曾全力支持道教，把它尊為「國教」；明朝亦是如此。這與道教擅長煉丹、採陰等有關，「煉丹」就是製作壯陽的「士威而鋼」。我們知道，古代很多皇帝、官員煉丹，有不少是為了「成仙」，但其中也包括壯陽補體。到了明朝，春藥在皇宮開始氾濫，可以說達到了一個巔峰，像朱隆禧的「太極衣」、趙文華的「百花仙酒」、汪鋐的「甘露」，還有「美女顫聲嬌」、「封臍膏」，以及前面提到的紅鉛，在明朝都是明星產品。

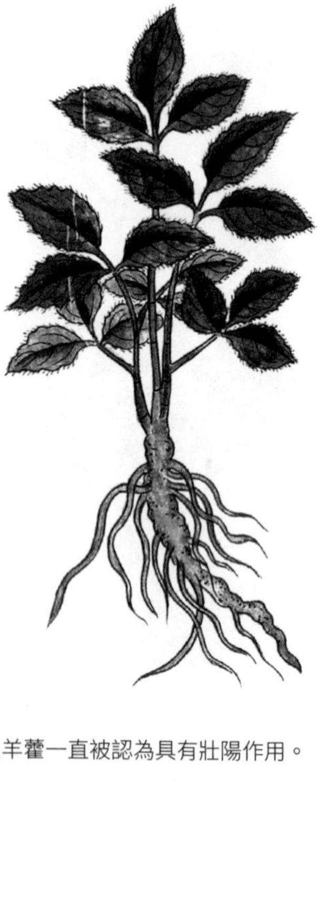

淫羊藿一直被認為具有壯陽作用。

古代春藥中到底有何種藥材呢？最常見的是淫羊藿、陽起石、石硫黃、龍鹽等。淫羊藿也叫仙靈脾，據說羊吃了以後長時間硬挺，能「交百遍」，《神農本草經》把它列為中品，認為它能補腎陽，強筋骨，可用於腎陽虛衰引起的陽痿遺精、筋骨痿軟等證。對於陽起石，中醫認為它能治腎氣乏絕，陰痿不舉，去陰囊濕癢，治療女性子宮冷寒。硫黃，李時珍說它秉承純陽石的精氣凝結而成，具有流通氣質，能補虛，炮製後常用於壯陽藥。龍鹽又叫吉吊脂、紫稍花，古人說它是由龍的精液生成的……

除了這些，還有很多，比如鹿茸、羊鞭、牛鞭、海馬、韭菜籽、鎖陽等，不一而足。這些中藥材有的的確有效果，當然更多的是徒有虛名，只能補充補充能量和營養素。

古代的情趣用品：銀托子、懸玉環

除了內服的春藥，還有外用的性輔助情趣用品，比如明代小說《金瓶梅》裡面提到的銀托子、硫黃圈、相思套、懸玉環等。這種開放性跟當時經濟繁榮和市民文化興起有很大關係，明朝在很多方面不比盛唐差，甚至更勝一籌。而為適應廣大老百姓的需求，很多養生家、方士、醫學家從聽起來荒誕、玄妙的「煉丹服石」中抽出身，開始專門研究更簡易實用、作用明顯的藥，將春藥推向了前所未有的歷史高度。

明朝的洪基在《攝生總要》中把歷代宮廷以及流傳於民間的大量春藥進行了收錄和整理，藥方達幾百種。這些春藥都是以中醫藥學基本理論和房室養生理論為指導，雖然不一定都有科學性，但有豐富的內涵，可以看作傳統的性藥科學。

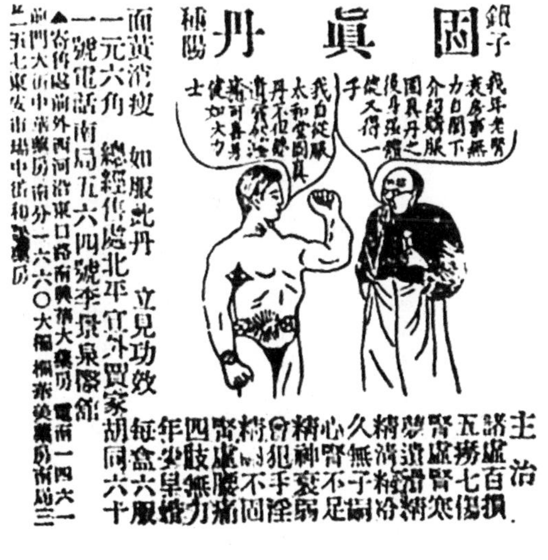

《順天時報》刊登的壯陽藥廣告，上面的「年老腎衰」、「房事無力」、「身強體健」、「又得一子」等字眼，很吸引消費者的注意。

不妨來瞭解一些古時候的情趣藥品：熏洗劑，包括男性私處洗劑，如「楊妃小浴盆」、「妲己潤戶方」；塗搽劑，塗在男性陰莖上，如「太平公主萬聲嬌」、「旱苗喜雨膏」；栓塞劑，如「史國公廣嗣方」、「靈龜展勢方」；還有軟膏劑，如「則天生精再造固本還真膏」，「則天」自然就是武則天。此外還有口含劑、耳塞劑、藥布劑、粉藥等，應有盡有，能滿足各種人群以及各種身體需求……

明代以後，春藥開始務實，不再玄之又玄、花裡胡哨，所用方藥開始以溫熱藥和開竅藥為主。

那些助性藥物：黃胸鵐、穿山甲

古人為了一時之歡，做出了很多荒唐的舉動。現代人也沒有高明多少，荒唐而殘忍的時候跟古人比起來，也不遑多讓。只要被打上「壯陽」的標籤，很多藥物必定讓人趨之若鶩。

曾幾何時，人們把瀕危的黃胸鵐捕來補腎壯陽。這種物種很可能即將從地球上消失，而牠之所以招來殺身之禍，是因為人們相信牠是「天上人參」，一些不良商家宣傳牠能「補腎壯陽」。據說為了保證品相，牠們要被活活悶死，人們認為透過這種方式宰殺，能讓其壯陽功效提高數倍。

跟黃胸鵐處境同樣危險的，就是中國另一種瀕危物種穿山甲。同樣，很多不良商販以「壯陽」為宣傳點，促使一些人違法捕捉，導致穿山甲已「功能性滅絕」。人們之所以認為穿山甲能壯陽，據說跟牠的習性之一「鑽洞」有關。

事實上，不管是黃胸鵐還是穿山甲，根本沒有補腎壯陽的效果。這只不過是中國人「以形補形」的一次惹人發笑的臆想。

除了這兩種動物，有些不良商家逮住中國男性對補腎壯陽的「迷戀」心理，千方百計想方設法創造「壯陽神藥」。

曾有一名男性，因為自己有「男」言之隱，但又不願或不好意思到正規醫院去求診，後來在逛街的時候，他看到「鹿鞭丸」的廣告，一下子被上面寫的「促進男性生殖器再次發育」的話給迷住了。廣告上還說有個六十歲的老翁吃了後很快紅光滿面，年輕了很多。這名男子不禁心動了，就按廣告單上的地址找到藥店，毫不猶豫地買了兩大盒，拿著藥興沖沖地回家，想著自己很快就能生龍活虎了。結果自然可想而知，一點藥效也沒有，不過是商家的虛假宣傳。

除了這種不負責任的宣傳，還有更為令人不齒的如同淫穢小說般的宣傳。廣告語極盡煽動之能事，用了很多淫穢、下流、猥瑣的詞語，有的還加以發揮，透過講故事的形式來誇大壯陽藥的功效。這不僅是誤導消費者，更是一種犯罪行為。

當然，說到壯陽藥，少不了現代人最為熟悉的「藍色小藥丸」——「威而鋼」。這種藥物最開始是用來治療心絞痛的，但對當時參與臨床實驗的患者並沒有明顯效果。不過很多男性患者不想放棄這種藥，還主動向醫生要，因為這種藥有一種特別的「副作用」——能使陰莖迅速勃起。就這樣，這種藍色小藥丸陰錯陽差成了改善男性性功能最有名的藥物，所謂「失之東隅，收之桑榆」。

不過「威而鋼」可不是任何人都能用的，它也有不良反應，對人的身體健康有一定損害，吃多了會加重患者病情，所以不可貪多。正常人也不能隨便吃，因為這很容易導致本來沒事的人出現陽痿，那就事與願違了。

俗話說得好，是藥三分毒，春藥也不例外，甚至不止三分毒。我們不能說春藥是「洪水猛獸」，畢竟

「春藥本無錯，唯有人用錯」。一方面，適當服用春藥可能會起到一定的效果（心理因素或確有其效），但僅僅靠它自然不是上策，這既不現實，也不科學，看看歷史上那些帝王將相因此過早地丟掉性命的例子就知道了。而另一方面，人們利用春藥來「催情」，實際上是為了彌補自身的自卑心理，並非生理上真的存在問題。據相關統計，患有陽痿的男性中，有八成的人患病是心理因素所導致。

縱觀歷史，春藥不單單是作為單純的藥物存在，它在人類文化的歷史中一直扮演著欲望的媒介符號。不僅春藥的每種成分都充滿性暗示，它本身也承載著人們對情愛的熱望以及對性欲的想像。真應了《孟子》那句：「食、色，性也。」

提到壯陽，地球人都一樣

在古代，西方在炮製春藥方面同樣不甘落後。

比如歐洲人曾認為牡蠣能壯陽，當然並不是因為它含鋅量高，而是緣於希臘神話：克洛諾斯（Kronos）把他老爸烏拉諾斯（Uranus）的「那話兒」割了扔進海裡，結果誕生了維納斯，而維納斯就是踩著牡蠣殼出水的。所以他們就認

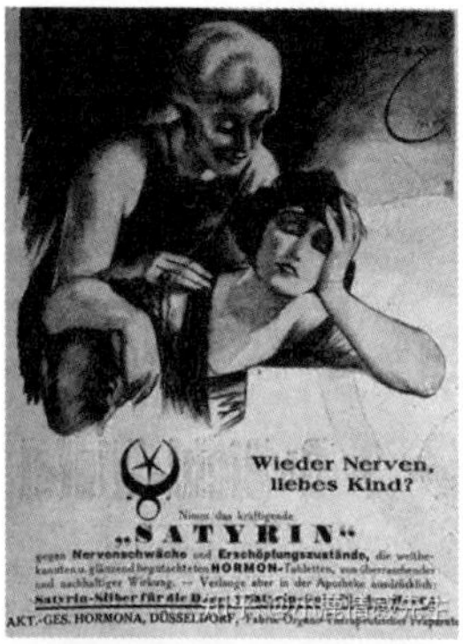
Wieder Nerven,
liebes Kind?
„SATYRIN“
AKT.-GES. HORMONA, DÜSSELDORF

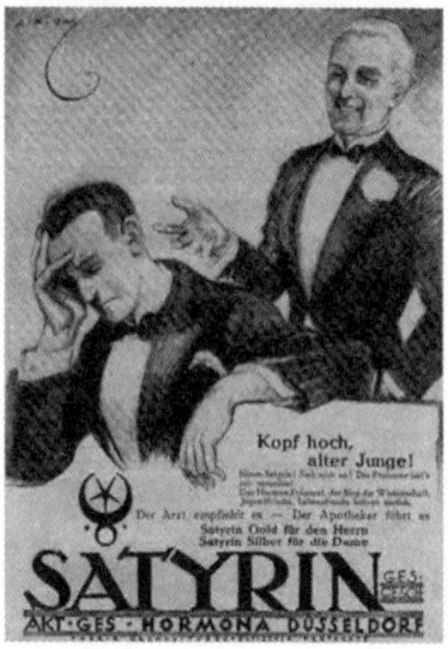
Kopf hoch,
alter Junge!
SATYRIN
AKT-GES-HORMONA DÜSSELDORF

西方的壯陽藥廣告，撫額男女的表情生動地說明了他們正遭受某種困擾。

為吃牡蠣就是吃維納斯，還能讓自己像烏拉諾斯一樣雄偉。

歐洲人對東方的香料也很崇拜，比如肉桂、生薑、胡椒，他們認為用這些藥材一塊做湯劑，可以壯陽。阿拉伯的一位太醫也曾認為生薑、胡椒等一些藥材能做春藥。歐洲的修士們曾一度想把香料給禁了，他們認為這是阿拉伯人荒淫無恥的根源。還有諸如肉粥拌胡椒能增強性能力，由牛奶、蛋黃、砂糖、桂皮、肉豆蔻釀的酒能增進夫妻和睦等說法。

看來，在春藥這件事上，地球人都一樣。

05

草毒之害：以巫術為依據的藥理

《神農本草經》／龍肉與龍骨／怪誕的聯想／立春之雨水／破草鞋／死人的枕頭

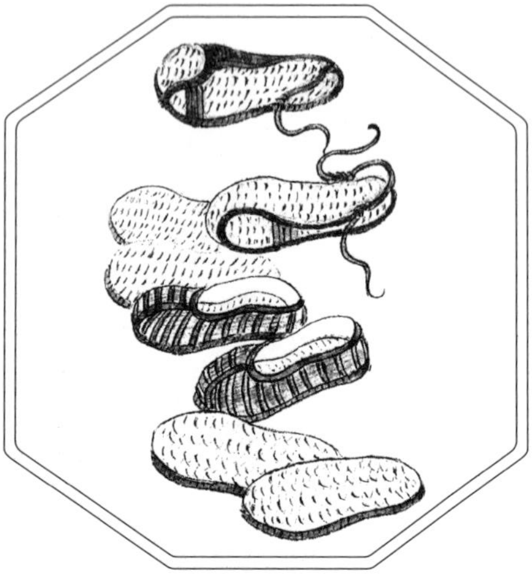

神農嘗百草

設想一下，在茹毛飲血的遠古時代，人們吃飯是個很大的問題，為了生存下去，只能想各種方法填飽肚子。於是，草籽、野果、各類動物等便成了遠古人們維持生活的基本食糧。但在這些食物中，尤其是植物，含有很多有毒物質，一不小心吃下去很容易中毒。後來出現了一個醫者仁心的人，他為幫助大家，不想讓悲劇一再發生，決心嘗遍所有的東西。他就是神農氏，遠古時代的炎帝。後來他發明了醫藥，據說還創作了中國古代第一部中藥學著作《神農本草經》；他還教當時的人進行農業生產等，可以說是華夏史上一位傳奇人物。

眾多的中醫典籍中都記載了他的輝煌事蹟，尤其經常出現的一句話就是：「神農嘗百草，一日而遇七十毒。」當然這種說法在很大程度上有誇張的成分，但可以看出古人對神農的崇敬。問題來了：神農一天之內中毒七十次，竟然沒有死？按現在的邏輯和認識，這絕對是不可能之事。但我們還是要問：神農一天嘗百十種草，遇到七十種毒，為什麼沒有中毒而死？難道他真有超乎常人的神力？

關鍵在於這個「毒」字該如何理解。它肯定不是我們今天意義上的「毒藥」，那它究竟是什麼呢？「百草」，即指植物，很容易理解。而對於「毒」，明朝的醫學家張介賓曾做過解釋：「毒藥者，總括藥餌而言。凡能除病者，皆可稱為毒藥。」這麼一解釋就相當明瞭了，遠古時候所說的「毒藥」，指的就是能祛病的東西，毒藥泛指藥物。

虛幻的藥物

古人在長期採藥的過程中，發現有些植物對人體有益，甚至能治病，有些植物則有害。就這樣，人們逐漸積累了豐富的醫藥知識。但是我們不能否認，古人對藥物的認識很多並不科學，有很強的巫術和神祕色彩，這就難免導致很多似是而非的結論。這也為中藥史上的醫療謊言之路埋下了伏筆。曾經就出現過一些基於巫術和聯想的特殊藥物。

《山海經》中就記載了許多奇怪的藥物：「青丘之山，有獸焉，其狀如狐而九尾……食者不

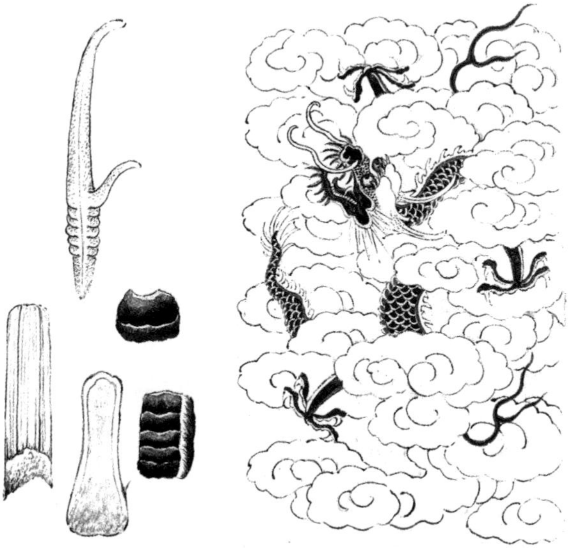

《本草品匯精要》所繪的「龍」及「龍骨」，在古人眼裡，它們都是藥材，皆可入藥。

蠱……符禺之山，其草多條，其狀如葵……食之使人不惑……」

據說青丘山有九尾獸，吃了它可以不得蠱病；符禺山有葵草，吃了它可以讓人不惑。這些藥物顯然是當時的人們幻想出來的。

跟這些藥物類似的就是幻化出來的藥物，種類還不少，主要是受道家、仙家的影響。它們多從傳說中而來，比如龍肉、鳳石、彭侯等奇怪的藥物；《本草綱目》說龍肉能「養精神，定魂魄，安五臟……下膿血……收斂生肌」等；而鳳石則能「利血脈，安神」；彭侯是「木之精」，像黑狗，沒有尾巴，有「辟邪，令人志壯」的功效……這些藥物雖然平常用不到，但是到了危急時刻，還是有人病急亂投醫，把這些傳說中的藥物當作真實存在的東西，跋山涉水苦苦尋覓，結果當然是竹籃打水一場空。

衣服、木頭、草鞋……都是藥中佳品

上面提到的幾種藥畢竟不存在，人吃不到，自然不會有實際的不良反應。但另外一類經常被利用的取象比類的藥物，就不一定了。本書相關章節有具體的介紹。對於這類藥，林語堂先生曾很明確地指出其根底：「完全來自文字遊戲或怪誕的聯想。」比如蟾蜍的皮膚多皺褶，人們就用它來治皮膚病；又如蟾蜍屬「陰」，人們就用它來治療陰蝕病等，太過於「顧名思義」。

對於這一點，李時珍的《本草綱目》可能「脫不了關係」。以立春這一天的雨水來舉例，書上說：「夫妻各飲一杯，還房，當獲時有子，神效。」喝立春當天的雨水就能懷孕。而李時珍對此的解釋是：立春當天的雨水含春天的「生髮之氣」，所以可以治療不孕。

不管用何種藥，實事求是很重要，有效就是有效，無效就是無效，不能隨便亂說，否則很容易導致不良後果。

現在街道兩旁的牆面上或一些犄角旮旯的地方，經常能看到「根治癌症」、「徹底治癒高血壓」、「神丹」等小廣告，虛假至極。其實古代也有誇大藥效、完全自說自話的例子。李時珍在《本草綱目》中列出的服器部中介紹，人身上穿的衣服，家裡用的蒸籠、燈盞等，都是治病的良藥。說到這裡不得不說，《本草綱目》的醫學地位雖然不容置疑，但其中也有不少光怪陸離的內容，應該摒棄。

除了《本草綱目》外，像《千金方衍義》等醫學書也有類似的記載，比如人要是得了傷寒陰陽易的病（傷寒或瘟疫等病後餘熱未淨，然後由房事傳給對方），若妻子得病，可以取丈夫中裩（古代的褲子）近隱處燒服，每天用三次，就能「小便即利，陰頭微腫，此為愈矣」；同樣，丈夫得病，就取妻子褲子的相應部位來用。

另外，月食這天，人們為了「拯救」月亮，拿著鍋碗瓢盆敲打，而敲擊的木頭竟然也能產生藥氣，可以拿來入藥，主要用於治療月蝕瘡（類似於西醫中的外耳道濕疹或耳後間擦性濕疹）。還有讓人感覺更荒誕的：路邊的破草鞋也能藥用！怎麼用呢？孕婦可以拿來催產：「產婦催生，路旁破草鞋一隻，洗淨燒灰，酒服二錢，如得左足生男，右足生女……」一隻破草鞋就能控制孕婦肚子裡胎兒的性別，著實讓人感到匪夷所思。

還有更勁爆的，比如這段記載：「縊死人，其下有物如麩炭，即時掘取便得，稍遲則深入矣。不掘則必有再縊之禍。蓋人受陰陽二氣，合成形體。魂魄聚則生，散則死。死則魂升於天，魄降於地。魄屬陰，

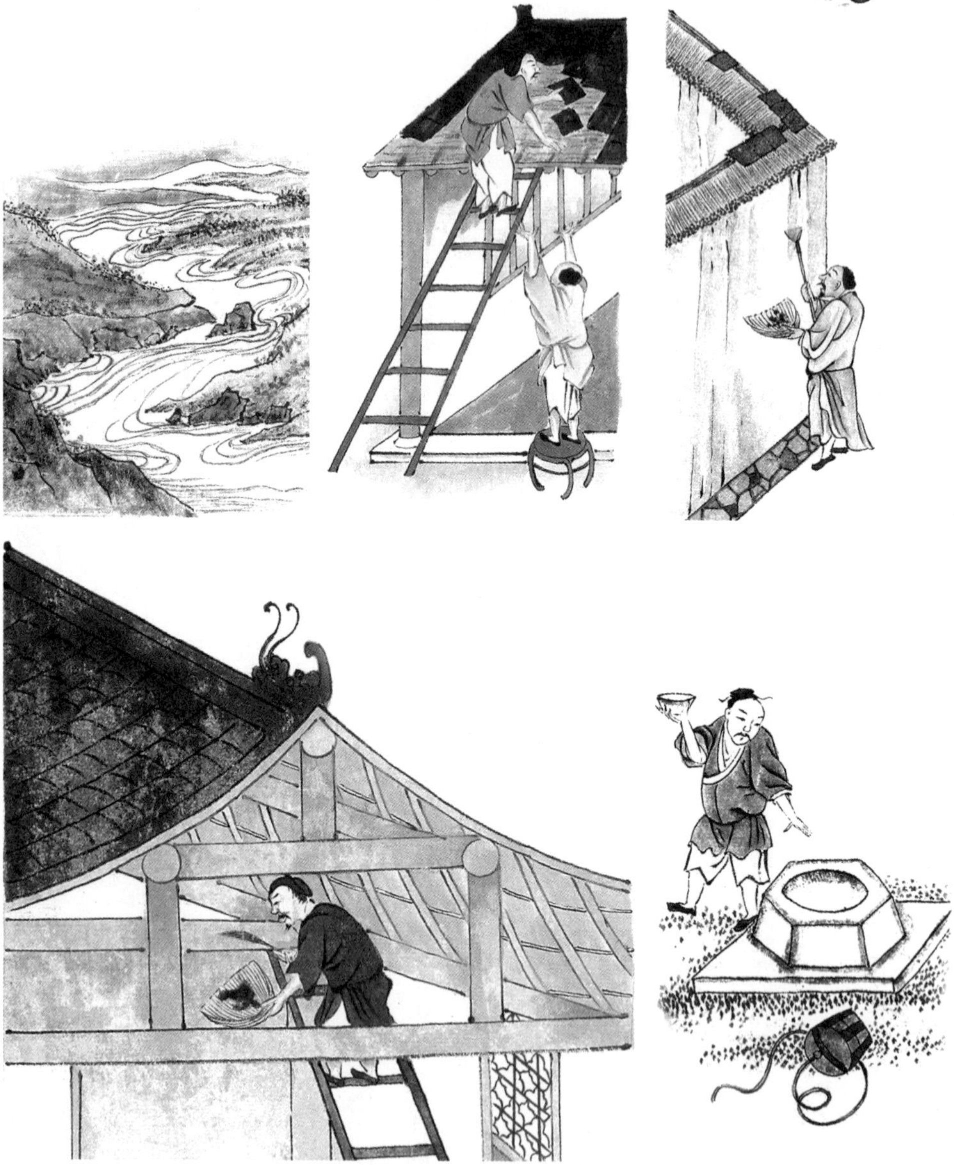

東流水（流向東方的水）、烏古瓦（古屋上的瓦，因已陳舊帶烏黑色，故名）、東壁土（東邊牆上的泥土）、梁上塵（古屋裡的倒掛塵）、井華水（早晨第一次汲取的井泉水），在古人眼中，它們都因為暗含的方位、時間等特質，被認為可調理陰陽，以治療不同的疾病。

其精沉淪入地，化為此物；亦猶星隕為石，虎死目光墜地化為白石，人血入地為磷為碧之意也。」

上吊而死的人腳底下的黑土可以用來鎮心，安神魄，定驚怖癲狂。因為這樣的「土」乃是人魄，屬陰，可以入藥。還有用死人的枕頭來治病的，聽著都讓人不寒而慄。而這些不過都是古人迷信鬼神的心理在作祟罷了。

另外，我們都知道「物以稀為貴」，古人對藥物的認識也不例外。古代的一些醫生對此也很迷信，比如我們經常在古代醫學典籍中讀到「經霜三年的某藥」、「原配某動物一對」、「冬天的XX」等，看來應該是受某些神鬼傳說的毒害不淺。

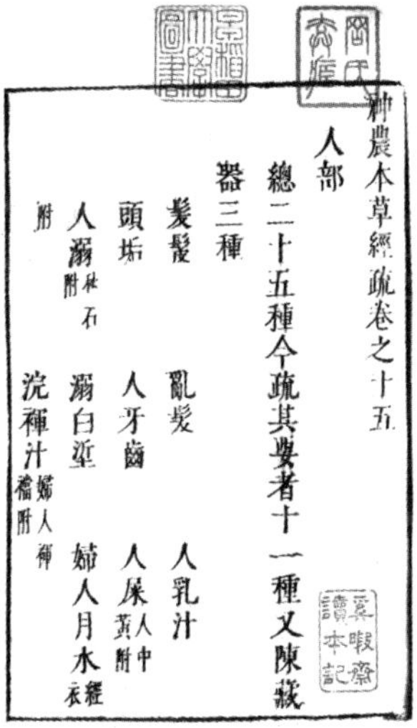
神農本草經疏卷之十五
人部
總二十五種今疏其要者十一種又陳藏器三種
髮髲　亂髮　人乳汁
頭垢　人牙齒　人屎 人中黃附
人溺 附秋石　溺白垽　婦人月水 經衣
附　浣褌汁 婦人褌襠附

《神農本草經》中「人部」部分藥材，如頭髮、頭垢、人的糞便、女性月經等都可入藥。

「別坊」與賜藥

為什麼會出現這種對藥物如此「崇拜」的現象？很重要的一個原因是，古代的很多老百姓買不起藥，或者買不到藥——老百姓看病難，看病貴，真的是古已有之。

為了解決買不起藥的困境，古代的上層階級有時會做一些善舉，比如朝廷會賜藥，地方官員有時會組織免費的醫療活動。賜藥作為歷朝施行的一種仁政，從秦朝到清朝的史料中都可以找到相關記載。

西漢時期的很多皇帝都曾賜過藥。元始二年（西元二年），年僅十歲的漢平帝劉衎當政，但真正把持朝政的是王莽。當時，不少地方發生旱災、蝗災，其中青州（在今天山東省境內）最嚴重。為了解決這一問題，王莽就以朝廷的名義為災民免費發藥，還提供免費的醫療服務。

魏晉南北朝時期，亂世紛爭，百姓買藥就醫更是大問題。北魏的朝廷倒是很重視，建立了「別坊」，它是中國歷史上第一個面向基層的政府性醫療機構，專為窮人提供醫療服務，醫療費用全部由朝廷負擔。

到了宋朝，更多的皇帝開始賜藥，比如一一八七年，宋孝宗趙昚就要求所有的醫務工作者走到臨安城街頭，挨家挨戶上門發藥。而地方官員會親自到疫區慰問、送藥。但這些措施不能從本質上改善老百姓的困境。

古代的假藥伎倆

老百姓吃不起藥，吃不到真藥，經常會買到假藥。目前已知最早關於假藥的記錄，可能要數西晉的張華在《博物志》裡提到的「薺苨亂人參」。

薺苨，又叫地參，跟人參長得很像，很容易以假亂真。後來陸續又出現了用和尚草、沙參、桔梗、商陸、香菜根等冒充人參的事例。

人參貴，人們就用假藥來充當，某種意義上可以理解。但便宜的藥就能例外嗎？也有冒充的。

宋朝著名的大判官胡石壁曾有一次做起品檢員的工作：他讓手下去市場上隨機買幾家藥鋪的蓽澄茄（一種常用中藥，胡椒科植物的果實）。結果買回來一看，裡面都是陳腐細碎，還有很多樹杈和草葉子。再檢驗別的藥，發現還有人用糞坑裡的磚頭吊霜冒充冰片，把豌豆用松香炮製後冒充乳香……可見，不論古人還是現代人，為了利益，是什麼都想得出來，且幹得出來的。

在中華民族燦爛的醫藥史中，的確誕生了多種多樣的醫藥文化瑰寶，其中蘊含的奇特的醫學理論和哲學思維，至今都讓人驚嘆。但不可否認的是，其中也摻雜著大量從遠古時代流傳下來的巫術、神話色彩濃厚的東西。

這些奇怪的藥物記載和事例，從側面反映出中國古人艱苦的生活環境和低劣的醫療條件。而對於古人流傳下來的異常豐富的醫藥知識，該如何科學、理性地對待和解析，恐怕是擺在很多傳統文化愛好者和中醫藥愛好者面前的一大課題。也許，是捨則該捨，這樣才能讓真正的精粹為更多人所知，讓更多人受益。

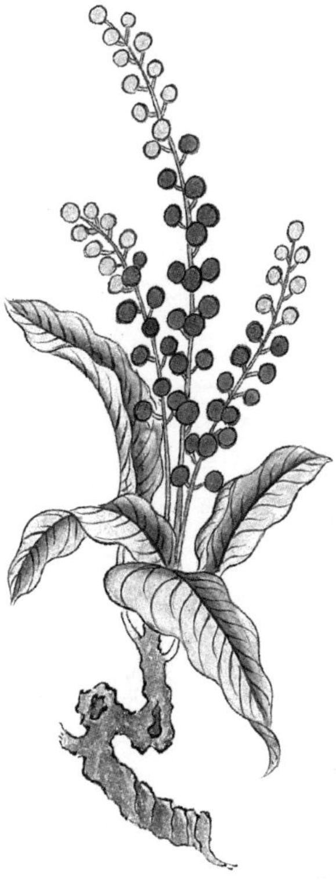

蓽澄茄。

06

辟穀療法：刺激人體潛能和稟賦？

伸頸吞氣／莊子／餐風飲露／三屍蟲／辟穀冬令營

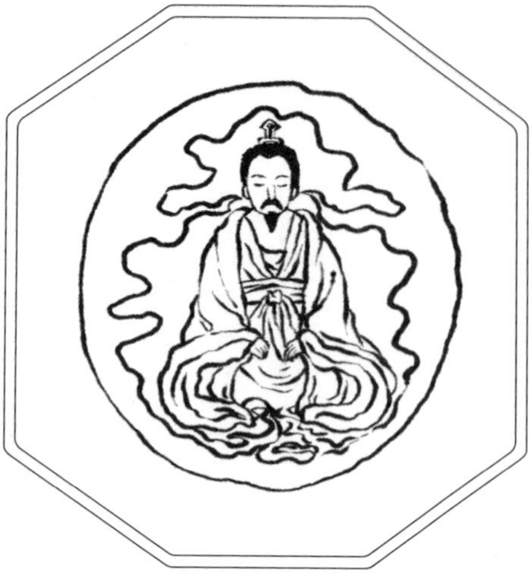

蘇軾在《東坡志林》中記載了一個神奇的故事：北宋年間，河北發大水，到處都是屍體。有一對夫妻抱著自己的小孩，但因為沒有飯和奶餵，孩子奄奄一息，快餓死了。這對夫妻不能繼續帶孩子走，也不忍心看孩子被別人吃掉，該怎麼辦呢？後來他們看到一處墓地，就把孩子放在墓地旁，讓他自生自滅。

令他們想不到的是，第二年他們又路過這個地方，震驚地發現孩子竟然沒死，而且精神比以前還好，他們簡直不敢相信自己的眼睛。更神奇的是，孩子還認得他們。這究竟是怎麼一回事呢？據說，這個小孩天賦異稟，雖然沒有吃的，竟然學會了模仿蟾蜍吸氣和吐氣的方法，奇跡般地活了下來。

同樣的，《異聞集》中也記載了類似的故事，只不過故事中的小

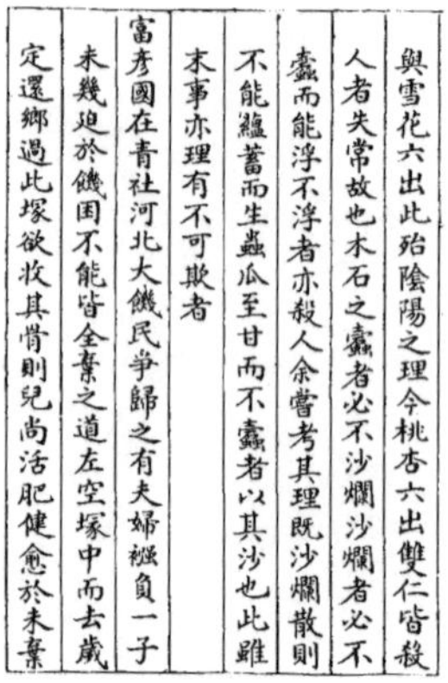

與雪花六出此殆陰陽之理今桃杏六出雙仁皆殺
人者失常故也木石之蠹者必不沙爛沙爛者必不
蠹而能浮不浮者亦殺人余嘗考其理既沙爛散則
不能蘊蓄而生蟲瓜至甘而不蠹者以其沙也此雖
末事亦理有不可欺者
富彥國在青社河北大饑民爭歸之有夫婦襁負一子
未幾迫於饑困不能皆全棄之道左空塚中而去歲
定還鄉過此塚欲收其骨則兒尚活肥健愈於未棄

蘇軾在《東坡志林》中記載的神奇故事。

孩是跟烏龜學的「伸頸吞氣」。

很顯然，上面的故事有很大的杜撰成分，權且當作趣聞來看即可。不過有一點讓人感到神奇，就是故事中孩子特殊的「自救法」。實際上，這是辟穀服氣，即辟穀的一種。作為中國古代道教的一種傳統養生術，其歷史源遠流長。

辟穀的來龍去脈

同現代人一樣，古人當然也想長壽，於是，他們就開始動腦筋，想出各種各樣的方法，吃、喝、玩、樂，各個方面無所不包。而其中，辟穀就是很特殊的一種。

辟穀也叫卻穀、服氣、休糧等，源於先秦時期。這裡的「辟」，跟「避」是通假字，是逃避的意思。所以，辟穀的意思就是遠離穀物，不吃五穀。

辟穀在中國已經有三千多年歷史，而且從者眾，有一些還是有名的大人物，像大思想家老子、莊子，「太極宗師」張三豐，道教創始人張道陵，全真道開創者王

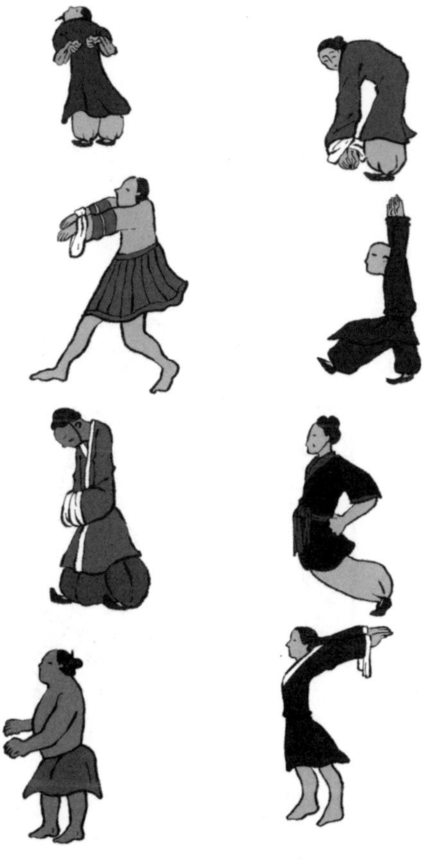

長沙馬王堆漢墓出土的《導引圖》（局部）。

重陽等，都是辟穀的支持者。

莊子在《逍遙遊》裡就曾提及：「……有神人居焉，肌膚若冰雪，綽約若處子。不食五穀，吸風飲露，乘雲氣，御飛龍，而游乎四海之外……」馬王堆出土的戰國時代的《卻穀食氣篇》中，同樣有關於辟穀療法的內容：「卻谷者食石韋。朔日食質，日賀（加）一節，旬五而〔止〕……」

不過，最開始一些人選擇辟穀，並不是為了養生或減肥美容。要知道，當時很多平民百姓吃飯都是大問題，很多人選擇辟穀，是不得已而為之：為逃荒，求生存。古時候經常鬧饑荒，根本沒有足夠的食物吃，人們就想到用這個方法。現代人卻反了過來，不是因為食物少，而是因為吃得太多。

後來道教看出了辟穀的隱藏「價值」，於是將其承襲了下來，同時進行了改進，將之演化成一種特別的修煉方法：辟穀服氣。這種方法最初是仿生，模仿烏龜、蛇、青蛙等動物的呼吸。

道家為何會選擇辟穀呢？

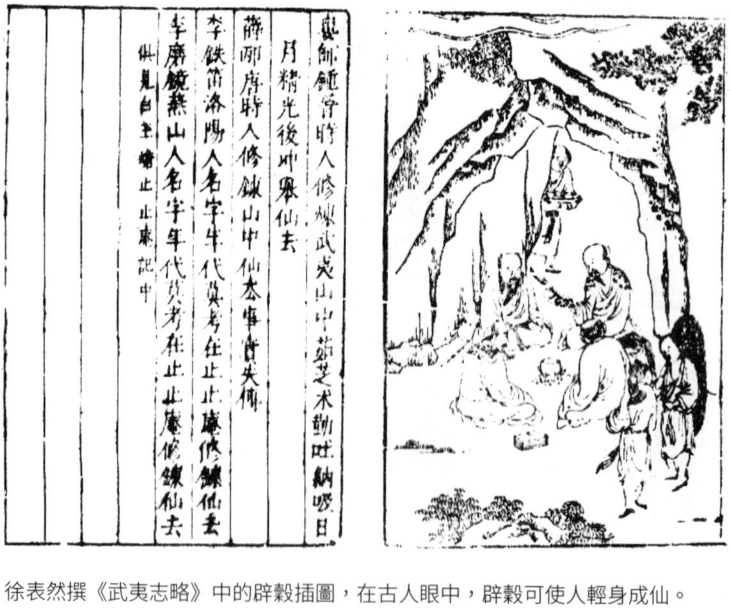

徐表然撰《武夷志略》中的辟穀插圖，在古人眼中，辟穀可使人輕身成仙。

道教的《太平經》是一本治身治國的經書，書中首先提出，辟穀既可以養個人，還可以養眾生，即「助國家養民，助天地食主……君臣民足以安身心，理其職，富者足以存財，貧者足以度軀」，如此一來，「吉歲可以興利，凶年可以存民」。由此可以看出，提倡辟穀，一方面是解決「民以食為天」的無可奈何的訴求，另一方面也是統治階級為應對困境而提出的一種解決方略。

此外，道家還有一個特殊理論，認為人體內有一種有害的東西，叫「三屍」，或「三蟲」，之所以出現這種東西，是由於人吃進身體的五穀雜糧。五穀性濁，不乾淨，對輕身修煉不好，會危害人體，所以需要將它們從身體內避掉。

由於道家追求成仙，「髒」東西自然是越少越好，辟穀服氣當然是一種絕妙的方法了。透過這個方法，他們想著人體的內氣會慢慢充盈，練到一定的程度後，就會達到不吃五穀或其他糧食的階段，且人也不會感到餓。此外，人的智力、精力和體力也不會受影響，甚至比辟穀之前更好，像換了一個人似的。更妙的是，他們認為這種方法還可以刺激身體潛在的功能和先天稟賦，使人重新得到改造，甚至達到長生不老的目的。用一個詞形容就是——重生。這種狀態很像金庸武俠小說《天龍八部》中的逍遙派，簡直是神仙般的存在。

但是這麼高深的功夫，不是一般人能練的。想要辟穀，需要先服氣來引導。什麼是服氣？服就是吃，服氣就是吃氣，吐納。

三屍狡亂，人難成仙

三屍，事實上起源於古人的魂魄觀與鬼神觀，經道家人格化以後，成為一種形象，是道家醫學和修煉方術的重要觀點。關於「三屍」的最早記載出自《漢武帝內傳》。據說當年漢武帝之所以成不了仙，就是因為「三屍狡亂」。葛洪在《抱朴子‧內篇》中有更詳細的分析：

「……又言身中有三屍，三屍之為物，雖無形而實魂靈鬼神之屬也。欲使人早死，此屍當得作鬼，自放縱遊行，享人祭酹。是以每到庚申之日，輒上天白司命，道人所為過失……」即人身體裡面住著三屍蟲，這種蟲子沒有形體，屬於鬼神一類，它們雖然寄居在人體中，卻巴不得人早點死掉，這樣就可以出來享用祭祀死者的貢品了。每逢「庚申之日」（源自中國古代的一種干支記時法），三屍蟲就會上天向司命神打人的小報告，通常是六十天一次。古人在庚申日這一天是徹夜不眠的……

三屍蟲有什麼危害呢？《酉陽雜俎》中說：「三屍一日三朝，上屍青姑伐人眼，中屍白姑伐人五藏，下屍血姑伐人胃。」它們會讓人渾身受損。除了一般意義上的危害，還有形而上學的意思，即象徵著欲望的「惡門」。至於為什麼會有三屍蟲這個概念，很多專家學者認為，可能是來源於蛆蟲或寄生蟲。

辟穀服氣，並非什麼都不吃

古時的辟穀服氣一般有兩種：一種是什麼東西也不吃，只服氣，所謂「餐風飲露」、「吐納日月精華」，不食任何「世間濁物」。今天來看，這種認識是錯誤的，是對辟穀養生的誤解；另外一種是，不吃五穀，但會吃點其他的食物或藥物，而且藥物很重要。

古人辟穀有專門的食材來調理身體，以保證人日常的熱量攝入。那他們究竟吃什麼呢？選擇其實很豐富。古代方士辟穀，常選的食物有紅棗、黑豆、黃精、胡麻、茯苓、天門冬、白蠟、松脂、花生米、核桃、何首烏、芝麻、麥門冬、白朮、地黃、蓮子、核桃肉、蜂蜜等，還可以吃一些水果和蔬菜，但每次食用量不宜多。有的人也會飲酒。

如果在辟穀期確實感到餓了，實在支撐不住，則可以吃一些涼拌蔬菜，喝點稀飯。

《聖便良方》中就記載了關於辟穀期服藥的妙方：「松脂（研），杏仁（去皮尖，炒為米），棗肉（焙乾，為末），茯苓（去皮，為末），蠟（熔為藥水），上五味各等分，合成丸如梧桐子大。食後饑服五十丸便不饑，功效甚多。」《千金翼方》中則記載有「松子丸」：「松子、菊花等分，松脂，蜜丸。」方子中包含松子和菊花，輔材是蜂蜜和松脂。

在食物選擇方面，古人辟穀時對紅棗、蜂蜜很重視。人們認為紅棗是良藥，具有鎮靜、催眠、降壓、增強肌肉的功效，很多人很推崇它，比如張仲景、李時珍等。而蜂蜜呢，因為它含有豐富的葡萄糖、果糖等，能滋補健體，古人通常把它當作重要的輔助藥餌。

禁忌派

曾有一男子，因為血糖偏高，瞞著家人去山裡參加所謂的辟穀冬令營，結果不但血糖沒降下來，反而病情加重，兩個大腳趾壞死，最後只能手術截掉，才保住一條命。而另一個人就沒他這麼幸運了，不但血糖沒有降下來，連命也搭了進去。還有人因為不正確的辟穀，誘發肝腹水、食道靜脈曲張破裂大量嘔血，最後經搶救無效死亡。

事實上，這些人根本沒弄清楚辟穀真正的含義，僅是道聽塗說，在沒有弄清楚真相的情況下，賠了金錢，又折了身體。

實際上，辟穀有很多弊端，並非所有人都適合，盲目地辟穀很容易適得其反。另外，每個人的體質不同，不能一概而論，千人千面，要根據自己的情況正確選擇。

辟穀還有一些禁忌人群。比如精神病患者、晚期癌症患者、胃潰瘍穿孔的人、嚴重心肌梗塞的人、有嚴重腎病的人、有傳染病的人等，都不適合辟穀。此外，身體特別瘦的人、情緒變化特別大的人、心理壓力特別大的人、重度體力勞動者，都不適合選擇辟穀。這類人透過辟穀雖然可以去除身體不適，但卻容易出現其他新的健康問題。

辟穀是一種用於個人養生、修煉的道術，需要有人傳承和指導，真正純粹的辟穀講究吐納、閉息、服氣、觀想、站樁、打坐等基本功，沒有根基的人是很難做到的。

辟穀之前，要做好準備：身體、心理、精神等，缺一不可。辟穀的時間也要根據自己的實際狀況來，以安全為上，自然為度，不要片面追求效果。要有始有終，把握好時機，不能太執著，避免自食惡果，比如導致營養不良，耗散元氣，有的人甚至因為營養不良、臟器衰竭而死。

因此，我們既不要迷信辟穀「治百病」、「長壽成仙」，也不要盲目修習；既不能將其迷信化，也不能將其神話化，認為它無所不能。選擇辟穀，要建立在正確認識和理解辟穀的基礎之上；另外，辟穀是充分條件，而非必要條件；且辟穀不等於不吃不喝。

此外，還應警惕一些別有用心之人，他們很容易利用人的心理暗示，誇大辟穀的功效，誘導大眾進行辟穀，從而牟取高額利潤。曾有一年，廣東羅浮山有一個五天辟穀班，一個人的體驗價近人民幣七千元（約新台幣三萬二千元），還不包括住宿費、交通費。還有一些人利用人們養生心切的心理，做出違法的行為，更是令人不齒。曾有一位自稱李一的「道長」以辟穀的名義開班，後來被舉報「亂搞男女關係」，跌下神壇。我們對這樣的人當萬分謹慎，必要時得及時運用法律手段。

07

取象比類：想像力「惡之花」

蜘蛛網治健忘／表象與意象／五色與五臟／「失眠第一湯」與甘瀾水

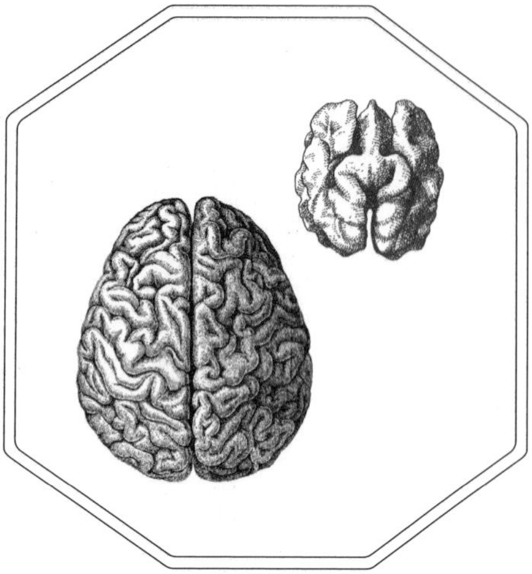

中醫學是人類歷史文明中的一顆璀璨明珠，它在中國的歷史長河中綿延千年，是中華歷史文明的繼承者，不僅體現了中國人對未知世界的探索欲望，也凸顯出中華文化的奧妙。

現代西方醫學在科技發展的推動下發展迅速，中醫則在歷史的長河中隨著時光慢慢踱步前進，現代科技會讓中醫學的發展向左還是向右，不禁讓人好奇不已。

雖然中國中醫科學院終身研究員兼首席研究員屠呦呦院士從中藥中提取青蒿素，獲得諾貝爾醫學獎，讓不少人開始重新審視中醫藥的存在意義，但是，任何事物都有兩面性，人們對中醫學的態度依舊褒貶不一：有人為它搖旗吶喊，積極背書；也有人對它不屑一顧，冷嘲熱諷；其他人則處在一種「丈二金剛摸不著頭緒」的尷尬境地：不知該「向左走」還是「向右走」。

對中醫學持懷疑和否定態度的人，也是有自己的論據來佐證其觀點的，比如中醫學的「取象比類」治療法，這大概是導致一些人有這種截然相反態度的重要原因之一。

過於想當然的治病邏輯

我們不妨先來看古代醫書中的幾個奇特「妙方」：

翻開明朝陳嘉謨撰寫的《本草蒙筌》，有一種治病的藥方很是奇妙，這個妙方可以稱為「蜘蛛網治健忘方」。

怎麼個奇妙法呢？蜘蛛網「七夕取食，方獲奇效」，即七夕這天取來的蜘蛛網，可以拿來治療健忘，而且療效十分好。

再來看清朝張璐撰寫的《千金方衍義》，這本書裡面也有奇妙的藥方。比如「蟬皮方」：取兩個蟬皮，弄成粉末，三指撮，就溫酒服用。

這個方子是治什麼的呢？治療「逆生」或「橫生不出」，就是女性分娩時孩子的腳先出來（正常情況下應該是頭先出來），或者就是難產生不出來。

再比如「蛤蟆兔屎方」：「蛤蟆兔屎，上二味等分為末，取敷瘡上。」

這又是治什麼病的方子呢？陰蝕，又叫陰瘡，就是生殖器部位長了腫塊或者出現潰爛，成了瘡。按照這個方子敷藥即可！

古人為什麼要用這麼奇葩的藥方呢？

先說「蜘蛛網治健忘方」。為什麼選蜘蛛網治健忘？還要選七

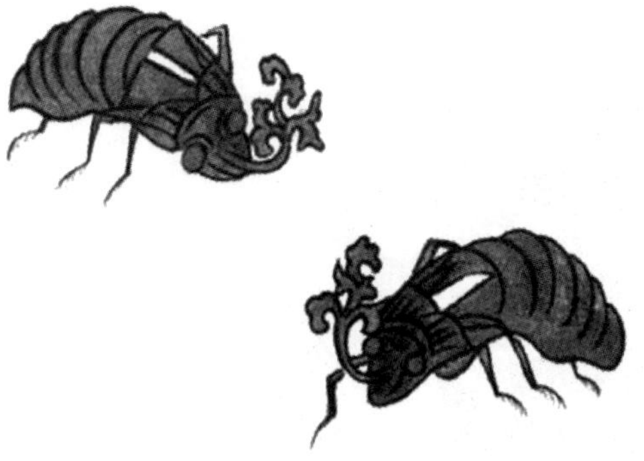

因蟬「善脫」，古人就用蟬皮治難產，希望女人分娩能像蟬蛻皮一樣順利。

夕這天去取？中國傳統的七夕節在古代也叫乞巧節。神話中的織女非常心靈手巧，所以，女孩子在農曆七月初七晚上誠心祈求、許願的話，就會變得聰明、靈巧，可以很快掌握女孩子需要具備的各種生活技能，比如織布、繡花之類。

蜘蛛網又是怎麼一回事？它源自蜘蛛網「卜巧」的意思。在七夕這天，捉到蜘蛛後放在一個盒子裡藏起來，第二天看蜘蛛結網結得怎麼樣。如果蜘蛛結網很密，說明「巧」多，捉到蜘蛛的人以後就會心靈手巧；如果結網疏鬆，「巧」就少，說明這個人容易大意，辦事不周。

而且，這種「聽天由蛛」的習俗從漢代起就已經開始了。

再來說說用蟬皮治難產。古人認為，蟬「善脫」。女人生孩子猶如過鬼門關，人們希望女人分娩能像蟬蛻皮一樣順利，能很容易把孩子生下來，所謂「金蟬脫殼」也。

如此一說，蛇也能蛻皮，那麼用蛇皮也行嗎？答案是肯定的。蛇也是「善脫」的動物，所以也能用，《太平惠民和劑局方》中記載的就是用蛇蛻的皮來治療。

選蛤蟆和兔屎來治療「陰蝕」，則跟古代的特殊信仰有關。在古代的傳說中，兔子原是月亮上的生物（可追溯到嫦娥奔月、玉兔搗藥等神話），而月亮屬「陰」，與太陽所屬的「陽」相對，那麼屬於月宮的

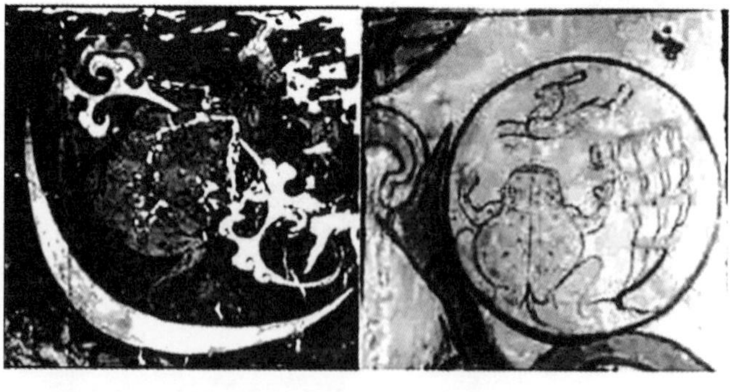

馬王堆西漢墓出土帛畫中的月亮和磁澗西漢墓壁畫中的月亮，可清楚看到裡面有蟾蜍和兔子的形象。

兔子的屎就可以治「陰」蝕。至於蛤蟆一說，據說是一隻三隻腳的、像蛤蟆的妖怪，為了吸收月亮的光，把月亮吞了，所以才出現了「月食」，所以蛤蟆也是可以克「陰」的。

除此之外，人們還用蝙蝠治療視力不好，因為蝙蝠在夜間飛行；用貓屎治療老鼠咬傷，因為兩種動物相剋；用小麥苗汁治療黃疸，因為小麥苗在春天生長，所以能通達肝氣……對於這樣的解釋，如今看來未免太過兒戲。要說蝙蝠在夜間飛行，那貓頭鷹也是夜行動物；貓捉老鼠，老鷹也能捉；不只小麥苗在春天生長，那麼多植物都是春天開始復甦……如果用這樣的邏輯就能想出辦法治病，想來人人都有自己的一套「獨門祕方」了。

吃啥補啥

前面提到的古人治病方法，其實可以歸結為「取象比類」治療法。古人選取治病的藥材，並不是按照藥材所含成分是否治病這一標準，而是一廂情願地根據藥材與人類「相似」的「特性」來做選擇，這種選擇藥材的方法可以稱之為「取象比類」。

那究竟什麼是「取象比類」呢？想要一探究竟的話，中國古代大文學家蘇軾可以給大家答疑解惑。他的文章《荔枝似江瑤柱說》中有這樣一段話：

僕嘗問：「荔枝何所似？」或曰：「似龍眼。」坐客皆笑其陋，荔枝實無所似也。僕曰：「荔枝似江瑤柱。」應者皆憮然，僕亦不辨。昨日見畢仲游，僕問：「杜甫似何人？」仲游云：「似司馬遷。」僕喜而不答，蓋與曩言會也。

在這個故事中，認為「荔枝似龍眼」是直觀感受，只是看到了兩者的表象——都是圓的、甜的，並沒有指出它們之間本質的區別，所以客人都笑了。

後又說「荔枝似江瑤柱」，「江瑤柱」是用江瑤貝的閉殼肌製成的一種名貴的海味小吃。這一類比已經超越了形體的表象類比，而是透過這種名貴的小吃來誇讚荔枝的高貴品性（蘇軾很愛吃荔枝），這種非直觀邏輯的類比相較之前的「龍眼」更進一步。但這種類比的問題是有很大的個人主觀性，無論從形態還是從質地，兩者好像都不相關，也沒有相似之處，只是蘇軾自己給荔枝賦予的一種類比關係。對這個類比，人們拍掌而笑，但蘇軾卻認為自己的類比很準。

後來，蘇軾遇見了好朋友畢仲游，就問他：「杜甫像什麼人？」朋友說：「像司馬遷。」蘇軾聽後，「喜而不答」，欣然默許。為什麼？畢仲游用司馬遷比杜甫，當然是從兩人的學識、才華、內在品性和對歷史的影響力上來說的，而跟他有同樣學識的蘇軾，認為他的這種類比極有道理。

蘇軾和他的朋友正是透過直覺思維，用取象比類的方法，表達了不同事物內在的相同本質和規律，他們兩個的認同感是建立在對杜甫和司馬遷有同樣認知的基礎上的。如果換成問僕人，這一類比恐怕就不成立了。這是古代關於取象比類一個很有名的故事。

簡而言之，取象比類是將符合同一規律的事物歸於一類來研究的思維方式，它在物象的基礎上，靠想像直接進行推論。比如看到A，通過想像挪用到有類似特點或情景的B上，而不管它們是不是真的有直接或間接的關聯。取象比類是中醫學常見的一種思維模式，也因此中醫學的學說被很多人質疑和否定。

「天人合一」的思想根源

取象比類的起源可追溯到六千多年以前古人「天人合一」的思想：人和自然在本質上是相通的，一切人事都應順乎自然規律，達到人與自然的和諧。

西醫治病要求明確的定性、定量、定位，必須有直接的效果；而中醫就稍有不同，它還包含了中國特有的陰陽五行、天人感應及氣化學說，還有《易經》中所表達的「萬事萬物都處於變動中」等哲學思想。所以，如果說西醫治病的理念是靜態的，那麼中醫的理念則是動態的。

「取象比類」中的「象」有三種不同的含義。第一種是最簡單的，即單純表象和體徵，就是外表看起來像；第二種是「意象」，這一種邏輯稍微高深（或者無理）一點，把主觀的意念附加於某種符合意念的事物之上；第三種是將事物歸類，總結它們的共同規律。如果不同事物存在某種相似性，可以將其歸為一類；甚至可以設定某種標準，把不同種類的物象聯繫起來——即便它們沒有關係，也可以「撮合」到一起。

從季節上看，樹木花草和人處於夏天的時候，就同處於同一「火象」，因為天氣炎熱，跟處於著火的狀態很像；同時，人的臟器中的心臟跳動力很強，如同火苗一樣，使人有了體溫，所以也屬火；從地理位置上看，南方比較熱，熱得如同下火了一樣，所以南方也屬火。此種類比之象處處可見。

與之相對應的，春天萬物復甦，則是「木象」；秋天累累碩果，處處一片金色，是「金象」；冬天冰雪覆蓋，是「水象」……

再比如，所有事物上部都具「陽象」，下部則是「陰象」；奇數為陽象，偶數為陰象……不勝枚舉。

在這樣的思維模式下，古人治病也不會像西醫那樣，研究化學成分、化學元素、DNA、細胞等，反而把精力放在研究萬物的生長習性、氣機變化上。

紅色的食材在古人看來屬「火象」，而人體心臟也屬「火象」，所以紅色食材補心，對心臟有益，心臟不舒服可多吃紅色食物，如紅棗、紅豆。

綠色食材屬「木象」，而人體的肝臟也屬「木象」，所以綠色蔬菜對肝臟有好處，肝不好就多吃點菠菜、青菜、黃瓜等。

以此類推，白色食材對肺有好處，黑色食材對腎好，黃色食材能補脾——這就是中醫很有名的「五色對應五臟」學說。

再介紹另一個很有意思的藥方，《黃帝內經》中的「失眠第一湯」——半夏秫米湯，對這個藥方的治病機制，現代人聽完之後肯定要「拍掌而笑」了。

> 以流水千里以外者八升，揚之萬遍，取其清五升，煮之，炊以葦薪火，沸置秫米一升，治半夏五合，徐炊，令竭為一升半，去其滓，飲汁一小杯，日三稍益，以知為度，故其病新發者，複杯則臥，汗出則已

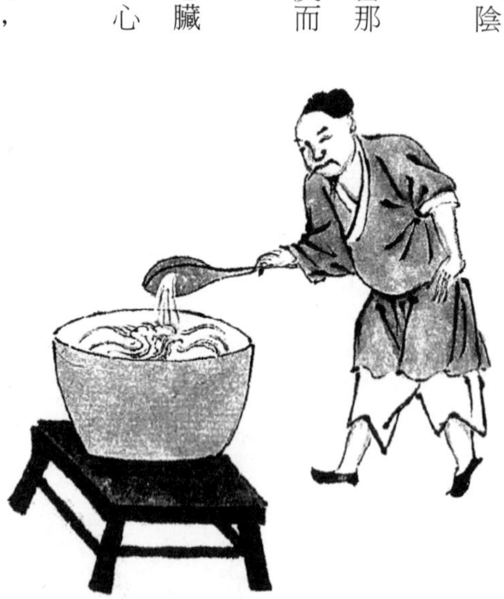

水揚千遍，靜止的水有了「流動」的氣力，可通達陰陽，用此水熬藥，其效甚顯。

矣。久者，三飲而已也。

將盆內的水用瓢揚起來、倒下去，重複多次，直到看到水面上有數不清的水珠滾來滾去。這時候的水被稱為「甘瀾水」。然後取部分清水，燒蘆葦煮沸，然後加秫米、半夏，慢慢燒到一定程度，去掉渣滓。每次喝一小杯，每天三次。新發病的人喝兩杯後躺下，出汗後，失眠就可痊癒；至於久受失眠困擾的人，則需要喝三杯。

普通的清水被攪了幾次就變得不一樣，就有了神效？在古人看來，一個人陰陽之氣不通達——「陽不入陰」，就會失眠。這個藥方中，把水揚起來又倒下去，重複多次，這樣一來，水就富有了「流動」的氣力。至於蘆葦，它則代表「空心通達」，秫米代表「黏滑」，半夏代表「潛陽入陰」——這些事物結合起來做成湯藥，就能讓病人陰陽通達，陽也能入陰，就能治療失眠。

取象之辨

作為一種唯象理論，取象原是中國古人通過眼睛直觀得來，再用一些特殊方式（類比、象徵等）來認識這個大千世界的奇妙方式。它的觀察方式可以由表及裡、由外到內，有很大的主觀隨意性，雖說不失為一種探索事物的研究方法，有助於瞭解某種屬性，但它也給中醫治療帶來了表象性、模糊性、不確定性，這在治病中存在相當大的風險和禁忌，容易釀成悲劇。

要知道，不同事物、不同的人，除了擁有相似性，更多的是差異性，況且，相似的屬性之間也不一定有必然關聯。只談相似性而忽略差異性，難免存在很大弊端。

因此古人取象比類的思考模式就顯得輕率，不利於人們進行深入思考，對藥物和疾病的本質認識也更容易出現偏差和謬誤。

取象比類完全沒有效果嗎？也不是，有時會有效果，所以經常出現有時有效、有時無效，甚至加重病情的現象。很多冒這種風險以身試法的人，多是處於走投無路的境地；當然，想想古代人知識貧乏，很多人也是任由命運擺布而已。

所以，對取象比類治病的思維，應該客觀地認識，縱然不能一概否定，但也不能盲目相信。對於根據明顯不合理的關聯而得出的讓人啼笑皆非的結論，我們更應該果斷捨棄。

方劑名稱裡的取象思維

取象比類所包含的內容很廣，譬如古代醫學典籍中的「大方」和「小方」，「緩方」和「急方」，「奇方」、「偶方」和「複方」，「湯劑」、「丸劑」和「散劑」，也有類似的意思在裡面。

大方就是藥物種類多、藥量大、藥力猛的藥，主要用來治療重病或下焦病[1]；小方治療較輕的疾病或者上焦病[2]，藥量輕，或藥物種類少。

緩方是讓疾病慢慢消失，而不用迅速達到藥效，主要用來治療慢性虛弱症狀；急方就是治療急病重病的藥方，通常用湯劑，藥性強，氣味濃厚。

奇方的「奇」是奇偶數的奇，所用的中藥數量是單數的，主要用來治療病因單純的疾病；偶方所用的中藥數量是雙數的，用來治療病因複雜的疾病；而複方是兩個或兩個以上的藥方組成的藥方，在原處方基礎上加藥也屬於複方。

湯劑，「湯」通「蕩」，用來治療重病；丸劑，「丸」通「緩」，主要治療慢性病；散劑，主要治療急病。

1 編註：指溫邪久留不退，劫灼下焦陰精，肝腎受損，而出現肝腎陰虛徵兆。

2 編註：指溫邪侵犯肺經及逆傳心臟的徵兆，也包括頭臉、胸腔等病症。

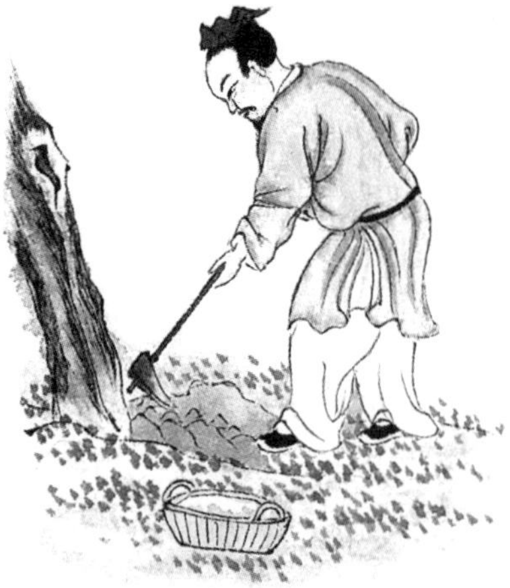

採集

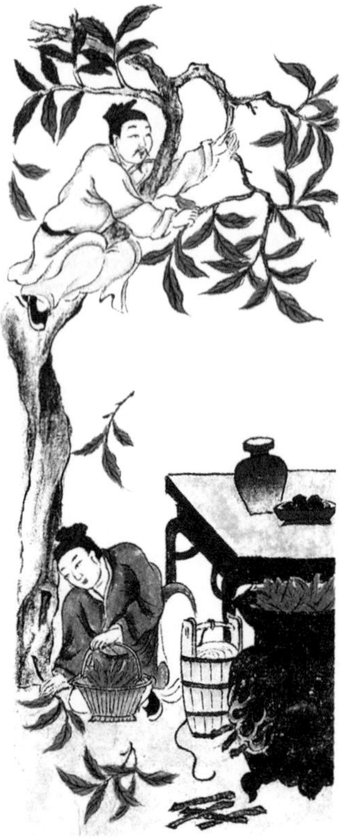

摘取

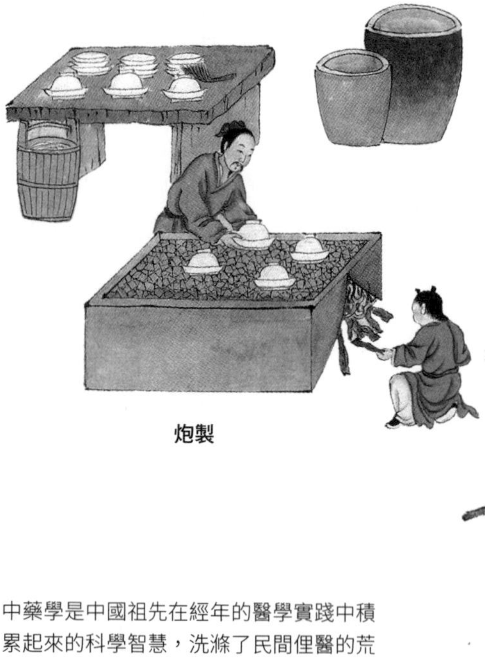

炮製

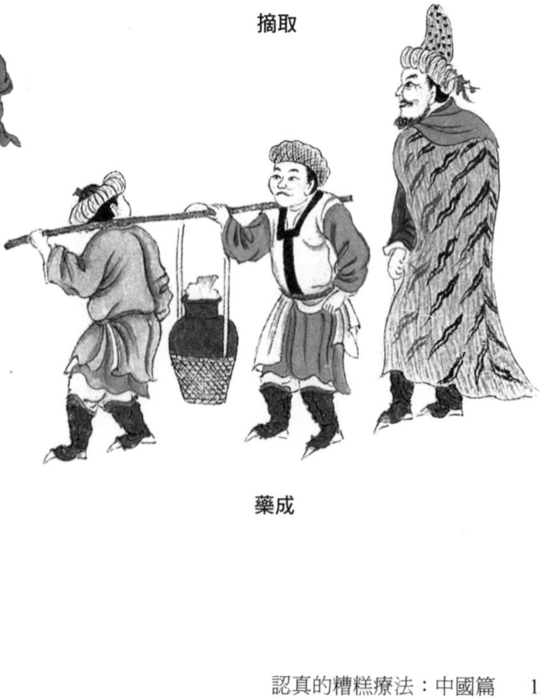

藥成

中藥學是中國祖先在經年的醫學實踐中積累起來的科學智慧，洗滌了民間俚醫的荒誕醫學糟粕。《本草綱目》、《本草品匯精要》、《五十二病方》等醫學專著中，記載了數千種中藥升煉方法，被視為中國傳統醫藥經典。

專題 酸鹼體質騙局

除了中國古代流傳下來的一些荒誕醫學療法外，很多人對其他國家的荒誕健康理論也照收不誤，其中「酸鹼體質」理論恐怕是影響最大、波及面最廣的一種，至今還在流傳。

人的體質也分酸鹼？

酸鹼體質理論的創始人是曾被稱為美國「酸鹼理論之父」的羅伯特．楊恩（Robert Oldham Young），這一理論曾在全世界掀起一股潮流。而在二〇一八年，這位大名鼎鼎的人物被美國法庭判處賠償一億零五百萬美元（約新台幣三十億元），楊恩也當庭承認，「酸鹼體質理論」根本就是個騙局。

控告楊恩的是一名癌症患者，他曾指控楊恩怠忽職守和涉嫌欺詐。當時楊恩建議這名患者放棄化療和傳統治療方法，按照酸鹼體質理論來進行治療，療效如何？據該患者的律師稱，患者選擇楊恩的這種方法治療後，不但沒有好轉，原來的病情還惡化到了四級，相當於癌症末期。

那麼酸鹼體質理論是如何傳播開的呢？

二〇〇二年，楊恩在《pH的奇跡》（*The pH Miracle*）一書中宣稱，人的體質有酸鹼之分，酸性體質的人是不健康的，甚至有容易得癌症、肥胖、骨質疏鬆等病的潛在危險；而想要保持健康，必須讓身體處於鹼性環境。根據他自創的理論，楊恩提出要戒除紅肉、糖類、蛋奶類製品、酒精和咖啡等「酸性食物」，轉而食用更為健康的蔬果、穀物、魚類等「鹼性食物」，同時保持低壓力的生活。這種生活方式被稱為「鹼性生活方式」。「獨創」的理論總是更容易「石破天驚」，這本書很快風靡全美，成了暢銷書，並被翻譯成近二十種文字，在全球廣為傳播。之後，楊恩又「乘勝追擊」，接連出版了多部著作來推廣他的酸鹼體質理論，還曾登上美國著名的訪談節目。

二〇〇七年，美國的一名女性患者被查出罹患乳腺癌三期，但她並不認同傳統的放、化療等治療方式，而是想自行治療。她找到了楊恩，兩人一拍即合。這名女性患者開始聽從楊恩的「鹼性飲食法」來治療癌症。後來，她公開說自己的癌症痊癒了。這讓楊恩的酸鹼體質理論大放光彩。楊恩一躍成為「世界級」健康養生大師，一時間占盡風頭。於是，他開始根據自己的理論生產保健品、藥物，還在自己的家鄉聖地牙哥（San Diego）成立了療養院，最高收費達一晚二千五百美元（約新台幣七萬五千元）。如此高的診療費，想必治療肯定要費些工夫，然而事情卻並非如此。楊恩的治病方法出奇的簡單：注射普通靜脈注射液加小蘇打混合物，每針需要五百美元（約新台幣一萬五千元；似乎只有高昂的售價才配得上「神奇」的理論）。

楊恩的療法真如那位女患者所說的那樣神奇嗎？實際情況是，該女性患者在三年後去世。

外來理論好忽悠？

作為舶來品，酸鹼體質這一理論給中國造成的不良影響，恐怕比很多中國傳統的荒誕醫術還要流毒深遠。成千上萬的人曾一度對這一說法深信不疑，一些癌症患者覺得自己又看到了生活的希望，可現實卻又一次給了他們一記響亮的耳光。有人曾花幾千元人民幣購買所謂的「鹼性飲水機」，實際上這種飲水機就是多加了幾塊被商家稱為「能量石」的陶片。根據專業人員的檢測，它們只是再普通不過的石頭。這種石頭不但沒有保健效果，而且天天放在水裡，時間一長甚至還有可能產生危害。

事實上，楊恩在之前的一次非法行醫指控中，就已經承認自己不是微生物學家、血液病專家、醫學專家，更不是自然療法師，他並沒有受過任何科學訓練，更別說有專業的資格證了。他的學士學位更來自一所沒有頒發學歷資格的野雞大學，文憑也是花錢買的。

從一開始，各國很多科學家、醫生和科普工作者就已經公開說過這個理論不過是一個大騙局。比如美國亞利桑那州癌症研究中心的科學家就曾指責酸鹼體質理論是捏造的，純屬子虛烏有；很多專業的腎臟病學專家、腫瘤學專家和營養學界的權威人士也都一致認為，「酸鹼體質」純屬偽科學，毫無科學根據；中華醫學會腎臟病學分會、中國中醫研究院等相關機構的專家也指出，現代醫學和中醫理論中，也根本沒有所謂的「酸性體質」和「鹼性體質」的說法。

即便有這樣權威的資訊，還是有一波又一波人心甘情願地掉進了「大師」的陷阱，可見資本的力量多麼強大。

一些別有用心的人，對大眾渴望健康、害怕疾病的心理早已參透，所以他們不顧事實真相，大肆鼓吹和傳播這類偽科學概念，從中牟取暴利。有人就仿效楊恩的著作，寫了很多以「改善酸性體質」、「把健康『鹼』回來」為主題的健康類書籍；還有人把食物的酸鹼性列了出來，還把這些「科學的結晶」結集出版！為了更具說服力，他們還拉上中醫理論為自己增加所謂的可信度；更有一些推崇酸鹼體質理論的人給楊恩「加官晉爵」，弄出一些子虛烏有的頭銜，如「某世界級名校教授」、「XX大獎得主」，似乎非如此不足以彰顯其理論的高大上。

這一理論還有一個衍生版，就是「酸性體質生女兒，鹼性體質生兒子」。在中國，一些女性曾被家裡老人苦口婆心勸說喝蘇打水、服用小蘇打片。某「專家」甚至根據這一理論稱人體的「X精子耐酸，Y精子耐鹼」，宣揚透過吃藥就能調節身體酸鹼度，這樣就能決定孩子的性別。一些機構根據這種毫無科學性的偽理論製作藥物，比如「鹼性口服補品」、「婦用小蘇打」等很多「生男產品」。據說某地區一包六十克的小蘇打，有時竟賣到人民幣四百元（約新台幣一千八百元）！很多人竟然為此甘願掏腰包。可見，重男輕女的思想在中國真是無孔不入。

說到這裡，不免讓人想到古代「江湖醫生」的「里」與「尖」。靠著一張嘴，把很多人引向「虛無」的健康陷阱裡，不過是「一代新人換舊人」。（即怎麼故弄玄虛騙人，與真正的醫道修為，亦稱「術」與「道」）

既然創始人自己都已承認自己是騙子，信徒們是不是該收手了？事實上並非如此。在廣闊的中國保健品市場上，「酸鹼體質理論」現在依然大行其道。一些公司還根據這一理論研發出相關的藥物、保健品、飲料等。一些所謂的專家也抱著這個「假大腿」不放，「誓死」維護它的科學性，想將其發揚光大。

俗話說：「造謠一張嘴，闢謠跑斷腿。」很多人傾向於接受直接的論斷，至於科學合理與否，則覺得自己沒有義務去弄清楚，也懶得思索。殊不知，謠言就是透過這種直接粗暴的方式，攫取了人的心智。但如果要闢謠就難了，不能簡單說對錯，還要說明為什麼及其背後隱含的理論，最後還要蓋棺論定，說清楚究竟是什麼。不過經過一番解釋，又有多少人能聽進去呢？只怕多數人早已滿是不耐煩，擺擺手，又帶著空洞的頭腦去接受另一奇葩理論的荼毒了。

科學理解pH值

pH即氫離子濃度指數，被用來描述溶液的酸鹼性強度，其數值範圍為零至十四。數值小於七，溶液呈酸性，數值越小，酸性越強；七為中性；大於七則呈鹼性，數值越大，鹼性越強。正常人體液的pH處於七．三五至七．四五，呈弱鹼性，能保持一定的穩定，正常情況下不會出現明顯波動。健康受到影響後，比如遇到感染、外傷等，pH會向弱酸性轉化。

而食物的酸鹼性，與食物燃燒後的灰分的化學成分中的主要物質有關，跟其在體內的消化、吸收、利用後的代謝產物的性質完全不同。「酸性食物」主要含磷、硫、氯等元素，溶於水後生成酸性溶液，如肉類、穀類，以及一些堅果等。「鹼性食物」主要含鉀、鈉、鈣、鎂等元素，溶於水後生成鹼性溶液，如各種蔬果、豆類、奶類等。而像烹調用油、澱粉、食用糖等既非酸性也非鹼性，即「中性食物」。

不論何種食材，進入胃裡都會變成酸性；而到了腸道，又會被呈鹼性的腸液轉化成弱鹼性的。人不會因為吃某種食物而出現酸鹼失衡。另外，人體內部是一個複雜的環境，自身有一定的自我調節能力，比如消化系統、泌尿系統、呼吸系統就能適當地控制體內的酸鹼平衡；血液中還有豐富的緩衝物質，比如碳酸鹽、磷酸鹽、蛋白質等，都可以防止體內酸鹼失衡。

第3章

女性與醫療

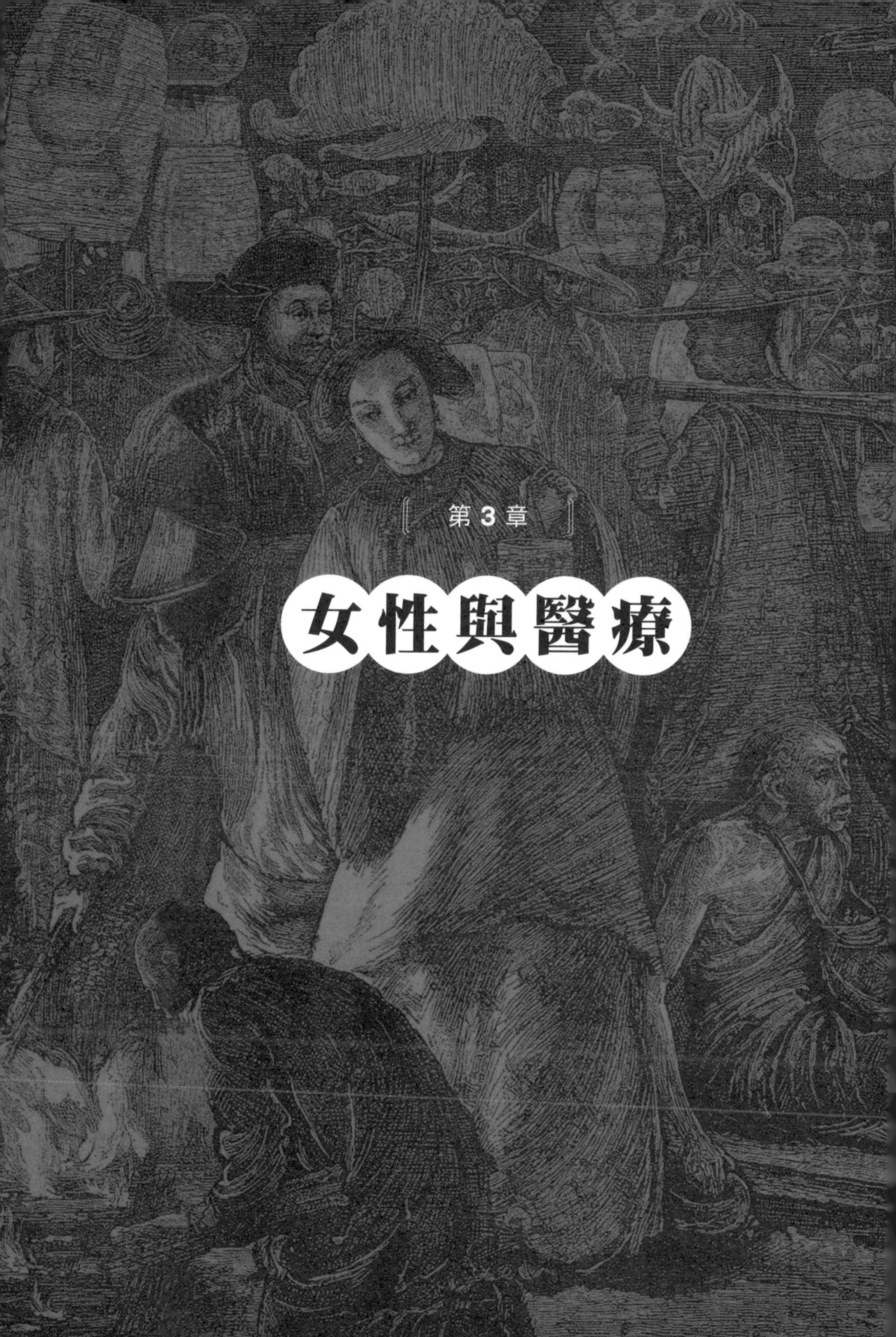

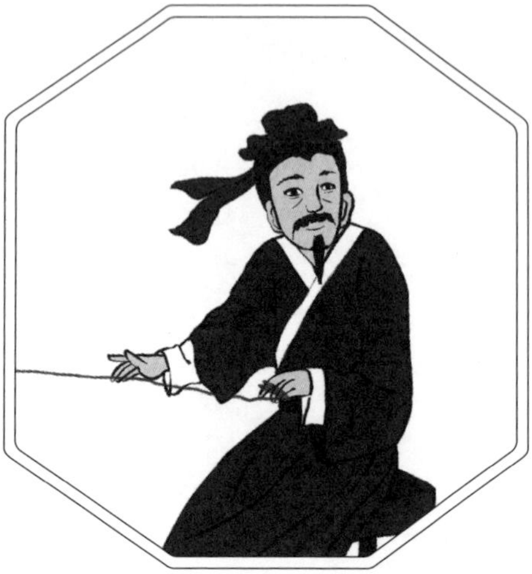

01 脈診絕技：懸絲診脈

孫思邈懸絲治難產／慈禧太后與太醫／脈象辨男女／傳說與誇大

孫思邈給皇后懸絲診脈？

貞觀初年，唐太宗李世民剛繼位不久，長孫皇后卻遭遇難產，不僅孩子遲遲生不出來，還得了重病，無法起床。太醫們都束手無策。這可把唐太宗急壞了，該如何是好？

在此關鍵時刻，有個叫徐懋功的大臣給唐太宗出了個主意，他說五台山有個名醫叫孫思邈，醫術超群，對婦科也很精通，被很多人稱為「扁鵲再世」，可以請他來看一看。唐太宗聽完，連忙派人去請孫思邈。

孫思邈自然不敢不從，連夜隨人趕到了皇宮。到了皇后的寢宮後，孫思邈本想給皇后切脈，但在當時，身為平民的他根本不被允許接觸皇后的「鳳體」。可時間又緊急，必須儘快給皇后診脈，好做下一步的準備。這可怎麼辦？

孫思邈思考片刻，從口袋裡拿出一根絲線，掐成同樣長的三截，讓太監將線分別拴在皇后右手腕的三個指定位置上。眾人對他的做法將信將疑，太監為了測試孫思邈的醫術，把絲線拴在了花盆裡的冬青根和籠子裡的鸚鵡腿上，然後將線頭交給孫思邈，孫恩邈很快就識破了太監的伎倆。太監這才對孫思邈的診療手段心悅誠服，將絲線拴在了皇后的右手腕上。

孫思邈仔細切過脈後，對唐太宗說，皇后主要是胎位不正導致的難產，才引起了重病，只要喝一副藥就能好。唐太宗吩咐孫思邈趕緊開藥方。吃了孫思邈開的藥，長孫皇后果然很快就把孩子生了下來。

這件事在歷史上是真的發生過，還是民間杜撰，現在已很難考證。不過裡面提到的懸絲診脈，作為脈診中的奇技，卻在坊間多有流傳，到現在，也有一些人相信醫術特別高超的老中醫真的能利用懸絲診脈幫人療疾治病。

假「懸絲」，真「隔紗」

懸絲診脈真的存在嗎？我們來看看從過去的看病現場留下來的紀錄。

一位曾侍奉過慈禧太后的太監有過如下記述：

（慈禧）太后的太醫值班，住壽藥房……如感不適，先告知李蓮英，李傳上差首領（太監），叫大夫請脈……傳大夫時，藥房首領引兩位大夫至殿外，先通知御前首領，再由首領進殿報告：「大夫上來了。」回事和小太監先預備請脈的几案和脈枕、手帕。太后或在寢宮，或在外間坐定，小太監說：「帶大夫。」御前首領方可將大夫帶進殿內。大夫進殿先是跪安，太后將手伸出，放在脈枕上，媽媽、女子代蒙一塊綢布，兩位大夫跪在左右，各診脈一次。

從上面的文字我們可以看出，太醫為慈禧太后診脈，並不是「懸絲」，慈禧太后會主動伸出手臂，放在脈枕上，再讓身邊侍奉的人代蒙一塊綢布。

而另一位曾經為慈禧太后充當外文翻譯的德齡女士曾目睹太醫為慈禧太后診病的場景，而據她記載，給慈禧太后蒙的不是綢布，而是極薄的紗綢：

在太后的左右兩邊各放一張小桌子，每張桌上都有一個軟墊。太后坐在御座上，兩條前臂擱在兩張小桌上……女侍官幫太后把手腕露出來……各蓋一條極薄的手帕……兩位太醫左右各一，用指尖觸那蓋著手帕的手腕。

這麼看來，太醫給太后看病號脈，根本不是「懸絲診脈」，至多算是「隔紗診脈」，所以，古代所謂的懸絲診脈很可能只是說說而已。

「懸絲診脈」的真相

據說，皇宮中的后妃生病，總要由貼身的太監、宮女介紹病情給太醫，太醫也會詳細詢問關於后妃們的情況，諸如飲食、大小便、氣色、舌象、身體症狀等。為了獲得真實詳盡的情況，太醫有時要給太監一些金錢，以便換取更詳細的資訊。問得差不多了，太醫心裡也就有了底。到了真正「懸絲診脈」的時候，太醫們屏息靜氣，沉著切脈，好像真有那麼回事一樣。當年「京城四大名醫」之一的近代醫學家施今墨曾經承認，雖然他也懸過絲，但這只不過是一種沽名釣譽的形式罷了。

一位曾給慈禧太后看病的太醫披露，有一次他給慈禧太后看病，既看不到她的神色，又不敢問病情，「懸絲診脈」（其實是隔紗診脈）完以後，為了得到關於病情的準確資訊，他用重金賄賂了內侍和宮女，才想辦法開出了消食健脾方，治好了慈禧太后的消化不良。

為什麼要這樣做呢?古人對「男女之大防」看得很重，而皇宮中的后妃、公主本就身分尊貴，在這方面自然更嚴格，像前面關於慈禧太后的例子，腕部無論是蓋的綢布，還是一片細紗，都有男女之大防的意思在裡面。而之所以會變化成懸絲診脈在坊間流傳，多是民間喜好「奇聞」，對其進行了戲劇性的誇大，以此作為茶餘飯後的談資罷了。「懸絲診脈」的存在只不過是一種表演而已。

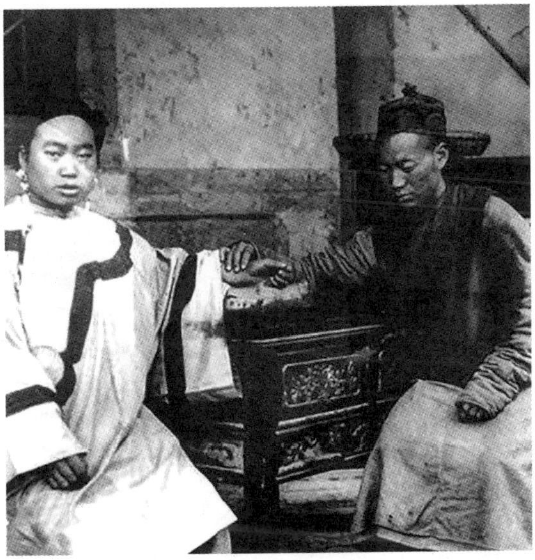

晚清一名醫生正在給一位女性把脈，從此圖可知並不是傳說中的「懸絲診脈」，但因男女授受不親，男醫生給女患者把脈要低頭，不能直視。

診脈辨腹中雄雌

診脈是中醫診斷疾病比較重要的一步。通常，醫生號脈需要接觸病人的三個位置來感覺脈象，就是手腕上部離腕部有橫紋部位很近的三個位點：寸、關、尺。而脈象通常是非常複雜多變的，複雜到什麼程度呢？《脈經》中記載了滑、澀、長、短、洪、細、虛實等二十多種不同的跳動情況。要想分辨出具體的脈象，醫生要有明察秋毫的本領，然後才能根據脈象診斷出病情。

而這麼高要求的操作，醫生只有親自用手觸及病人的脈搏才行，雖然隔一層紗稍微有些影響，但還是能感覺出來的。而如果遠距離診脈，只靠一條絲線來感受脈搏，是不可能做到的。

而除了懸絲診脈，另一個關於診脈不得不說的「絕招」就是辨別男女性別了。

《後漢書．郭玉傳》中記載，漢和帝為了測驗當太醫郭玉的診脈技術，就找了一名手腕接近女人的男子和一名女子，讓兩個人同時藏在帷幔後面，只將手腕伸出，讓郭玉來診脈。結果，郭玉竟然發現「脈有男女」，通過脈象分辨出了二人的性別。

清朝的醫學家周學霆在《三指禪》一書中對男女脈象之別是這麼說的：「男女異質，尺脈攸分……男脈尺藏，抱樸守真……女脈尺盛，雅秀彬彬，芝香玉砌……」男性的脈象要「藏」一些，女性的脈象要「盛」

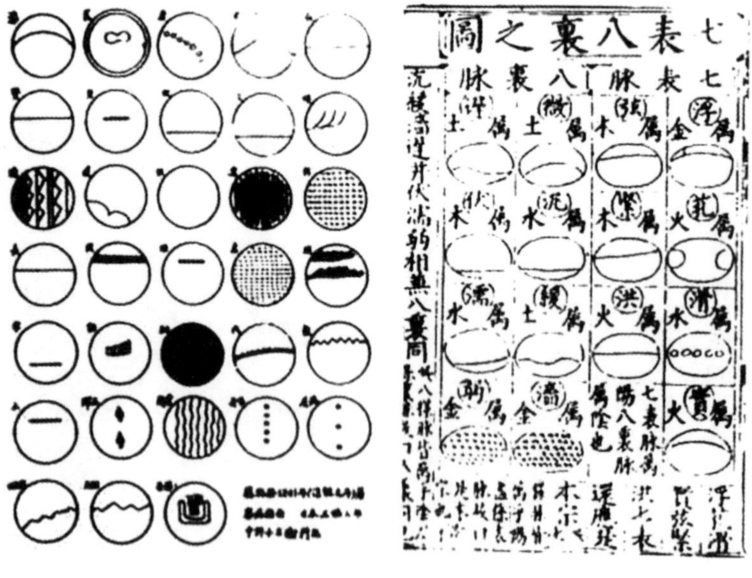

《察病指南》首次將三十三種脈象繪製成直覺式的圖譜。

一些。藏，就是弱一些；盛，就是強一些，這是男女脈象的生理差異導致的。

除了能分辨性別，還有人請醫生切脈診斷孕婦肚子裡嬰兒的性別。史書裡也有不少類似的記載。魏晉時期，著名醫學家王叔和在《脈經》裡說道：「婦人妊娠四月，欲知男女法，左疾為男，右疾為女，俱疾為生二子。」

女性妊娠四個月就可以透過診脈知道肚子裡孩子的性別。左手的脈象「疾」（脈來得異常快）的話，懷的是男孩；右手的脈象「疾」的話，懷的是女孩。兩側都「疾」的話，會生雙胞胎。而在清朝，吳道源在《女科切要》中的記載稍有不同：「左手滑大而疾男，右手滑大而疾女。」左手脈象滑大（脈滑即脈往來流利，如珠滾玉盤之狀），跳得快的，是男孩；右手滑大，跳得快的，則是女孩。

另外，《訂正太素脈秘訣》、《太平聖惠方》、《脈義簡摩》等書對胎兒性別判斷也有相關說法，不過在細節上稍微有些差異，大多是利用古代陰陽學說以及「男左女右」等俗說轉換而來。

脈象只是人體生命活動的一種外在表現，它所能反映出來的健康資訊是很有限的，如果將它所表達的資訊誇大到神乎其神，太相信診脈的功效，就太過玄幻，甚至荒誕了。歷史上曾因誇大切脈的功效而發生很多荒誕的事件。

對切脈診斷疾病，我們應有正確的態度和合理的期待，一如對待懸絲診脈這種近於傳說的奇妙診斷方法，不盲從、不神化，而這才是現代人應該有的正確健康觀和醫學觀。

一次脈診失誤

清朝末年，上海名醫毛祥麟的一個親戚來他家找他看病。他一看這個親戚，神態顯得很困乏，面色疲憊，再問症狀，咳嗽了一個多月了，而且一走路就喘。毛祥麟就給他的這個親戚號脈，他一摸，感覺情況不妙，這個親戚的脈象很不穩定，「心精」已經喪失了。毛祥麟暗自想：他恐怕活不過秋天。但是，礙於這個親戚本身很貧困，又是個讀書人，毛祥麟心懷憐惜，沒有明說，給了這個親戚二兩銀子，跟他說回家好好調養即可。到了深秋的時候，毛祥麟去這個親戚家裡看望他，不禁吃了一驚：親戚的病竟然已經好了，人也活蹦亂跳的。

後來，毛祥麟尋找原因，可能是那個親戚去他家時走得太快，使咳嗽加重，影響了脈象，所以導致判斷失誤。這件事對毛祥麟影響很大，他以後給人看病也謹慎多了。所以，診脈雖然是診斷疾病的手段之一，但需要結合病人的其他症狀全面考慮，仔細分析，如果依據脈象，憑主觀臆測就給出判斷，很容易造成失誤。

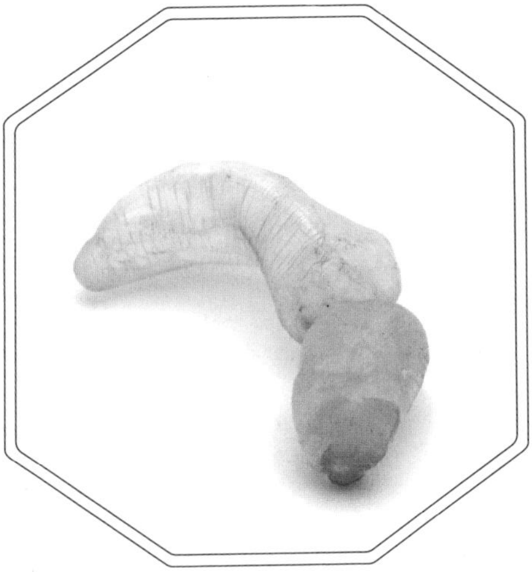

02 避孕：古人也有避孕藥

幸運的皇帝趙禥／可終身不產的蠶退紙／麝香與藏紅花／避孕穴／毀胎術

一二四〇年，宋太祖的十一世孫趙孟啟出生，之後被宋理宗收為養子，並賜名禥，一二六〇年被立為太子。一二六四年十月，宋理宗病逝，二十五歲的趙禥登基，被稱為宋度宗。而實際上，趙禥的出生在某種程度上來講，可以說是一個「意外」。

趙禥的母親是齊國夫人黃氏，本是王府中一名小妾，出身微賤，總受正房夫人欺凌。黃氏懷孕後不久，就被正房夫人發現了，於是正房夫人就逼黃氏服打胎藥。也許是天意如此，黃氏肚子裡的胎兒不但沒有被打掉，安全出生，後來還得到全府上下的保護。不過可能由於黃氏服用過打胎藥，趙禥天生體弱，很晚才會走路，智力發育較緩，七歲才會說話。不過即便如此，也沒有耽誤趙禥日後成為宋代有名的荒淫皇帝……

趙禥並非中國歷史上唯一一個因墮胎藥不靈而活下來的皇帝，在他之前的漢獻帝劉協，這個漢朝的最後一位皇帝，其出生經歷與趙禥十分相似。據說劉協的母親王美人在得知自己懷孕後，害怕被當時的何皇后迫害，就偷偷地喝了墮胎藥。可能是墮胎藥藥力不夠或者失效了，劉協最終還是被生了下來……

兩位皇帝都屬於命不該絕，而他們的母親所服的墮胎藥到底是何成分，現在已經不得而知，不過，做了皇帝的他們恐怕做夢也沒想到，自己竟是靠著不給力的墮胎藥才倖免於難。看來，對於我們所熟知的古裝劇裡的墮胎情節，編劇們可以挑戰一下其他的可能。

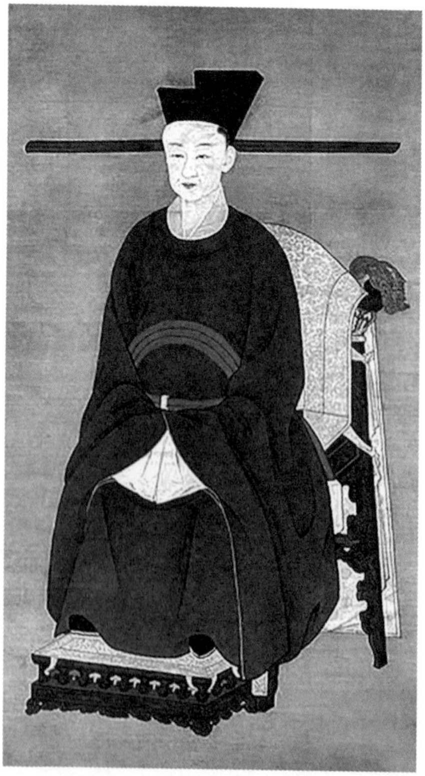

宋度宗趙禥。

「䔄蓉」之謎

《山海經》記載了中國現存最古老的避孕方法：「……有草焉，其葉如蕙，其本如桔梗，黑華而不實，名曰䔄蓉，食之使人無子。」不過，這個「䔄蓉」究竟是什麼，現在已無法考證。後來，各個朝代的醫書上都有避孕或墮胎藥物的紀錄，比如唐代的《醫心方》中就記載了七種。不過，這些避孕或墮胎方法是否真的有效，恐怕先要打一個問號，不然，趙禥這樣的人很可能就不存在了。

那麼，古人為何要避孕或墮胎呢？先來說說古代最至高無上的人——皇帝吧！

古代的皇帝要避孕當然不是因為養不起孩子，而是有很多其他考量。皇帝怕史官把自己寫成一個荒淫無道的帝王，畢竟人人都想落個好名聲，皇帝對此更為看重。另外，後宮佳麗為了爭寵，保住自己的地位，避免落入冷宮，會想方設法生孩子，希冀「母憑子貴」。但能不能生下孩子，要看皇帝的喜惡，皇帝不想讓某個妃子生，自然有方法讓孩子生不下來。還有，皇帝也怕皇子太多，皇子之間爭權奪位，畢竟歷史上父子兄弟為了皇位相互殘殺的例子並不少見。

老百姓選擇避孕、墮胎，最主要的原因是家境貧困，養不起孩子；或者妻子身體有病，不適合生育。此外，還有一個很重要的原因，就是古人需要繳人頭稅，生的孩子越多，繳的稅也越多。這一規定從秦朝就開始施行，一直到清代乾隆時期才完全被廢除。這對一個家庭無疑是沉重的負擔，而為了少繳稅，只能少生孩子。

所以，雖然古人喜歡子孫滿堂，重視多生孩子，但沒有錢，也是養不起的，不注意避孕，孩子出生後也得忍饑挨餓，歷史上因吃不上飯或吃不飽而死的事情，不是現代人所能想像的。

避孕方：蠶故紙、藏紅花

現代人避孕很輕鬆，吃避孕藥或戴保險套就行，非常簡單。古人避孕可就沒這麼簡便了。不過，雖然古人沒有現在的高科技說明，但也在鑽研避孕方法，其孜孜不倦的勁頭有時也讓現代人佩服。但佩服歸佩服，合不合理，有沒有效則要另說了。

我們知道，避孕的原理就是不讓精子與卵子結合。但古人可沒擁有這麼先進的知識，他們甚至都不知道女性生殖器的具體生理功能，而只是籠統地將女性的卵子、子宮、陰道的分泌物和體液稱作「陰氣」，還認定女性的「陰氣」取之不竭，而男子的精子則數量有限。而對於懷孕，古人認為胎兒是陽氣入陰的精血之物，要想避孕，就要破壞精血的形成。

古代針對避孕所採取的措施，目前所知的主要有藥食、針灸、穴位按壓三種。

古人常用的避孕藥物有麝香、水銀、蠶故紙、零陵香、苦丁等。比如有一種「涼藥」，是含有麝香成分的避孕湯藥。這種湯藥不僅可以避孕，還能墮胎。

孫思邈在《千金要方》中介紹了一個另類的避孕方：「蠶子故紙方一尺，燒為末，酒服之，終身不產。」蠶子故紙也叫蠶退紙或蠶蛻，是蠶蛾科動物家蠶蛾卵孵化後的卵殼，用它燒成末，用酒送服，可以終身不孕。

還有一種「避子湯」，是用寒涼的藥物熬成，喝下去後會導致女性宮寒，喝多了可能就會不孕。通常這些藥物是和別的藥物一同使用的，並沒有固定的藥物組成和配比。像熟地、川芎、白芍、紅花、鳳仙子等中草藥，也是古人避孕的常用藥材。

常用的避孕藥材非藏紅花莫屬了，它是古代宮廷中最常用

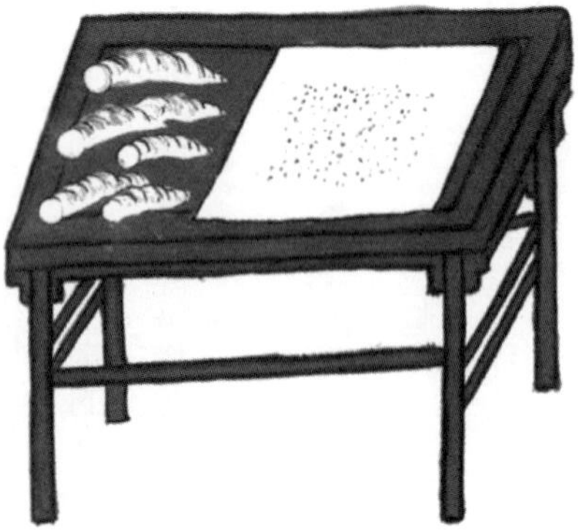

在古人眼裡，將蠶蛾卵孵化後的卵殼燒成末，用酒送服，可以終身不孕。

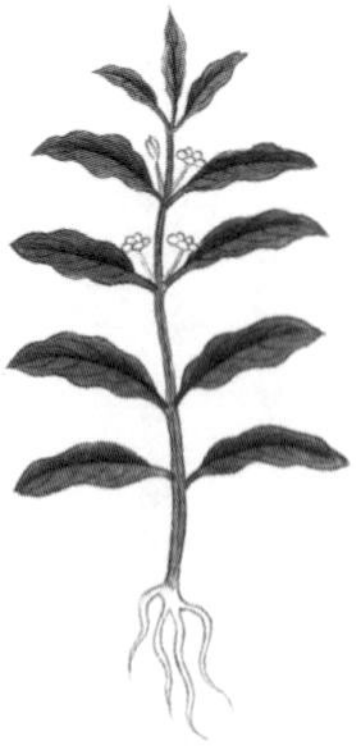

零陵香具有特別濃烈的香氣。在古代，女人如果不想要孩子，經常會用它來避孕。中國電視劇《如懿傳》中即提到，此物導致如懿數十年不孕。

的避孕祕方之一，也是一些宮廷劇中最常聽到的中藥之一。據說，如果皇帝不想某個被寵幸的妃子或宮女懷孕，就會讓太監把她倒掛起來，用藏紅花水清洗她的下身，認為這樣可以將其體內的精液沖洗乾淨。人們都說「最毒婦人心」，其實很可能是「無毒不丈夫」。藏紅花也可以直接煮水喝，比如中國電視劇《後宮・甄嬛傳》裡就有這樣的情節。

上面提到的藥材聽起來還算人道，而另一種避孕方法就讓人毛骨悚然了，那就是喝水銀。這種方法確實能避孕，古時的江湖醫生還常用水銀做墮胎藥。但是水銀有劇毒，即便用量很少，其毒性也不可小視，若長期服用，其危害就更不用說了，嚴重的還會要人命。過去的一些青樓女子的茶水或食物中，通常都會被放入少量水銀，目的就是來避孕。除了水銀，也有人用明礬來避孕。

源於藥食同源的觀念，一些食材也被古人拿來避孕。比如民間有一種奇妙的避孕方法：「柿子避孕法」，做法是將柿子梗用瓦片烤乾，以開水沖後放冷服用。一天吃七個，連吃七天，可保一年不孕，但一年內不能再吃柿子。不想吃柿子梗的話，看柿子也可以避孕，只需要連看七七四十九天。而根據現代醫學研究，這種說法並沒有依據，古代醫書典籍也並無相關記載，虛構的成分很大，對這種說法姑且聽之，不必當真。

明代文學家歸有光在《震川先生集》中曾說，他的母親曾為了避孕，生吞螺螄，後來成了啞巴，一年多以後就去世了，年僅二十五歲。這也證明很多避孕偏方對人體危害很大，有些人在服藥後避孕不成，反而還損害了身體，甚至搭上了性命。

針灸避孕

除了用藥物和食材來避孕，另一種古代比較常見的避孕方法就是針灸。《針灸甲乙經》、《千金要方》等書記載，針灸石門穴會導致女性絕育。中醫認為，石門穴是任脈腹部穴，是三焦氣血通達的部位，也是沖脈氣血循行的地方。針刺這個穴位可以導致相關血脈互不協調，繼而不能懷孕。

宋朝醫學家王執中在《針灸資生經》中說：「婦人欲斷產。灸右踝上一寸三壯。即斷。」、「針石門則終身絕嗣，共道幽隱豈可悔哉。」還對石門穴和關元穴這兩個相距很近的穴位進行對比，說石門穴忌針灸，否則會令人絕育，而針灸關元穴可以治療女性不孕。

那麼他的這種說法可信嗎？二十世紀七〇年代，研究人員曾對二百七十七例主動要求針灸避孕的育齡女性進行了針灸。針灸採用了不同穴位、不同刺激方式、不同刺激強度、不同深度，但結果發現，這些方法都不能避孕或絕育，跟古代醫書所載石門是絕育穴的結果相矛盾，而針刺石門穴反而還可能增加女性的懷孕的概率。

與針灸避孕類似的是頗有武俠風的點穴避孕法，不過這種方法聽起來就覺得有些誇張。《清朝野史大觀．清宮遺聞》中記載，避孕可微按後股穴，即在人後背下方最後一節脊骨往下五公分的部位。皇帝寵幸了某位妃子後，太監總管會問：「留不留？」皇帝說「留」的話，太監就會在「幸宮簿」上記錄下「某月某日某時皇帝幸某妃」，等待有孕後備查；如果皇帝不想留，太監就去按揉妃子的後股穴，據說這樣可使「龍精盡出」。如果避孕不成，妃子不小心懷孕，是不是就能生下來了？很大可能不會，因為沒有紀錄，還是會被解決掉。

還有一種「安全期避孕法」，女性透過計算自己的安全期選擇性交的日期。雖然這種方法相對科學，但是古人對安全期的計算卻搞錯了時間。一般情況下，女性排卵時間大概是在月經週期的中段，在這段日子發生性關係，受孕機率較高，但是古人卻認為懷孕的最佳日期是在月經結束後三、五天。這真是虔心求子而不得，不想懷胎反中招。而這一錯就錯了千餘年。

堪稱酷刑的墮胎

避孕方法不牢靠，難免意外懷孕，這時候就不得不採用墮胎這一下下策了。

墮胎常用的方法跟避孕差不多，比如用藥物、針灸等。常用的藥物有附子、烏頭、砒霜、水蛭等。南朝的陶弘景在《本草經集注》中收錄了四十多種墮胎藥。

藥物墮胎的方法聽起來還算可以接受，但是跟接下來的方法相比，就是小巫見大巫了，即外力墮胎，就是用力擊打、擠壓或震動孕婦的腹部，讓肚子裡的孩子流掉。

《南史》中記載，南齊時有一個叫徐孝嗣的人，當初他父親被害時，他母親正懷著他。懷有身孕不好改嫁，他母親就千方百計地墮胎，用擣衣杵擊打自己的腰部，同時喝墮胎藥。徐孝嗣福大命大，竟然活下來了。後來家人就給他起了個小名，叫遺奴。

清朝嘉慶時，湖州某農村有專門幫女人墮胎的，其方法是「以沸湯漬草鞋」，然後用草鞋用力按摩孕婦的腹部，促使胎兒出來。這種方法對孕婦來說可算是一種「酷刑」了，很容易導致一屍兩命。

清朝其實也有人工流產手術——毀胎術，可以說是殘忍至極：「用鉤達兒手足，零割而下。」簡單點說就是用鉤子把肚子裡胎兒的肉一塊塊割下來（所謂的「臠而去之」）。不過即便手段殘忍血腥，有的人家迫於無奈，還是會出此下策。

如果已經把孩子生下來了，怎麼辦？那就溺嬰，不過被溺的絕大多數是女嬰。這一惡劣的習俗根植於重男輕女的思想，可謂「歷史悠久」。

像這些或荒唐，或惡毒，或殘忍的避孕、墮胎方法，在歷史上不同的時期和地區還有很多，當然並非所有方法都沒有效果；而無論有效與否，在這一過程中，女性所受的摧殘和毒害，恐怕是旁人無法想像和體會的……由此也可看出，古代跟我們現代的避孕方法相比，可以說是罔顧人性。雖然現代的避孕方法簡單多了，但也不等於人人都會採用。二〇一八年中國國家衛生健康委員會印發的《人工流產後避孕服務規範（二〇一八版）》提到，近年來中國人工流產數量大，每年達到九百多萬例！而且還有一個不容忽視的事實，就是接受人工流產手術的女性中，低齡者、未育者占比增加，重複人工流產比例高。

「九百萬」是個什麼概念？二〇一八年挪威的總人口是五百三十多萬——中國一年人工流產的人數可以組成近兩個挪威了。所以，避孕理念的普及，可以用一句話來總結：革命尚未成功，同志仍須努力。試問：作為二十一世紀的新人類，你的避孕知識是否及格呢？

聞一下麝香就能流產？

古裝電視劇中提到的墮胎「名藥」，恐怕非麝香莫屬了，在編劇設計的橋段中，孕婦聞到麝香就會流產。而實際上，到目前為止，不論中醫臨床，還是西醫實驗，並沒有直接的證據能證明麝香可以導致流產。在中醫看來，雖然麝香能活血，其所含的麝香酮、膽固醇等物質也容易引起中樞神經興奮，對孕婦身心不利，但這並不能說明它就能導致流產。「麝香易導致流產」很可能是根據麝香本身的功效臆想出來的，是戲劇中誇張的藝術橋段，不過，在這裡還是建議編劇在設計情節時，能注意傳播正確的傳統文化知識。

03

古代生育：婦人娩乳，十死一生

未婚先孕／產前行為規範／室外產房／接生唱詞／免腦助生產／馬銜鐵與銅鏡鼻

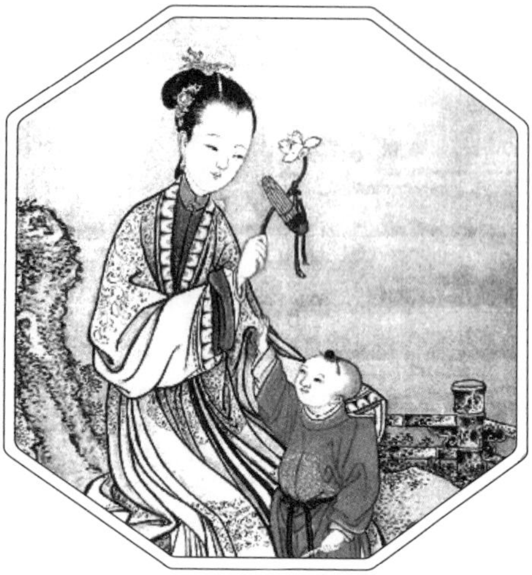

中國生育圖騰

清朝的陸以湉在《冷廬醫話》中記載了這麼一個故事：河南開封曾有一位胡醫生，醫術精湛，遠近聞名。一些有權有勢的人身體有了不適，都會請他去給他們看病。一位都督的女兒與人私通，後來受了風寒，病倒了。都督就請胡醫生到家中給女兒看病。胡醫生一檢查，對都督說他女兒懷孕了。都督就問胡醫生所說是否屬實，胡醫生肯定地說自己不會亂說話。接著，都督立刻把他女兒叫了出來，當著胡醫生的面，用刀剖開了自己女兒的肚子，結果發現她確實懷孕了！

看到這一幕，很多人可能會嚇到暈厥：這哪裡是親爹，簡直是屠夫。而這個都督為什麼會做出如此殘忍的事？說到底，無非是為了顏面，因為未婚先孕在中國古代是十分令人不齒的行為，會讓家族顏面盡失。

那位胡醫生雖說見過大場面，但面對這樣的情景，還是受到了極大的驚嚇，當下就暈了過去，儘管後來甦醒過來，但回家後竟一病不起，不久就一命嗚呼。

在古代，未婚先孕不行，結婚後懷孕的女性也不會被格外珍惜和重視。不是母憑子貴嗎？古代不是重視生育嗎？要明確的一點是，重視不代表就會高看。孕婦不會因為肚子裡有孩子就能和一般男性平起平坐。實際上，古人將分娩生孩子這一行為歸於禁忌範疇，即被視為神聖的對立面而加以禁忌。

再拿生產時流的血來說，古人覺得，它是「女性潛在能力的標誌，而依照中國的民間生物學，它又是嬰孩骨肉的根源。所以這種血既骯髒又強大」。看到這句話，大家會做何感想？即便到現在，孕婦有時候也會「被人歧視」。

聞一多先生在《匡齋尺牘》中寫下了這麼一段耐人思考的話：「一個女人是在為種族傳遞並繁衍生機的功能上而存在的，如果她不能證實這功能，就得被她的儕類賤視，被她的男人詛咒以致驅逐。而尤其令人感嘆的是，據說還得遭神——祖宗的譴責。」

從這段話中我們可以看出，古時候的女性就是傳宗接代的工具。她們身上所承擔的生養孩子的責任有多麼艱巨，她們要承受的壓力就有多大。

神祕的「產圖」

大家都知道古代的醫療條件很差，所以嬰兒死亡率很高。但古代又講究「不孝有三，無後為大」、「多子多福」、「子子孫孫無窮盡」，所以為了擴大自己的家族勢力，女性難免要不斷地生孩子。根據專業學者對宋朝女性生育狀況的研究，宋朝的已婚女性中，不少人一生可能會懷孕不少於十次。而這其中又免不了意外妊娠、高齡妊娠以及妊娠期生病等情況，這對女性而言，有時根本就是拿性命在拚搏。

西漢時期，霍光的夫人就曾經說過：「婦人免（娩）乳，大故，十死一生。」免乳就是生孩子，大故的意思是特別凶險，凶險到什麼程度？十死一生。所以在古代，生孩子不僅是一件大事，更是一件危險的事，女性生孩子的過程就和從鬼門關走一趟差不多。

此外，古代女性生育的另一個大問題，就是大眾對婦科醫學的認知。

比如在宋朝，雖然醫生對婦科的認識比之前更為深入和深刻，但是諸如「男女有別」、「男女授受不親」的封建思想，嚴重阻礙了婦科醫學的發展。所以當時的接生工作都是由女性來完成，而這些「接生婆」大多並沒有受過正規的醫學教育和訓練，也沒有專業的醫學知識和技能，在孕婦生產的過程當中，她們只能憑藉以往的經驗來進行操作，難免會導致產婦和胎兒死亡的悲劇。

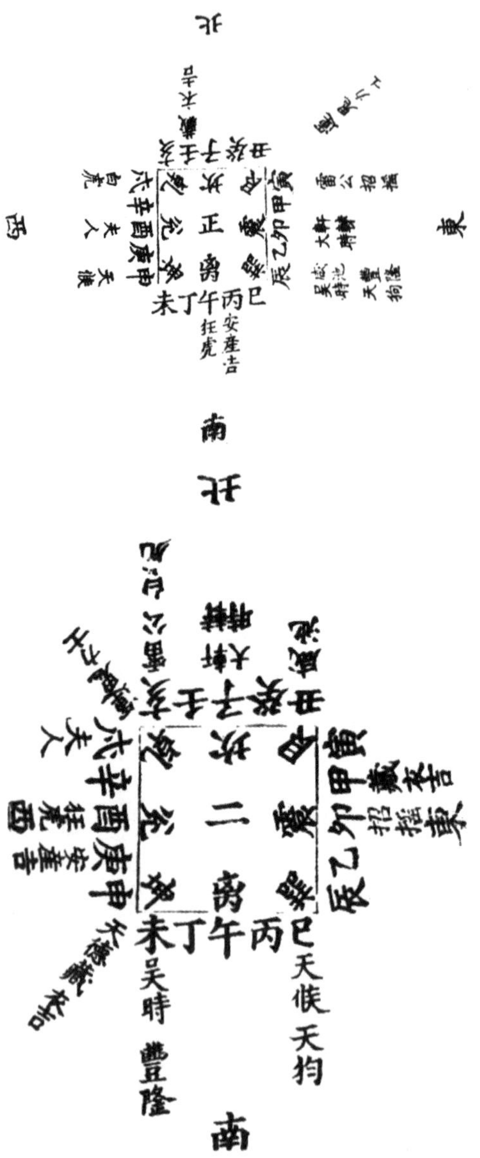

關於農曆前兩個月的分娩方點陣圖。第一個月（上圖）吉利的分娩方位是朝南，胎兒胎盤埋於北面。其他的符號分別代表「天狗」、「雷公」、和「白虎」星的位置。出自宋代朱端章撰《衛生家寶產科備要》。

另外，由於巫術思想的存在，很多人相信，女性在生產的過程中，既有神明的保佑，同時又有很多邪魔鬼怪乘虛而入，意欲謀害。為了避免這種情況，他們會採取特殊的保護措施，比如產圖，只不過這種保護措施恐怕引起的更多是反作用。

古代女性在懷孕之後，必須透過一些象徵性的手段來保護自身和嬰兒。產圖就具有這種用途。什麼是產圖？產圖就是生孩子用到的圖，是指導孕婦產前的行為規範，以保證將來順利分娩，母子平安。根據史書記載，最遲到唐朝，已經有了包括分娩在內的統一產圖；最遲到宋朝，產圖已被貼在產房內，並被嚴格遵從。

產圖中蘊含了中國古代的陰陽五行和巫術等思想文化內容。一般來說，產圖上是一年十二個月分中產婦的行為範本，包括宜忌方位、八卦、天干地支、神煞等。孕婦在生孩子時，要按照產圖上的方位生產，不能犯了禁忌；此外還要順應四時、五行禁忌。一旦觸犯了這些條例，孕婦很容易難產。

而之所以會有這種比較迷信的觀念，主要原因在於古人一度認為女性分娩很危險。這個「危險」並非是孕婦會出現不測，而是對他人不利。古人認為女性生孩子會

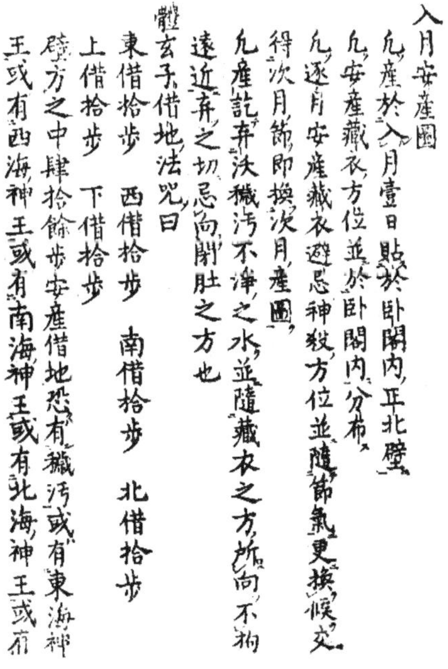
入月安產圖
凡產於入月壹日貼於卧閤內正北壁
凡安產藏衣方位並於卧閤內分布
凡逐月安產藏衣避忌神殺方位並隨節氣更換候交
得次月節即換次月產圖
凡產訖棄汰穢污不淨之水並隨藏衣之方所向不拘
遠近棄之切忌向閉肚之方也
體玄子借地法咒曰
東借拾步　西借拾步　南借拾步　北借拾步
上借拾步　下借拾步
壁方之中肆拾餘步安產借地恐有穢污或有東海神
王或有西海神王或有南海神王或有北海神王或有

《增廣太平惠民和劑局方》中對「入月安產圖」及「體玄子借地法」的記載，對其中宜忌與如何消災辟邪進行了詳細說明。

給其他家庭成員帶來一些污穢的東西，會有不好的影響。比如，如果碰到生產時流的血，人們會遭遇不測。這麼一來，產婦自然成了「不潔的媒介」，被認為是「最危險的禁忌人」。因此產婦生孩子必須在一個嚴格隔絕的地方進行，還要對超自然的世界敬畏，不可大意。

臨時產房：「舍丘墓」、「廬道畔」

通常，生孩子的地點要經過選擇，不能隨意。不同的朝代要求也不一樣。東漢王充在《論衡．四諱篇》中記載，秦漢時期，產房一般設在「舍丘墓」、「廬道畔」，就是在墳墓和道路旁邊搭一座草棚，作為臨時產房。產房裡很簡陋，地上鋪一層稻草、麥秸即可——古代叫「坐草」、「落草」。鋪草時還要念誦咒語。到了魏晉南北朝時期，產房挪到了家中。這一改變並非意味著女性地位的提高，而是和南齊皇帝蕭寶卷有關。蕭寶卷喜歡出宮閒逛，但又不想被百姓看到，所以出行前就派人把路邊的人趕走，這樣產婦就只能在家裡生孩子了。

《南史．齊本紀下》中記載了蕭寶卷所做的一件殘忍至極的事情：有一天，一名孕婦因為沒有離開路邊的產房，引起蕭寶卷的好奇，他竟然命人「剖腹看男女」，讓人聽著驚出一身冷汗。

古代女性生育與巫術

古代女性生育跟巫術也有千絲萬縷的關係。比如有一種很特別的巫術，專門用在產婦難產時，俗名叫「開縫」。怎麼操作呢？接生婆會當著產婦的面，把屋子裡能打開的東西都打開一條縫，比如櫃子、抽屜、門等，其實是對產婦開骨縫的一種模仿，以此希望產婦的產道儘快打開，讓孩子快點生出來。同時，接生婆嘴裡還要念唱詞，像「鎖頭鎖頭開，抽屜抽屜開。門開櫃子開，大胖小子生下來」等。不過，這種唱詞最多只能起到心理暗示的效果，恐怕沒太大作用。

女性成功生出孩子後，還有一個很重要的東西要處理：胎盤。古人認為胎盤很神祕，必須透過一定的儀式來處理掉，這在整個人類文化中都很普遍。在處理胎盤的方式上，不同的地區和民族存在著很大的差異。蒙古族女性生完孩子後，她們會把胎盤埋在房門後的柱子下，

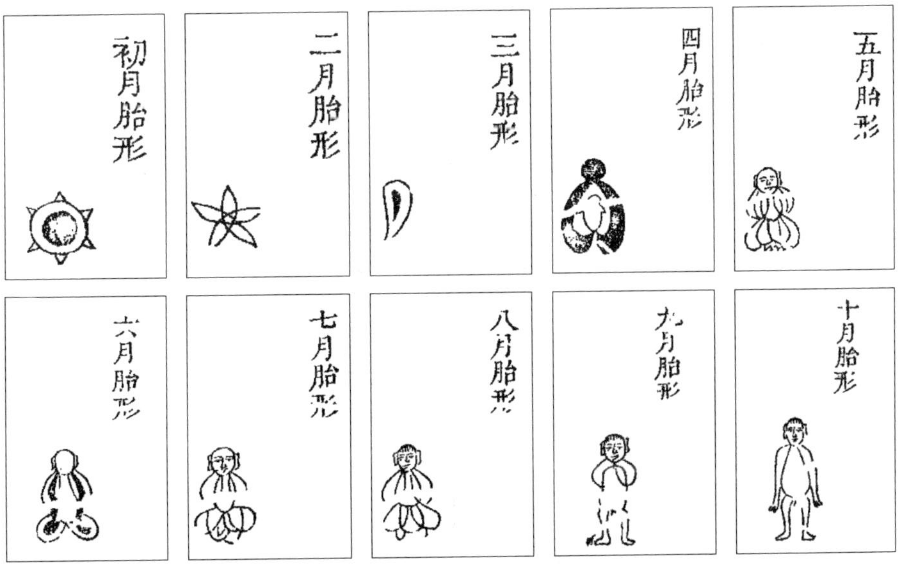

清刻本《種子秘訣真傳》中描繪的胎兒形成過程。

寓意孩子長大以後能「成家立業」；傣族則認為胎盤代表小孩，能替代嬰兒的死亡，所以他們會把胎盤放在竹筒內，埋在自家竹樓下或森林中，這樣小孩會無病無痛地健康成長；土家族的人會在產婦生完孩子後，讓長輩把胎盤放在祖傳的罈子裡，然後用石灰封好，埋在離家較遠的山上——如果生的是男孩，就朝山的陽面，也就是朝南，如果生的是女孩則相反。

除了這些規範和禁忌，還有其他名目和方式，用來保證孕婦在生孩子的時候避免沖犯了神靈，以免造成孩子夭折或帶來其他不吉利的預兆。比如產婦要穿什麼樣的衣服，睡覺時朝哪個方向……

問題來了：如果產婦還沒生出孩子就死了，古人又會如何，惋惜和同情？可能有，但也不一定。比如在宋朝，民間認為在這種情況下，會造成「沉淪幽趣，永無出期」的後果，所以他們會剖腹取子，再把死胎扔掉——以免除後患，才不會影響別人。

催生丹與催生符

對產婦來說，難產是另一件更危險的事情，這時候人們會選擇催生。

通常認為催生是從宋朝開始流行起來的。在此之前，唐朝也有關於催生藥的記載，如唐朝末年的《經效產寶》中說難產應該「內宜用藥，外宜用法，蓋多門救療，以取其安」，《婦人大全良方》中則記載有「催生丹」、「定心湯」等專門治療難產的藥。

除了藥物催生，古人還相信畫符能催生，比如將催生符貼在產房，或者讓產婦握著，據說能免災消難。這當然沒有科學根據，不過從心理學上分析，或許有一定幫助。

古代人用什麼藥物催生？孫思邈在《千金藥方》裡面說：「宜服滑胎藥，入月即服。」他在書中所列的滑胎藥有「丹參膏令滑而易產房」、「蒸大黃丸令易產方」、「保生丸」等。這些藥方少的只有三味藥材，多的則有十二味藥材，常用的有丹參、當歸、甘草、阿膠、車前子等。有幫助嗎？很大的可能是沒什麼效用，因為這些藥方多是從道家、神仙補養術中得來的，用來幫產婦進行調理和補益可能還有效，但並不能催生。

到了宋朝，催生藥豐富起來，有「催生丹」、「催生如神散」、「催生萬金不傳遇仙丹」、「催生神效散」等。在這些藥方中，有一個很常用的，就是兔腦，而現代醫學研究證實，兔腦確實能幫助催生。比如，宋代著名醫藥學家唐慎微在《證類本草》中介紹了催生丹的製作方法：

> 兔頭二個，臘月內取頭中髓，塗於淨紙上，令風吹乾。通明乳香二兩，碎入前乾兔髓同研。來日是臘，今日先研，俟夜星宿下，安桌子上，將果、香、茶同一處排定，須是潔淨、齋戒、焚香，望北帝拜告天師道：「弟子某，修合救世上難生婦人藥，願降威靈，佑助此藥，速令生產。」禱告再拜，用紙帖同露之，次燒香。至來日，日未出時，以豬肉和丸，如雞頭大，用紙袋盛貯，透風懸。每服一丸，醋湯下。良久未產，更用冷酒下一丸，即產。此神仙方，絕驗。

古人之所以會選擇兔子來做催產藥，不是因為他們知道兔腦中有催產素，而是認為兔子的生殖力強。至於中間的齋戒、沐浴、禱告以及日子的選擇，又和道教這一宗教信仰在民間的植根脫不了關係。再比如：

取水銀、膩粉各一分，「以兔腦研為圓，如梧桐子大，不計時候，以溫水下五圓」；或者「將虎頭骨、兔頭燒灰各取半兩，搗細研為散，以熱酒調下一錢，便生」。除了兔腦，兔血、兔皮毛、兔毫筆也可以拿來催生。

除了兔子，還有用朱砂、滑石、蛇皮催生的，《本草綱目》還記載著用「生龜」、「海馬」、「馬銜鐵」、「銅鏡鼻」等東西催產的。生龜、海馬大家都知道，那馬銜鐵、銅鏡鼻又是什麼呢？這要提到古人另一個特別的信仰——「臨月佩之」、「手握之便生」。意思是說，產婦快生的時候，把這些東西佩戴在身上或用手拿著，有助於生產，或有宜男（易生男孩）的效果——帶有很強的巫術色彩，比如有些醫學書上說「取馬銜一枚，覺痛，即令產婦左手把之，甚效」。

除了前面提到的，古代的催生手段還有很多，可謂豐富又有趣。比如利用書字、吞符、念咒、催生符等手段來幫助催生的。

拿書字來說，可以用單個字，也可以用短句，通常寫在紙上、荷葉上、剖開的桃仁上等。拿桃仁來說，在一片上寫「可」，另一片上寫「出」，然後把它們合在一起，讓孕婦吞下；或者在一片荷葉上寫「作人子」，然後讓孕婦吞下去。

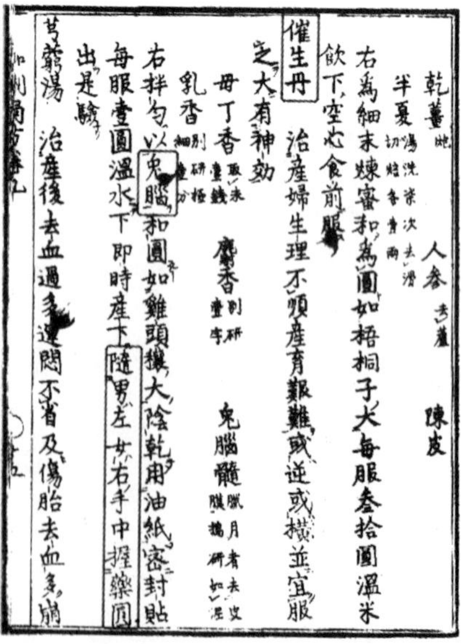

乾薑 炮　人參 去蘆　陳皮
半夏 湯洗
右爲細末煉蜜和爲圓如梧桐子大每服叁拾圓溫米
飲下空心食前服
催生丹 治產婦生理不順產育艱難或逆或橫並宜服
之大有神效
母丁香 壹錢　麝香 別研 壹字　兔腦髓 臘月者去皮膜研如泥
乳香
右拌勻以兔腦和圓如雞頭穰大陰乾用油紙密封貼
每服壹圓溫水下即時產下隨男左女右手中握藥圓
出是驗
芎藭湯 治產後去血過多運悶不省及傷胎去血多崩

宋代《增廣太平惠民和劑局方》中所記載的催生丹，一樣用到了兔腦。

不過古代民間的這些催生方法大多屬於原始臆想，都有巫術的成分，還有道教等宗教思想的滲入。英國著名科學史家李約瑟曾說：「……（中國）藥物學和醫學，皆濫觴於道教。」這種說法不無道理。

幸好後來的醫生醒悟了，對之前的一些荒唐催產方法有了比較科學的認識，意識到那些巫術催生法根本沒用。比如明朝的吳昆在《醫方考》中就曾明確表達：「生，不必催也。催之，則宋人之揠苗耳。非惟無益，而又害之矣……平時失於將理，至於臨產艱難，頻以雜藥催之，皆惑也。」認為催生猶如揠苗一樣，不但沒有好處，反而會有害。現在看來，不失理性，而又有先見之明。

法國哲學家、作家西蒙·波娃（Simone de Beauvoir）在她那本聞名世界的著作《第二性》（*Le Deuxième Sexe*）中，曾寫下這句非常著名的話：「女人不是天生的，而是被塑造成的。」在以男性為主導的社會，這句話一針見血地對女性所處的地位進行了哲學性的剖析和思考。不論中外，歷史上的女性一直處於「第二性」的位置，隸屬於男性，被認為是低一等的。女性的身心特徵和生理困境不但受到大眾的歪曲和醜化，甚至還被視作污穢。

而在中國古代（現代亦不乏有這種情況），女性從生下來就被以男性為中心的社會文化壓迫：傳統觀念要女性「卑弱」、「順從」、「柔弱」，成為男性的「附庸」，繼而使其慢慢失去了自我。

那麼，男性為什麼會污名化女性呢？根據心理學專家的觀點，這

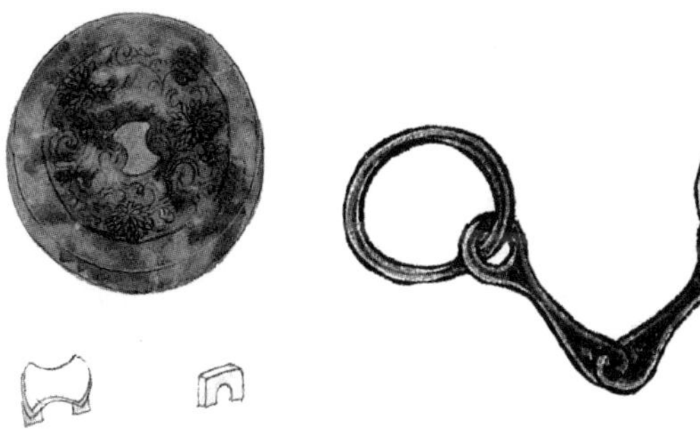

銅鏡鼻、馬銜鐵有助催生的觀念，帶有很強的巫術色彩。

緣於男性深層次的恐懼感和焦慮感。此外還有一點，就是男性對女性的性欲、月經、妊娠感到不可理解，隨之產生了恐懼心理。為了把這種恐懼合理化，男性就「栽贓」到女性身上。這其實也可以看作一種變相的面子問題。真應了那句：世上最骯髒的，莫過於自尊心。

古代孕婦飲食宜忌

古時的孕婦還講究飲食禁忌，不遵守的話會影響肚中胎兒的健康。而這些主要是一些原始的飲食俗信原則，即相信食物的某類自然屬性，如外形、特質等會傳染給吃的人，實際上它們彼此之間並沒有必然的關聯。

《備急千金要方》中說：「兒在胎，日月未滿，陰陽未備……飲食居處，皆有禁忌。妊娠食羊肝，令子多厄……食山羊肉，令子多病……食驢馬肉，令子延月……食兔肉、犬肉，令子無音聲並缺唇……」

孕婦吃羊肝不行，會讓孩子多磨難；吃山羊肉，孩子會經常生病；吃驢肉、馬肉，孕期會延長；吃兔肉、狗肉會讓孩子啞巴，變成兔唇。

此外吃雞、鯉魚、鱉肉也不可以。《飲膳正要》、《普濟方》等書中也有相似的說法。

此外，民間還認為，孕婦不能吃茴香，因為茴香「收斂」，容易導致「回奶」，有奶無乳，不利於

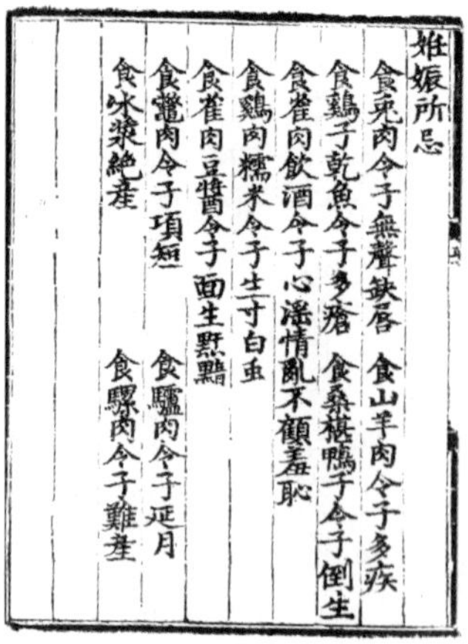
姙娠所忌
食兎肉令子無聲缺唇　食山羊肉令子多疾
食雞子乾魚令子多瘡　食桑椹鴨子令子倒生
食雀肉飲酒令子心淫情亂不顧羞恥
食鷄肉糯米令子生寸白虫
食雀肉豆醬令子面生䵟黯
食鼈肉令子項短　食驢肉令子延月
食冰漿絕產　食騾肉令子難産

《飲膳正要》裡的孕婦生子禁忌，與《備急千金要方》中所闡述大致相同。

撫育後代；不能吃公雞，否則孩子出生後夜裡會經常哭哭啼啼；不能吃生薑，不然孩子容易六指；不能吃螃蟹，不然孩子容易流口水；不能吃鴨子，不然孩子會生「搖頭病」……如此種種，叫人不知所措，但你可能想不到，這些禁忌的信眾在民間大有人在。

04

生子崇拜：不孝有三，無後為大

竹枝（祝子）拍喜／女性的不完整／七夕求子／子又生孫，孫又生子／忌日不可交合／妊娠轉女為男

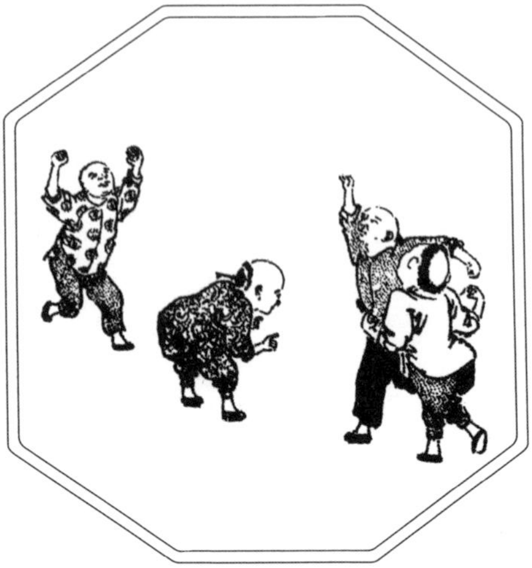

「拍喜」：棒打求子

中國農曆正月十五元宵節，一大早，天還沒有完全亮。剛結婚不久的新娘忽然聽到外面一陣喧鬧聲，她猛地回過神來，心裡開始戰戰兢兢：「他們來了。」

他們是誰？村民。

他們來幹什麼，拜個晚年，還是來慶祝元宵佳節？都不是。

新娘出了門，只見每個村民的手裡都拿著竹枝，一看到她，不問緣由，就劈頭蓋臉地開始抽打。他們還邊打邊問：「懷上了嗎？」

原來，他們是來「問候」新娘有沒有懷孕的。如果已經懷孕，那麼恭喜了，新娘可以回答「懷上了」，這樣就不會再受皮肉之苦；如果沒懷上，那新娘就要準備好挨一頓毒打了。村民們會邊打邊威脅她：「明年這個時候一定得懷上。」新娘要是因為不想忍受毒打，撒謊說自己懷上了，那她純粹是在給自己「挖坑」。因為到了第二年新娘還沒有懷上的話，這種毒打會繼續，並一直持續到她真正

懷孕為止。

她的丈夫呢？

丈夫通常會在一邊冷眼看著她被別人打。如果新娘夠幸運，嫁了個有膽量的丈夫，丈夫實在看不下去了，會拿出點瓜子或糖果，請求村民停手。如果新娘嫁的是一個軟弱的丈夫，那就不好說了……

新娘感覺很殘忍，也聽說過有些女性因為忍受不了這樣的遭遇而上吊自殺或跳河自盡。可即使這樣，在這一天新娘也不能回娘家，只能強忍著，因為這是村裡長久以來的習俗——當地人稱其為「拍喜」。這種「棒打求子」的傳統曾在中國南方地區長期流行，如江浙一帶。而打人的人中，有人內心狡詐，有人純為戲謔，所以經常出現「有婦不能忍，與客相打者」，或「婦痛難忍，逃入廟中」，被村民追趕後甚至「自經死」的情況。

用竹枝打其實是取諧音，竹枝即「祝子」，希望女性早日懷孕，還相信這樣可以把身上的邪氣去掉——作為妻子，如果沒有懷孕，別人會認為她邪氣上身，所以才會給她一頓毒打。

性即生育

在古代，不生孩子，沒有後代，會被認為是「大不孝」，而且還會被別人看不起。女性不生孩子就不完整，這一「金科玉律」在古代同樣不容置疑。除了從事特殊職業的女性，正經人家的女孩幾乎沒人敢任性地說自己不想或不能生孩子，這樣是沒臉見人的：家裡的公婆會羞辱，丈夫會冷落並藉機納妾，街坊鄰居也會送上鄙視的眼神；甚至還有可能更慘——遭遇被休掉的命運，而回到父母家，又免不了受一番白眼和嫌棄。

聽起來很扎心，但這卻是事實。古人為何如此熱中生孩子？除了綿延子嗣外，還有其他原因，如「養兒防老」、「養老送終」、「維持家族勢力」等。

古代的夫妻在洞房以前還要進行以此為主題的禱告發誓，不是「我發誓，我會愛你一輩子」或「我發誓，我會永遠對你忠誠」，他們發誓的內容類別似如下：「我們結為夫妻，是為了生育後代，為家族開枝散葉，而不是為了肉體的歡愉。」

而在洞房完以後，夫妻還要再說一遍，表示會銘記在心。之所以會有這種做法，是因為古人一直秉持的觀點是：性就是為了生育，婚姻就是為了傳宗接代。這也是中國古人的性觀念。而在二十一世紀的當下，這種封建思想恐怕還是餘毒未了。

為了求子，很多人自然是煞費苦心了：問醫拜神，求爺爺拜奶奶，到處找生孩子的偏方和祕方。為此，他們難免會做出一些荒唐的事。

古代人為了鼓勵生育，把很多節日變成了「求子」節，比如農曆二月初一的中和節和七夕節。

在農曆二月初一這天，老百姓會「以青囊盛百穀、瓜、果子種，互相遺送，為獻生子」，希望借多子的瓜果產生神祕感應，從而得子。

關於七夕節，《唐歲時記事》中寫道：「七夕，俗以蠟作嬰兒形，浮水中以為戲，為婦人宜子之祥，謂之化生。本出西域，謂之摩睺羅。」七夕這天，人們用蠟做成嬰兒的形狀，浮在水上作為遊戲，被稱為「化生」，對女性生孩子很有益處。這種蠟製的嬰兒形玩具出自西域，叫作摩睺羅。到了宋朝，這一習俗沿襲了下來，並有了新的花樣，一些人用鳧雁水禽製成蠟製品。摩睺羅在江南地區也叫「巧兒」，有「宜子」和「乞巧」的含義，有利於生子。而在七夕這天，孩子們通常會特地精心打扮一下，化個妝，成為節日的一大亮點——古人也認為兒童能帶來好「孕」。女子在七夕這天則會「望月穿針」，也是在求子。

「不孝有三，無後為大」的真正含義

「不孝有三，無後為大」這句話，其實出自孟子的《孟子．離婁上》。原文是：「不孝有三，無後為大。舜不告而娶，為無後也。君子以為猶告也。」「不孝有三」這句話很好理解，但「無後為大」究竟是什麼意思呢？後一句「舜不告而娶，為無後也」，有學者認為，舜沒有告訴父母，不經過父母同意就結婚娶妻，這種做法就是「無後」，即沒有盡到後輩的責任。因此很多人認為，不能簡單地把「無後」看作沒有後代的意思。

傳說舜的父親對他不好，但是他能做到盡孝，因此堯才把女兒嫁給他。舜在外面「不告而娶」，按照古代禮儀來說，這是違背禮儀的，但是考慮舜的父親和後母對他不好，就算他告訴他們，甚至堯上門提親，很可能也沒意義。可見，古人最開始的「孝」並沒有把生兒育女和孝順與否等同起來，其含義很可能是透過這件事讓子女有做子女的樣子。

生育崇拜的來源

中國古代的求子文化，可以簡單地概括為三個字：早、多、男。

早，即早婚早育，早點結婚，早點生孩子，這是古代人的普遍認識。根據一些古書上的記載，女子如果十七歲還沒嫁出去，她的父母就是有罪的；而男子如果二十歲還沒娶媳婦，他的父母同樣有罪。漢朝時，女孩子十五歲就可以出嫁；在唐朝，律法規定男性到二十歲，女性到十五歲，就可以結婚；而到了宋朝，法定結婚年齡是男子十六歲，女子十四歲；在清朝，普通男女大概十五歲之前就成家了，一些女子很可能連十五歲都不到。看到這裡，現在的很多大齡未婚男女恐怕要鬆一口氣：幸好自己沒有生活在古代。

多，即高生育量，通俗點說就是多子多孫，所謂「子又生孫，孫又生子；子又有子，子又有孫；子子孫孫無窮匱也」。古代人追求人口眾多，四世同堂，兒女繞膝。不過，理想很豐滿，現實很骨感，古代的嬰兒死亡率很高，據研究發現，古代嬰兒的死亡率幾乎比現在要高五至十倍。

男，就是眾所周知的重男輕女。在古代，落後的自然經濟長期占據主導地位，家裡多生孩子

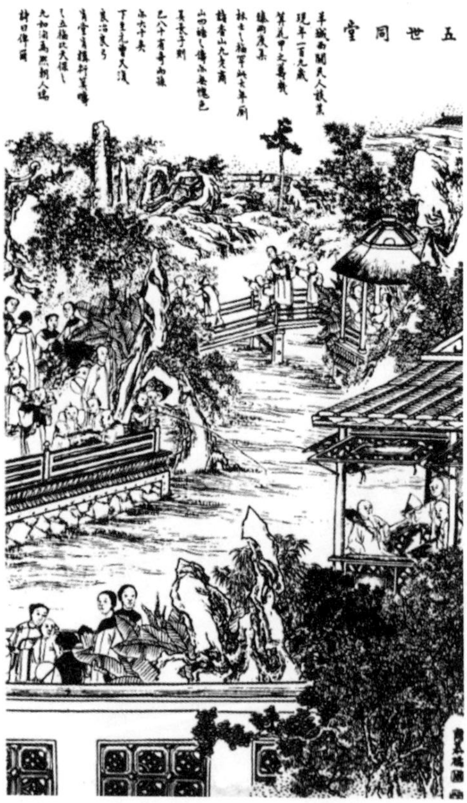

《點石齋畫報》所繪五世同堂畫。

（男孩子）肯定能增加勞動力，男孩越多，人丁才會越興旺，生計才能得以維持，而且還能擴充自家的實力，免受外人欺辱，畢竟人多才能力量大。

古人如何預測腹中胎兒性別

古人「重男輕女」，但胎兒的性別不到出生的那一刻是不知道的，又想多生男孩，又希望肚子裡懷的正好是男孩，怎麼辦呢？

在古人看來，生男孩還是生女孩跟夫妻的「元氣」及情緒有關。元氣是什麼呢？元是開始的意思，那元氣就是萬事萬物的根源了。古人通常通過男女性高潮的前後來辨別胎兒性別。《褚氏遺書》中說：「陰血先至，陽精後沖，血開裹精，精入為骨，而男形成矣。陽精先入，陰血後參，精開裹血，血入居本，而女形成矣。」也就是說，女性如果先來性高潮，生男孩的機率就高，因為古人認為女性如果元氣足，性高潮就來得快；元氣不足，精少，性高潮就來得慢或沒有性高潮。相反，如果男性先達到性高潮，女性的性高潮在後，精散後會裹住血（古人認為，女性以血為主），血在裡面，生女孩的機率就高。

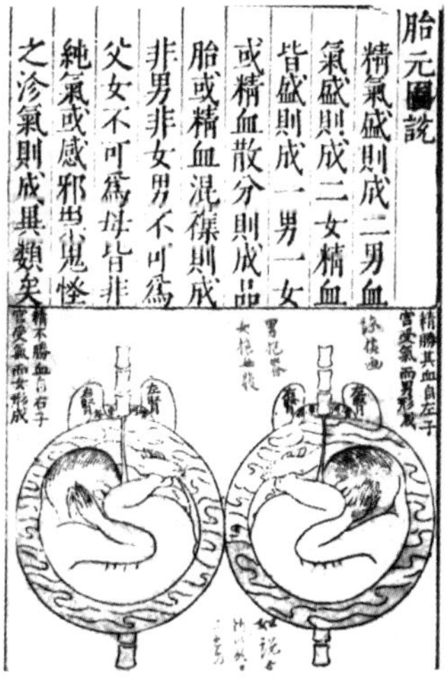

《臟腑證治圖說人鏡經》用圖畫的形式描繪了受孕成男或成女的差別：「精勝，其血自左子宮受氣，而男形成；精不勝，血自右子宮受氣，而女形成。」

「早、多、男」的生育夢想

為了「早、多、男」的生育夢想，古人在結婚之前會想各種辦法求子。不過，因為古代醫學落後，關於為何生不出孩子，古人總是會有一些比較奇怪的解釋。《婦人良方大全》中是這樣說的：「夫婦人無子者，其事有三也。一者，墳墓不嗣；二者，夫婦年命相克；三者，夫病婦疹；皆令無子。若是墳墓不嗣，年命相克，此二者，非藥能益。若夫病婦疹，須將藥餌，故得有效也。」即認為，夫妻兩人生不出孩子有三種原因：

第一，祖先造成的影響。第二，兩個人命該如此，有點迷信的意味。這兩點用藥物是解決不了的。第三，和夫妻雙方的身體條件有關係，也就是看夫妻二人是不是身強體壯。如果有一方有病，導致沒有孩子，可以透過藥物來調理。

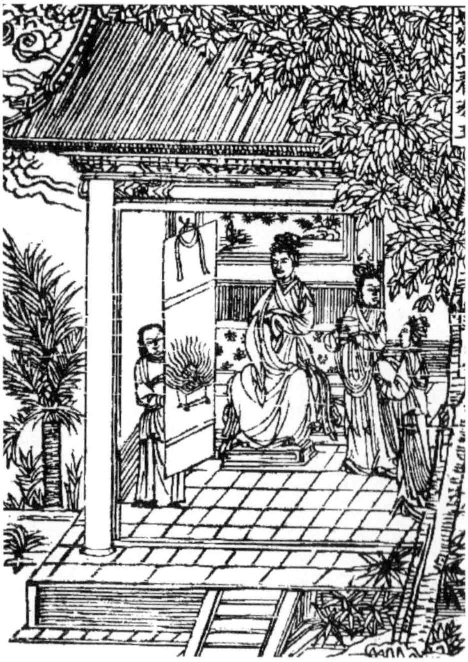

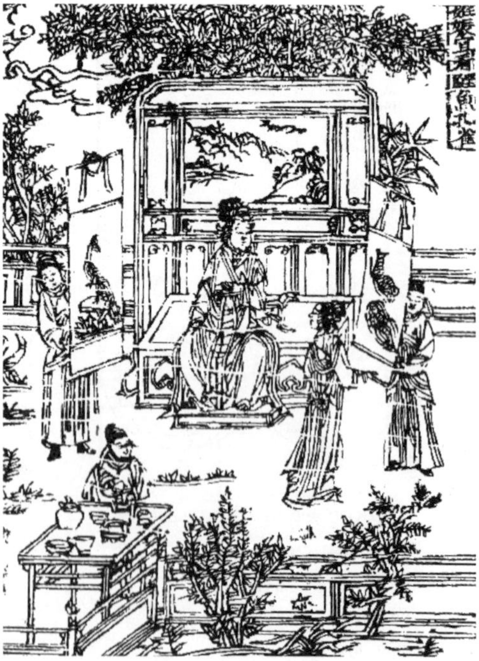

《飲膳正要》裡的「妊娠宜看珠玉」、「妊娠宜看鯉魚孔雀」圖。

對於第一點，一般需要夫妻透過多行善事、多積德的方式來改善；對第二點，古人會考慮命理問題，有專門論斷女性生男生女、選什麼樣的女性做妻子更多子等說法，充滿玄學思想。而對於第三點，則需要夫妻雙方共同努力，共同治療。

既然要治病，吃藥是免不了的，不過也需要耐心地調養。那古人用什麼藥呢？孫思邈在《千金翼方》中給的藥方是，男性要服「七子散」。「七子」指五味子、牡荊子、菟絲子、車前子、菥神子、附子、蛇床子，再加其他中藥組成「七子散」，中醫認為此藥可以溫腎益氣，能治療男性風虛目暗、精氣衰少、無子等症。女性則要分次按序來服藥，先服用蕩胞湯（包括朴硝、桃仁、茯苓、大黃、細辛等十幾味中藥，中醫認為可以除瘀血、補虛），發汗瀉下，驅除體內的瘀血痞積；再用外用藥，瀉下其餘污濁之物；最後服用紫石、天門和冬圓，根據不同症狀服用不同的配方藥。

而明朝的醫學家武之望在《濟陰綱目》中說：「男以補腎為要，女以調經為先。」即男性要補腎，女性要調經，調經多用加減四物湯。「四物湯」是中國一道傳統的藥膳，以當歸、川芎、白芍、熟地黃四味藥材為原料熬製，中醫認為其可以補血養血。而不同的女性因為體質不同，要根據自身情況在四物湯的基礎上添加其他藥材。比如氣虛的人用「四物加參芪」，

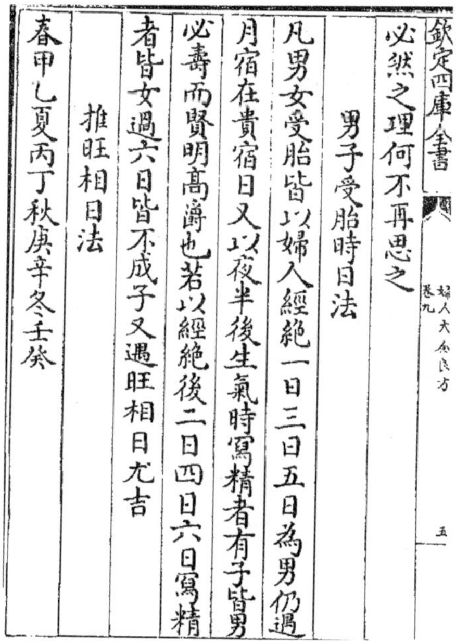
欽定四庫全書　婦人大全良方　卷九　五

必然之理何不再思之

男子受胎時日法

凡男女受胎皆以婦人經絶一日三日五日為男仍遇月宿在貴宿日又以夜半後生氣時寫精者有子皆男必壽而賢明高爵也若以經絶後二日四日六日寫精者皆女過六日皆不成子又遇旺相日尤吉

推旺相日法

春甲乙夏丙丁秋庚辛冬壬癸

《婦人良方大全》中記載的生男生女日期選擇。

脈症熱的人用「四物加芩連」，脈症寒的人用「四物加桂附及紫石英之類」等。

此外，古人還會把「以形補形」的理論用在求子上。比如白馬莖（白色的馬的陰莖）能「長肌肉肥健，生子」；車前子是車前的乾燥成熟種子，除了子多，它的讀音（車前子就是芣苡，讀音為ㄈㄡˊ ㄧˇ）跟古代的胚胎很像，古人就認為車前子能補腎。

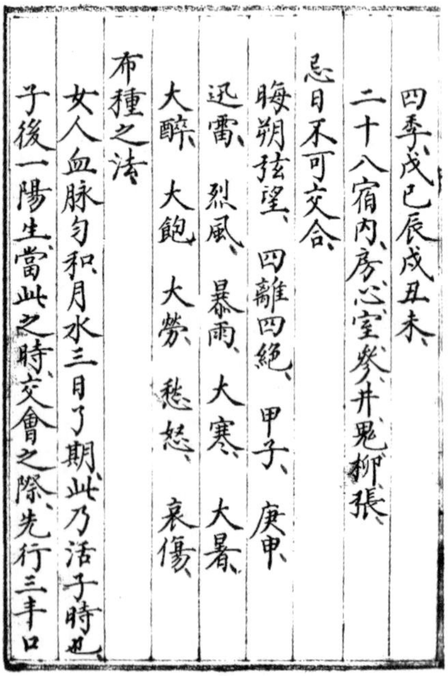
四季戊己辰戌丑未、
二十八宿內房心室參井鬼柳張、
忌日不可交合
晦朔弦望、四離四絕、甲子、庚申
迅雷、烈風、暴雨、大寒、大暑、
大醉 大飽 大勞 愁怒 哀傷、
布種之法
女人血脉勻和月水三日了期此乃活子時也
子後一陽生當此之時交會之際先行三十口

《求嗣簡易秘方》中記載的交合忌日。

除了吃藥喝湯，古人求子講究「按時」行房。首先要避開不吉的日子，比如大風天、大雨天、大霧天、有雷電或彩虹等，都不能有性行為；再就是選擇吉日——女性經絕一日、三日、五日，據說這幾天能生男孩；而如果是經絕後二日、四日、六日，生的就是女孩。另外，不能在不吉利的地點發生性行為，比如不能在日月、火光、星辰之下，也不能在神廟佛寺之中。

荒誕的「轉胎術」

為了求得男孩，古代還出現過一種令人大開眼界的操作。一些醫學書為了幫助人生子，發揮豐富的「想像力」，記載了「轉女為男」的方法——「轉胎術」，通俗地說就是「變性」。古代沒有超音波，人們又如此想要男孩，真是什麼招數都用上了。

關於「轉胎術」最早的記載是在長沙馬王堆漢墓的帛書《胎產書》中發現的，書中說道：「三月始脂，果隋（蓏）宵效，當是之時，未有定義（儀），見物而化。」女性妊娠三個月，胎兒開始長出油脂，還很小，沒有定型，具有可變性，這時可以透過外在刺激誘導胎兒「變性」。

《婦人良方大全》中記載說：「三月名始胎……欲生男，宜操弓矢，乘牡馬……」要想生男孩，那就趕緊拿起弓箭，騎上公馬。

《竹林寺女科秘傳》說：「凡婦人始覺有孕，即取明雄黃一兩，以縫袋盛之，佩於身左，則生下必男。」把一兩明雄黃裝在袋子裡，佩戴在身體左側，就能生男孩。

《單方》裡說：「凡人純生女，懷胎六十日，取弓弦，燒作灰，取清酒，服之，回女為男。」把弓燒成灰，就著清酒喝下去，就能把肚裡的女孩變成男孩。敦煌民間藥方中就有很多用弓來為孩子「變性」的方子。

這些「變性」的方子真的有效嗎？當然不足為信。這些都是江湖醫生利用古人重男輕女的心理所行的騙術。他們先對求子的人說肚子裡懷的孩子是女兒，但是他有方法可以讓女孩變成男孩。求子的人答應了，江湖醫生就開始「作法」，口念咒語，裝神弄鬼。如果最後求子的人生了個男孩，江湖醫生就

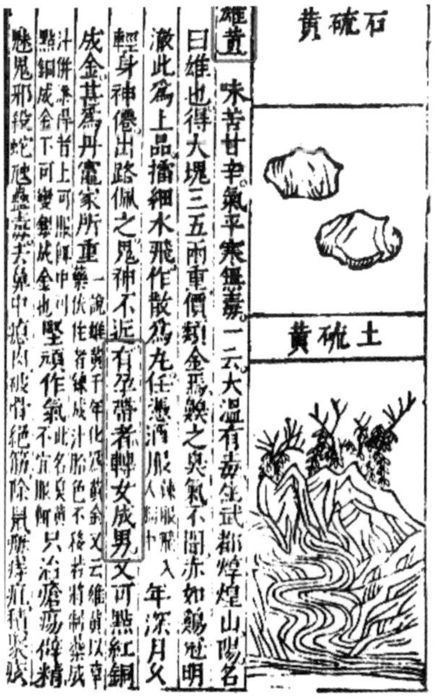

《圖像本草蒙筌》中記載，善用雄黃可讓胎兒女變男。

會說這是自己的功勞，趁機大撈一筆；如果生了個女孩，他們也會想各種方法來搪塞主人，將責任推到他人身上。

古代「重男輕女」思想的封建殘留歷經歲月的沖刷，在現代就有所改變嗎？並沒有。無論是在傳統生育思想濃烈的農村地區，還是錦衣玉食的富豪之家，這一思想都仍存在，而且根深蒂固，流毒深遠。前些年，湖南某偏僻小村的一名中年女子，從二十歲嫁人開始，十多年間連生六個孩子，流產六次。在此期間為了躲避計生人員，還曾東躲西藏。之所以會有這樣驚心動魄的生育史，就是因為當地人認為男孩才能傳宗接代，生不出兒子是女人的錯，將來在人前勢必會矮一截。因為一直生不出兒子，村裡曾閒言碎語四起，她也曾被婆婆鄙視，身心承受了難以想像的壓力……最後，她終於生了一個男孩。這對她，對她的六個女兒，對那唯一的兒子，到底是好是壞，值得我們深思。

其他求子習俗

食物求子：《中華風俗志》中曾記載，貴州地區的人們在中秋之夜會明目張膽地偷瓜，還要討罵，挨罵越多越好。偷到以後，還會給瓜穿上衣服，畫上眉目嘴巴，用彩綢裝飾的轎子抬著，敲鑼打鼓，熱熱鬧鬧地送回家。收瓜的人不但要請送瓜人吃月餅，還要將瓜小心翼翼地放在床上。第二天早晨，再把瓜煮熟吃掉。以為如此一來，自己家的女性就可以懷孕了。還有食菜求子。《清稗類鈔．迷信類》記載，以前元旦的晚上，廣州一帶的女性會去偷鄰居家的蔬菜，認為吃了這樣的蔬菜可以生男孩。還有偷吃生菜的，認為吃生菜可以得子，就因為生菜與生子均含「生」字。

裝飾求子：中國傳統習俗認為佩戴某種裝飾可以得子。裝飾種類繁多，有的地區用自己的腰帶換回產婦的紅腰帶，認為自己和產婦的紅腰帶可以發生感應。《藝文類聚》記載，三國時魏國的曹植作過《宜男花頌》。宜男花就是萱草，古人認為佩戴萱草可以生子。

05

滴血認親：東方「血緣崇拜」

蕭綜尋父／陳業尋兄／《洗冤集錄》／《後宮‧甄嬛傳》／DNA親子鑒定誤區

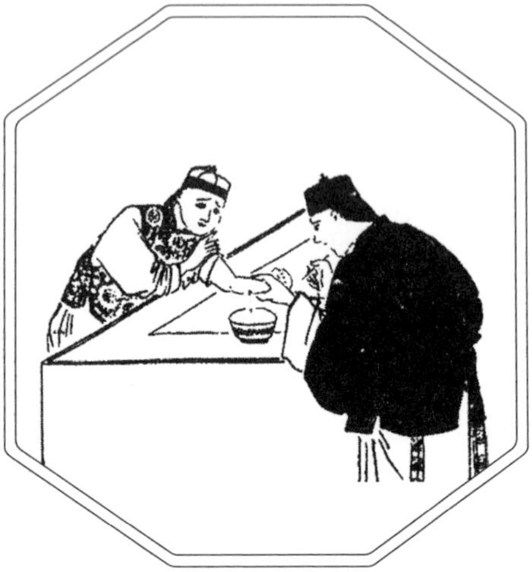

「遺腹子」蕭綜的尋父之路

西元五〇二年，梁武帝蕭衍滅南齊之後，將南齊第六位皇帝蕭寶卷的寵妃吳淑媛據為己有，並納為妃子。很快吳淑媛的肚子就大了起來，僅僅七個月後，吳淑媛就生下一個孩子，梁武帝給孩子取名為蕭綜。蕭綜出生後不久，皇宮裡就有人議論紛紛，說蕭綜並非梁武帝的親生兒子，因為按正常日期推算，女性通常要懷胎十個月才分娩，而吳淑媛生下蕭綜時才懷胎七個月。所以，很多人懷疑蕭綜很可能是前朝皇帝的遺腹子。但也許因為沒有可靠證據，加上吳淑媛又是梁武帝的寵妃，大家都不敢說。吳淑媛當然是最可能知道實情的人，但如果事情真是那樣，她也不敢說，那無異於自尋死路。既然梁武帝都不追問，她何苦主動往槍口上撞。

但歷史告訴我們，紙永遠包不住火。

關於「遺腹子」的流言後來傳到蕭綜的耳朵裡，他心裡很不是滋味，對自己的身分也產生了懷疑。但他不敢做太過分的事，一來他自己的處境在那兒擺著；二來實際上梁武帝很寵愛他，也很器重他，給他的待遇跟其他皇子一模一樣，也從來沒有對他表現出厭惡之情。

不過，這種關乎皇室血脈和皇族身分的大事，不可能一直被壓抑著。為了消除自己內心的疑慮，蕭綜終於按捺不住，偷偷地幹了一件荒唐事。

一天深夜，等大家都睡著以後，蕭綜帶著幾個人，偷偷地跑到宮外的一片荒野，找到一座墳墓，把埋在裡面的棺材挖了出來（據說是蕭寶卷的）。打開棺材以後，蕭綜割破自己的手指，將血滴在遺骸上。他曾聽人說，把自己的血滴在死者骨頭上，如果血滲進骨頭裡，就說明自己和死者有血緣關係。

接下來，扭轉蕭綜一生命運的一幕發生了：血竟然真的滲到了骨頭裡！蕭綜頓時感到一陣天旋地轉。鎮定下來後，他失魂落魄地回了宮。

即便如此，蕭綜對滴血驗親的結果並非百分之百相信，不過愛鑽牛角尖的他為徹底消除心中的疑慮，又做了一件更荒唐的事：他親手殺死了自己剛出生不久的兒子，然後挖坑將屍體埋葬。等屍體變成白骨以後，他又讓人把孩子的白骨挖回來，再次滴血驗親——這次，血又滲進骨頭裡去了。蕭綜心中的疑慮也終於解開了。

得知真相的蕭綜明顯變了，常閉門謝客，席地靜坐，逐漸疏遠他人。他念念不忘自己是蕭寶卷之子，一直暗地裡等待時機。最終他想方設法逃到北魏，沒多

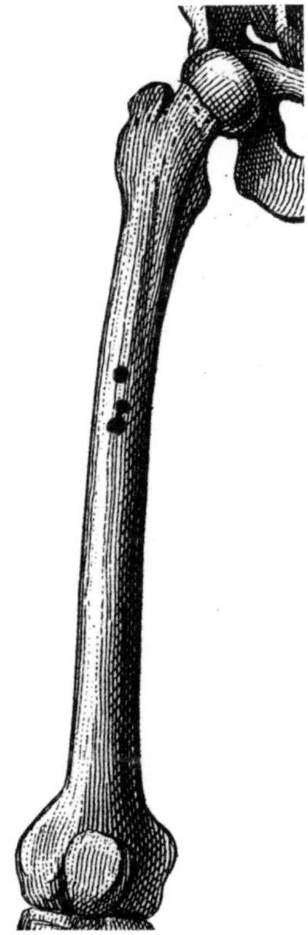

古代的滴骨法真的能證明親緣關係嗎？

久就公開宣布自己的「新身分」，還取了新名字。梁武帝聽說以後，一氣之下褫奪了蕭綜的爵位，還將他母親吳淑媛貶為庶人，不久吳淑媛就死了。梁武帝素來寬厚待人，後來起了惻隱之心，又恢復了蕭綜的爵位，還養育了他的孩子。但蕭綜最後並沒有落得好下場，因為叔叔造反，他受到牽連，被驅逐後出家為僧，後來病故，死時年僅三十歲。

盲昧的「滴骨法」

蕭綜並非歷史上最早進行滴血驗親的人，但他的確是最有名的那個。那麼，最早滴血驗親的人是誰？按史書的記載，應該是三國時期謝承在《會稽先賢傳》裡提到的陳業。

當時陳業的哥哥在乘船渡海時遇難，等找到屍體的時候，已經過很長時間，屍體早已腐爛。同船遇難的還有幾十人，陳業不知道哪具是哥哥的屍體，但他曾聽人說「親者血氣相通」，於是他毫不猶豫地割破自己的手臂，將血滴在其中一具屍體上，結果血很快滲了進去，他認為找到了哥哥的屍體，守著屍首痛哭不已。而跟他一同「尋親」的人也仿效他，但很快他們就發現，無論滴在哪具屍體上，血都滲了進去。一時間，他們竟

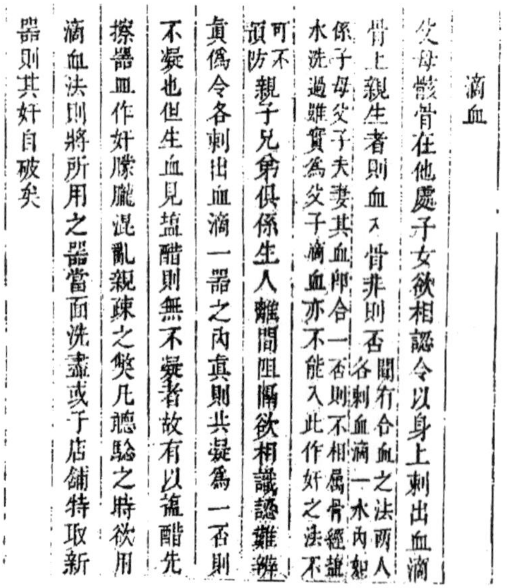

滴血

父母骸骨在他處子女欲相認令以身上刺出血滴骨上親生者則血入骨非則否（聞有合血之法兩人各刺血滴一水內如係子母父子夫妻其血即合一否則不相屬骨經鹽水洗過雖實為父子滴血亦不能入此作奸之法不可不預防）親子兄弟俱係生人離間阻隔欲相識認難辨真偽令各刺出血滴一器之內真則共凝為一否則不凝也但生血見鹽醋則無不凝者故有以鹽醋先擦器皿作奸朦朧混亂親疏之弊凡聽驗之時欲用滴血法則將所用之器當面洗淨或于店鋪特取新器則其奸自破矣

《洗冤集錄》中關於滴血認親的記載，對「滴骨法」和「合血法」都進行了描述。

不知如何是好。

南朝時也有類似的事件。有個人的父親同樣死在海上，為了找到父親的屍骨，他就在沙灘上一直找，見到骨頭就割肉滴血。結果找了很多年，割得身上到處是傷，還是沒找到他父親的屍骨。

滴血認親真是害人不淺。要知道，它是沒有半點科學道理的。

眾所周知，人的骨骼主要由三部分組成，最外面是一層結締組織保護膜，叫骨膜，保護著裡面的骨質和骨髓。人死了以後，肉體很快就會腐爛，而骨骼會留存相對較長的時間。但無論把骨骼放在露天位置，還是埋在地底下，時間一長，骨膜都會受損，很快就會腐爛消失，最後僅剩下白骨化了的骨骼。所謂白骨化，可以理解為骨骼「變酥」。這個時候，如果人將自己的血液滴上去，很快就會滲進骨頭裡去，不只是人血，雞血、鴨血、豬血恐怕也能滲進去。

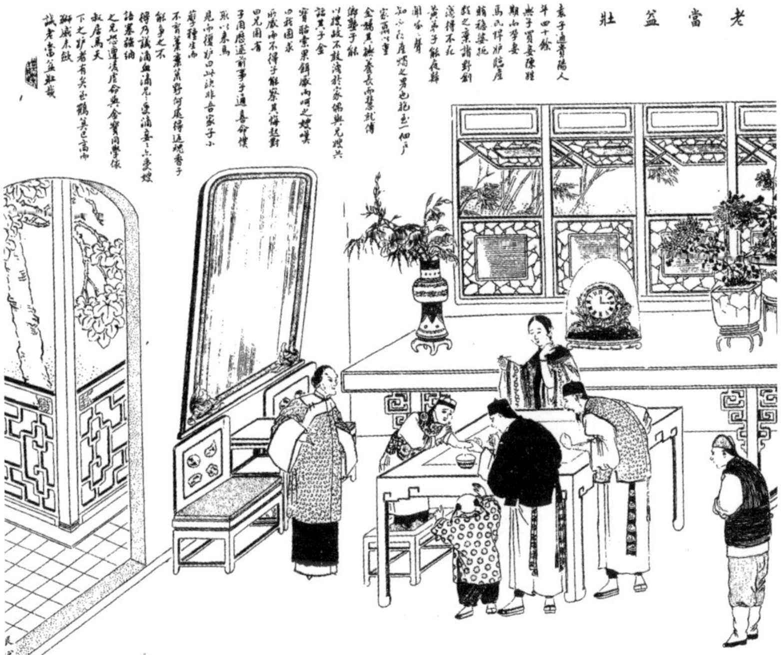

《點石齋畫報》中展現的「滴血認親」場景，由此可見，即使到了清末民初，滴血認親依舊是民間最常使用的血緣鑒定方法。

要是骨膜絲毫沒有受損，骨骼依然完整呢？這個時候將血滴在骨頭上，無論如何血液都不會滲進去，更鑒定不出來。所以，單靠這種方法「認親」，根本不可信，很可能認的是別人的爹，甚至很可能會找到一群「爹」。

升級版：「合血法」

滴血驗親法有一個專業的名稱，叫「滴骨法」；而滴血驗親在歷史上還有另一種操作，那就是「合血法」，也就是前幾年大熱的中國宮廷劇《後宮．甄嬛傳》裡的著名情節，它一般用於活人。將兩個（也可以是多個）活人刺出的血滴在盛有清水的器皿內，看血液能不能融為一體，如果能，就說明兩個人存在父母子女或兄弟姊妹的血緣關係，也就是我們平常聽到的「血相融者即為親」；如果不能相融，就說明這兩個人根本沒有血緣關係。

合血法同樣不可靠。為什麼？合血時通常滴血只滴一、兩滴，血量太少。血滴到水裡以後，由於紅血球只有一層薄薄的細胞膜，加上滲透壓的關係，紅血球會「吸水」脹裂，裂成「碎片」，任何兩個人的血在肉眼看來都會「相融」。

另外，提到合血法，很多人會想到血型。透過血型能不能認親呢？同樣不可靠。人的常見血型有四種：A型、B型、AB型和O型。A型血和A型血是可以相融的，即便兩個人沒有血緣關係，只要他們都是A型血，兩人的血也是可以相融的，這樣就會被錯認為有血緣關係。而如果一個人是O型血，那麼通常來說，他的血能和所有血型的血相融。

無論是滴骨法還是合血法，或者透過血型來認親，都不可靠。古代由於科學落後，人們思想愚昧，利用滴血驗親「找兒子」、「找爸爸」，不知多少人錯認親人；多少人因此妻離子散；更有甚者，又有多少人遭遇「血光之災」！這也說明了一個有趣的理論，即父親和孩子之間的血緣關係有時存在不確定性。

滴血既可認親，也能見證愛情

除了驗證父母子女之間有沒有血緣關係外，中國古人對滴血驗親還有一套「浪漫」理論：如果丈夫死了，將妻子的血滴到丈夫的骨頭上，血不會滲進骨骼中去，反而會凝於骨上。不過，女性朋友恐怕要失望，因為沒有相應的理論說，如果妻子死了，讓丈夫的血滴到妻子的屍骨上，看看血是滲是凝，來驗證丈夫的愛能有多「滲」（深）。

不過美國科學家曾做過一個有趣的實驗：把一隻雄性小鼠放到一個有很多隻雌性小鼠的籠子裡，不久，雄性小鼠就跟其中一隻雌性小鼠「在一起了」，逐漸形影不離。第二天，研究人員把雄性小鼠從籠子裡拿出來，第三天再放回籠子。結果，雄性小鼠又是嗅，又是聞，等找到之前的雌性小鼠後，兩隻小鼠又黏在一起。為了弄明白究竟是怎麼一回事，研究人員把兩隻小鼠殺死，並進行掃描。讓他們想不到的是，兩隻小鼠的大腦竟然產生了同一種化學介質。或許真如很多人說的，兩個相愛的人在一起久了，會變得越來越像，說不定基因也是如此。

愚昧裡的積極因數

古人為何會「發明」滴血認親這種荒誕的方法？因為古人認為，親人之間是「血脈相通」的，「血濃於水」；更有甚者，有人說自己「聞到」親人就會覺得血脈相通。在這種觀念的影響下，用「滴血」的方法來「驗親」也就「順理成章」了。這不僅關乎自己的顏面，更重要的是還關乎家族的存亡。尤其對出身皇族、官宦之家的人，更不必說了，一不小心，身分、地位、榮華富貴都會瞬間化為烏有，甚至人頭落地。

不過正如法國作家瑪格麗特．尤瑟納（Marguerite Yourcenar）所言：「人類真正的延續，根本就不是透過血緣建立起來的。」回望古今中外的歷史，莫不如是。

關於滴血驗親，難道它就沒有一點積極的意義？當然是有的。這種「認親」的方法雖然確實不科學，但從另一個方面，它體現了中國古人的法醫學思維，可以看作現代版「滴血認親」——DNA親子鑒定的思維雛形。

這裡不得不提中國古代最有名的法醫學家宋慈，他提出的一些假設其實有很高的思考價值，可以在他寫的《洗冤集錄》這本書中一窺究竟。比如他認為，有血緣關係的人的血液中有一種「相凝因數」，可以「共凝為一」。當父子、父女的血相遇時，會凝結；而非血緣關係的人由於沒有「相凝因數」，所以血不相凝。這跟現代的DNA親子鑒定的思維方式是相通的。令人感到惋惜的是，這樣的思想並沒有在當時的中國開花結果。

不過，《洗冤集錄》既然書名是「洗冤」，我們相信它的初衷是好的，但透過前面講過的歷史案例來看，很可能歷史上有很多人不但沒有因此得到「洗白」，反而被「抹黑」，當了冤大頭。

血液也分三六九等

中國古人其實很早就對血液的好壞定了標準，最明顯的體現是在祭祀上。祭祀在古代可是一件大事。在商代，商王祭祀重要的神靈時，會選擇白牲取血，白牲就是毛色純白的犧牲（動物）。除了用犧牲祭祀，還有「人牲」，也就是用活人陪葬。而在用人牲獻祭時，古人會選擇「白人」。所謂「白人」，有人說是皮膚白的人，也有人認為是白種人，不管是哪種，都可以從中看出中國人對皮膚白的偏愛真的是源遠流長。

現代版「滴血認親」：DNA親子鑑定

受時代條件限制，古人並沒有懷疑過滴血驗親的準確性和科學性，而是一錯再錯。現在的人就幸運得多，真正享受到了科技發展的好處。想要驗親，找個可靠的DNA檢測機構就行，準確率也相當高，超過百分之九十．九九，DNA檢測是目前世上最準確的親子鑑定方法——任何事都不能百分之百確定。

DNA檢測說起來簡單，實際操作起來卻複雜得多，並不像中國一些戲劇裡演得那麼敷衍。一些戲劇喜歡加入親子鑑定的橋段，主要是為了讓劇情更加精彩，但是有些操作設定的確很不專業，漏洞百出，給觀眾做了不好的示範。比如有的戲劇裡，某人隨便剪了一段頭髮，就拿去檢測。要知道，用來做DNA檢測的頭髮必須帶有毛囊，不然是檢測不出來的，因為沒有毛囊就提取不出檢測必需的物質DNA。

DNA，英文名Deoxyribonucleic Acid，中文名「去氧核糖核酸」，它是人類染色體的主要組成成分，也是組成人體內基因的材料。上一代（父母）把自己DNA的一部分複製傳遞到下一代（子女），完成性狀的傳播。通常子女的基因組一半來自父方，一半來自母方，子女成對的等位基因也是同樣的組合。

而在進行DNA親子鑒定時，如果檢測的結果符合這一模式，就不排除雙方有血緣關係的可能；如果不符合，就排除雙方親子關係的可能；如果有基因突變，就要另說，不過一般來說這種機率很小。

DNA檢測通常需要檢測十幾到幾十個DNA位點，如果這些位點全部一樣，那就可以確定檢測雙方的血緣關係；一旦發現有三個及以上的位點不同，則排除雙方有血緣關係的可能；如果只有一、兩個位點不同，專業人員會考慮基因突變的可能，還得再進行其他位點的檢測。

不過個人找人做的親子鑒定報告，如果要作為法律證據打官司，是不會被採用的，只能作為個人參考，因為無法保證標本來源是不是確切無誤，另外還要考慮鑒定程序是否科學有效，鑒定機構有沒有合法資格。權威的司法親子鑒定是完全公開的，父母雙方、孩子都要同意，檢測時需各方一起到場，還要帶上相關證件。

作為家長，不到萬不得已，還是不要輕易做親子鑒定，因為它不但會嚴重破壞夫妻關係，更可怕的是，這會給孩子的心靈和精神帶來巨大傷害。父母之責，孩子何辜？

06

婦女容妝：駐顏「祕史」

楚王愛細腰／趙飛燕與香肌丸／口服砒霜／瘦身茶／《香蓮品藻》／韓琦簪花

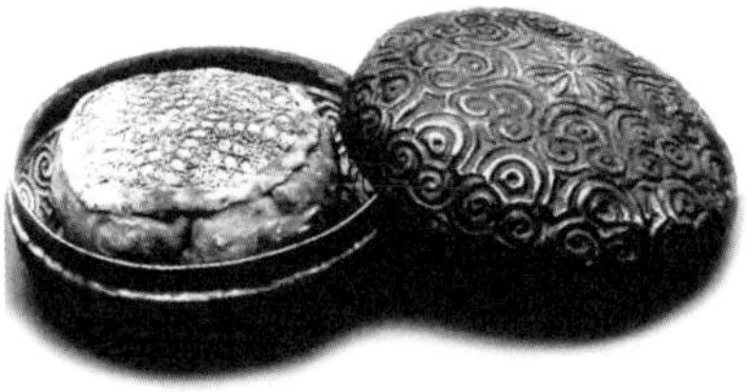

《墨子》中記載著這麼一個有趣的故事：「昔者楚靈王好士細腰，故靈王之臣皆以一飯為節，脅息然後帶，扶牆然後起。比期年，朝有黧黑之色。」

這則故事的主人公，就是春秋時期楚國的國君楚靈王。楚靈王有個特別的嗜好，喜歡腰細的人，而大臣們為了討好他，就每天只吃一頓飯，早上穿衣服的時候先憋住氣、收腹，再繫腰帶，扶著牆站起來，再去上朝。結果過了一年，大臣們都餓得面色發青。時間長了，宮中不僅人人面黃肌瘦，一副營養不良的樣子，更頻頻有人餓死。

這可以看作中國歷史上最著名的一場減肥運動，當然這裡的「細腰」指的不是女性的細腰，而是男子的細腰。為什麼楚靈王有如此愛好？很可能是他的審美如此，不想看到朝中大臣個個肚大腰圓。就這樣，很多人成了「瘦」的犧牲品。據說，當時的大臣對瘦的追求，還波及了青銅禮器，出現了「束腰」的鼎。

後來，楚靈王為了滿足自己的私欲，不顧大臣反對和百姓死活，大興土木，派人建造了豪華至極的章華台，又叫「三休台」，因為據說從低到高走一趟這座台，中途要休息三次。之後楚靈王又開始搜羅全國各地腰細的女子，宮殿內夜夜笙歌。不少女子為了邀寵，一直控制飲食，後來由於太過饑餓，很多人因此丟了性命。章華台也因此被稱為「細腰宮」。所以後來就有了非常有名的兩句詩：「楚王好細腰，宮中多餓死。」大臣為了得到提拔重視，女子為了得到寵愛，而創造出中國歷史上如此隆重的減肥「盛事」，不可謂不精彩，但也實在荒唐。

趙飛燕「香肌丸」懸案

不過，這種對瘦的追求從此彷彿成了一種審美正確，一直傳了下去。幾百年後，漢朝最有名的「瘦美人」——能做掌上舞的趙飛燕，恐怕又為瘦身的流行做出了巨大貢獻。

「掌中舞罷簫聲絕，三十六宮秋夜長。」據說趙飛燕的腰就特別纖細，體重也很輕。有一天，她在跳舞的時候，忽然刮起大風，要不是旁邊有人眼疾手快抓住了她的裙子，她恐怕會「乘風而去」。後來，漢成帝怕她被風吹跑，特地築起「七寶避風台」。除了瘦，趙飛燕皮膚也很好，很白皙。傳說她用了一種祕

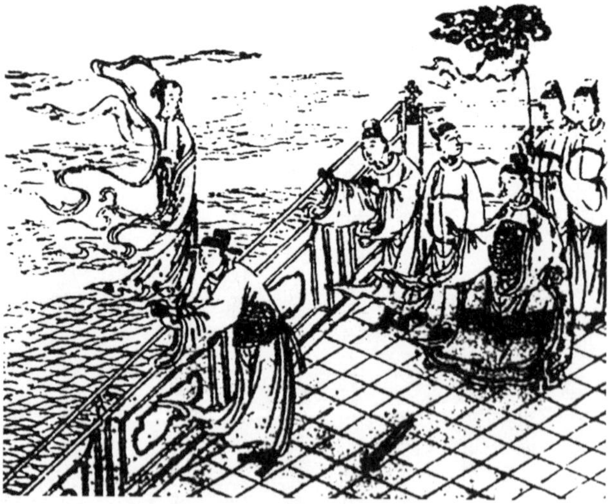

身體輕盈的趙飛燕在人的掌上起舞。

方——香肌丸（也叫息肌丸）。這種藥是用麝香、高麗參、鹿茸等多種藥材製成的，將它放入肚臍內，可以讓人的皮膚光滑細膩，白皙嬌嫩，但香肌丸有副作用，會導致不孕。為了控制體重，趙飛燕還內服仙人掌，因為聽說仙人掌可以控制人的食欲，還可以養顏排毒。後來，趙飛燕一直沒有生出孩子，估計就是因為太瘦了，內分泌功能出現了問題——可見苗條也是一把雙面刃。

在這樣以瘦為美的審美趨向的推動下，又一場壯大的瘦身運動應運而生。這一潮流也一直延續了很多代。魏晉時期，有個富人叫石崇，出了名的好色，一生熱中於搜集各色美女。他對美女的要求也苛刻無比。

據說，石崇曾將沉水香篩成粉末，撒在象牙床上，讓美女經過，誰要是沒留下痕跡，石崇就賜給她珍珠百粒；誰留下了痕跡，則命她節食減肥——這要求恐怕只有仙家能做到了。

南北朝時期，同樣以瘦為美。《南史．徐勉傳》裡記載了一個舞女，她的腰圍只有一尺六寸（約五十三公分），也能做「掌上舞」！

唐朝縱然是以所謂的胖為美，但這個胖多是指的「豐腴」或「豐滿」，絕不是現代意義上的胖。當時上至宮廷，下至鄉野，很多人熱中減肥；除了節食外，還流行「五禽戲」，可以看作當時的廣場舞。

而到了晚唐時，出現了一種「意念減肥法」，即打坐，腹式呼吸，然後不斷暗示自己瘦了……如此每天冥想半個時辰，堅持三個月，就能達到減肥的目的。

宋朝同樣是以瘦為美，從當時的服飾就可見一斑。在老百姓當中，據說流行這樣一種衣服——上衣窄袖，非常瘦窄，甚至貼身，既便於行動，也凸顯了女性的曲線美。很多女性為了穿上當下最流行的衣服，自然是想方設法讓自己變瘦，畢竟雖然人靠衣裝，但衣也要靠人裝。

從此，雖然歷朝歷代審美情趣或多或少有所變化，但以瘦為美的基調則定了下來，並延續至今。

當然，減肥也有比較「溫柔」的方法。比如《飲膳正要》中提到的藥膳減肥。人們食用能夠利水、消腫、減肥的飲食方，比如薏米粥，據說能健脾除濕，減肥消腫；還有鯉魚湯、冬瓜粥、荷葉粥等。至於到底能不能減肥，恐怕只有用過的人才知道了。

從「錫粉妝」到「七皮飲」

除了減肥，另一個女性十分在意和關注的問題，就是美容養顏。誰都想擁有絕世的容顏，現實卻是，並非所有人都「清水出芙蓉，天然去雕飾」。不過，愛美之心人皆有之，為了變美，古人做出了巨大的努力。在這一點上，跟現代人比起來，古人可謂不遑多讓。

早在殷商時期，古人就用錫粉化妝，「為悅己者容」，還有用紅藍花葉搗成汁，凝為脂，來飾面化妝。這可以看作最早的粉底和胭紅了。《五十二病方》中則記載了用水銀、丹砂除疣祛瘢痤的美容方。而據《博物志》記載，商紂王曾經命人煉製鉛粉和錫粉，據說美白效果非常驚人。戰國時期的《神農本草經》記錄了二十多種美容的中藥，還有關於瘦身美容的食療方法，比如白瓜子「令人悅澤，好顏色」，桃花「令人好顏色」，大棗、葡萄「久食輕身不老」等。

到了魏晉時，葛洪在他的書中推薦了兩種「桃花美容方」。一種是單用桃花，可以「細腰身」；一種是桃花搭配白瓜子、白楊皮，可以增白潤膚；還有「張貴妃面膏」、「白楊皮散」、「令面白如玉方」等多種美容方。

唐朝同樣不甘落後，宮中很多女性愛用「唐宮迎蝶粉」——粟米粉用香花熏後即成，外塗，可以讓皮膚香嫩，還可以去皺紋。孫思邈在他的《千金方》中也收錄了很多美容瘦身藥方，比如「豬蹄漿」、「桃花酒」等。

到了宋朝，在宋徽宗親自主持編撰的《聖濟總錄》中，有專門的「悅顏爽志」食療方，比如「大棗粥」、「蓮子粥」、「鹿角膏」等。《太平聖惠方》中同樣有許多美容輕身的方子。

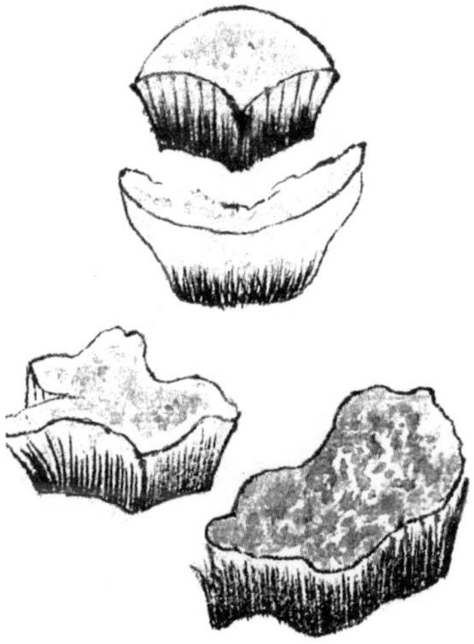

古人為了美白，竟然口服砒霜！

宋朝最常用的「七皮飲」，也是有名的瘦身茶，被宋朝名醫嚴用記錄在《濟生方》中。這種減肥飲品據說能行氣消脹，利水滲濕，消水腫。相傳，蘇軾曾經自民間得了一張「駐顏不老方」，他還為此寫了一首歌訣，並被收錄在《蘇沈良方》中：

一斤生薑半斤棗，二兩白鹽三兩草，
丁香沉香各半兩，四兩茴香一處搗。
煎也好，泡也好，修合此藥勝如寶。
每日清晨飲一杯，一生容顏都不老。

元、明、清三朝，人們對美容減肥事業同樣孜孜以求，貢獻出了很多良方。比如清朝《石室密錄》中記載了一款減肥丹藥——「火土兩培丹」，由人參、白朮、茯苓、苡仁、芡實、熟地等十幾味藥物組成。

慈禧太后對美白的追求達到了登峰造極的程度，除此之外，她還對美髮十分重視。《慈禧光緒醫方選議》中記載：「光緒三十一年七月除五日老佛爺香發散，發有油膩，勿用水洗，將藥摻上一蓖即淨，久用發落重生，至老不白。」

另外，清朝時期的美容手段其實已經比較完善了，除了中藥、食療外，還有推拿、按摩、氣功、針灸等方法，內服外用一樣不少。

上面的方子都還算正常，但接下來介紹的這兩種就有點驚悚了。雖然用米粉塗臉可以美白，但這種方法有一個弊端，那就是容易脫妝，怎麼辦？這可難不倒古代的小仙女們，為此，她們大

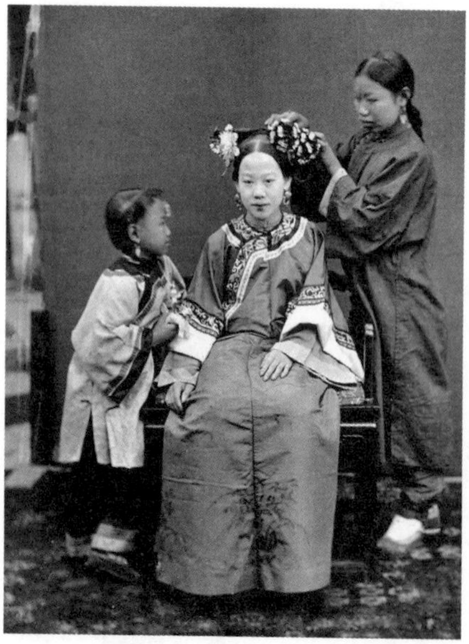

晚清時的富家小姐。在當時，富人出門前，必須認真打扮，否則會被認為有失身分。

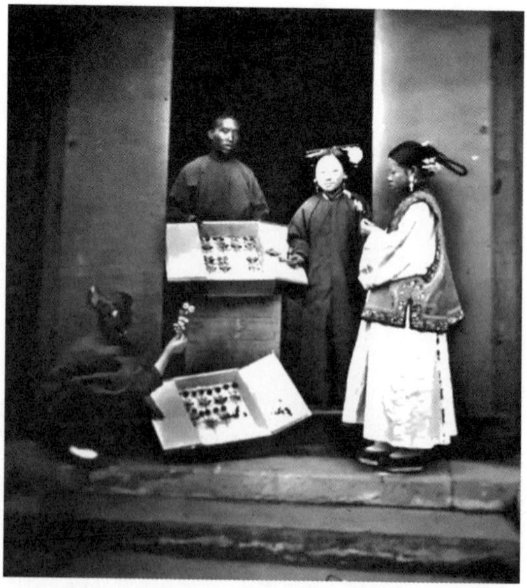

晚清時期，販賣頭飾的小販走街串巷，愛美的女性紛紛前來購買。

膽使用鉛粉。所謂「一白遮百醜」，鉛粉美白的效果的確一流。但是，鉛是重金屬，且帶有毒性，長期使用，會讓肌膚發青甚至發生中毒。

這還不算最可怕的，有人為了美白，竟然口服砒霜——把少量的砒霜混進食物裡每天服用。少量服用砒霜的確可以使皮膚在短時間內變得白淨有光澤，但是依賴性也很大，一旦停用，膚色會比以前還要糟糕。可要是長期服用，死亡怕是唯一的「出路」了。

特殊的足部整形術：纏足

在追求美的過程中，中國歷史上出現了一種讓西方人驚訝、讓現代中國人感覺不可思議的畸形審美行為——纏足，也稱纏腳、裹腳。從宋代到清末的近千年間，眾多女性或被動，或主動加入這一隊伍之中，慢慢將這一損害身體健康的怪異行為發展為一種美的標準，以至於以「不為者為恥」。

今天看來，纏足很像古代一種特殊的足部「整形術」，所用的手術器具比較簡單：一條簡單的纏膠帶；手術人員則是女性自己或女性親屬。

這項特殊的「足部整形術」如何實施呢？

如若家有女孩，四、五歲便開始對其纏足，過程是這樣的：先穿一種尖頭鞋，以限制足部的生長發育；到了

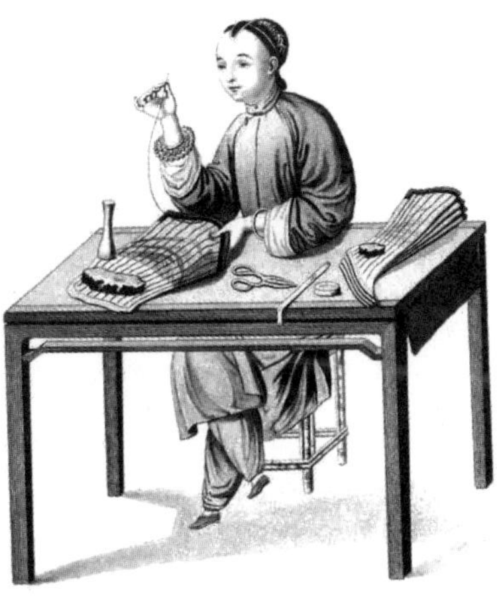

西方人畫中展現的晚清小腳女人。

七、八歲，開始用纏足布纏腳，因此時女孩的腳還有柔韌性和可塑性。所用的纏足布（裹腳帶）大約一寸（三．三公分）多寬、七、八寸（二十多公分）長。纏足的時候用纏足布把大腳趾之外的其他四個腳趾捲壓到大腳趾下面，此時的骨頭就算再柔韌，也需要人力強行進行扳壓。經過五、六年的時間，女孩的腳背高高拱起，腳漸漸長成尖角形——「三寸金蓮」就此形成。

由於這項特殊的整形術違背了腳的自然生長規律，結果常常導致女性腳部流膿潰爛、血肉模糊、筋骨錯亂，繼而變得形象各異、面目全非。

纏足所帶來的痛苦與風險，與今天的整容手術不相上下。某地曾有一女子，幼時開始纏足後，一個多月不能下床走路。但由於腳還是「難看」，她的母親和奶奶就把瓷碗碎片放在她的腳底、腳腰和腳面，再用纏足布把她的腳包裹起來，套上小鞋，讓她下地走。結果，瓷碗碎片割破腳底，血跡從纏足布中滲出，慢慢變黑、發臭。女子疼得臉色蒼白，精神恍惚，體重驟減。

為什麼古代的女性要纏足，莫名遭此苦楚？為什麼古時候有那麼多男子喜歡小腳的女性？對此，中外學者有不同的看法。曾經在中國住過四十年的社會學家納吉奧．魯佐認為，當時的中國男性找纏足的女子，是認為同這類女子性交就跟和處女性交一樣，能增強男女性交時的快感。他曾在《金蓮小腳具有整個身體的美》中寫道：「女人的腳越小，她的陰道肌膚就越美妙。」

另一種觀點則認為，讓女性纏足是為了限制她們的自由行動，因為儒家提倡女子應以貞靜為美德，尤其是名門閨秀。比如，如果某個女子說自己在自家門口的街上都能迷路，很可能是在炫耀自己家教好，名聲清白。被纏足的女性行動不便，更可能「大門不出，二門不邁」，也就更能保持貞潔、純潔的本性。

還有一種觀點認為，女子纏足可以製造一種「性隱祕感」，或「性敏感帶」，能刺激男性的性欲。所謂越是隱祕的東西，越能激發人的興趣。而有的人甚至只對這類「隱祕」性的事物感興趣。《趙飛燕外傳》中說漢成帝患有陽痿，不能勃起，但只要用手接觸趙合德的腳，勃起障礙瞬間解除。

而無論原因為何，這一特殊而畸形的審美癖好在中國歷史上也是奇葩的存在，眾多女性為此付出了沉痛的代價。

那麼，纏足起源於何時？誰又是始作俑者？

流傳最廣的說法是，纏足源於南唐李後主。他「令嬪娘以帛纏足，屈上作新月狀，著素襪行舞蓮中……」宮女們為了爭寵也開始仿效，後傳至民間，成為後世女性悲劇的開始。雖然有人對這個說法存疑，但主流觀點多認為纏足大致出現在唐末宋初。

宋之前，纏足多限於宮廷演出，而兩宋後慢慢成為時尚，並開始在民間風靡。南宋末年的學者車若水在《腳氣集》中寫道：「小兒未四五歲，無罪無辜，而使之受無限之苦。纏得小來，不知何用。」

到了元朝，很多漢族女子「以不纏足為恥」。真正意義上的「三寸金蓮」在宋末到元末這一時期出現。

到了明朝，纏足到達全盛時期，風氣吹遍全國，當時「士大夫家，以致編戶小民，莫不裹足」，當然也有不少人不纏足。

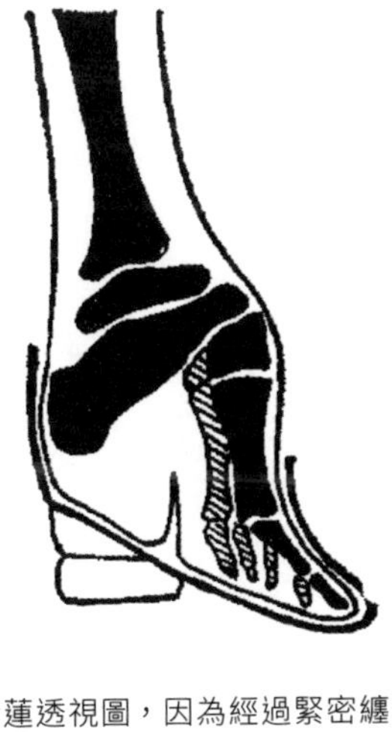

三寸金蓮透視圖，因為經過緊密纏裹，導致腳部骨骼畸形。

朱元璋的皇后因為腳大也曾為人背後譏諷，有一次，朱元璋微服出巡，聽到有人變相嘲笑皇后腳大，第二天就下令將這家人連帶九族三百多人統統處死。連皇后腳大都被人嘲笑，可見時人對女性小腳的趨之若鶩……

而也是在此時，纏足成了評價女性美醜的首要條件，甚至連容貌、身材、膚色等都要往後排。

明代小說《玉閨紅》中提到一相貌平平的青樓女子因有一雙「好看」的小腳而「門庭若市」；更有人喜歡將金蓮小鞋當作酒杯喝酒。此外，對「金蓮」的迷戀，甚至發展出專門品評金蓮的標準。最有名的當屬李漁，他在《閒情偶寄》中有詳細的評述，可以說是專業的「金蓮評論家」。

清軍入關後，曾對漢族女子纏足極力反對，但從順治到乾隆，即便四帝三令五申，依舊對漢女羅裙下的三寸金蓮無可奈何，甚至本不纏足的滿族女子也偷偷仿效，風靡的「花盆鞋」中就有纏足的身影。

清人方絢寫的《香蓮品藻》，可謂纏足的百科全書。他在書中把女子小腳的美醜進行了分級，並起了各種名稱。比如香蓮「五式」：蓮瓣、新月、和弓、竹萌、菱角；香蓮「三貴」：肥、軟、秀；「香蓮十八名」：四照蓮、錦邊蓮、釵頭蓮、單葉蓮、佛頭蓮……「香蓮十友」：益友（羅紈）、豔友（弓鞋）、夢友（伴奴）、執友（繡曳）、淨友（錦襪）……不一而足。當時一些文人在看書行文時，必須手握姬妾的金蓮不可，不然沒有靈感，無法搞創作……

清代小說《情夢柝》中則寫道，某書生因聽說想招他為婿的荊家小姐雖然人漂亮，但可能沒有纏足，頓時興趣缺乏，想讓他父親推掉親事。可見古時人對「金蓮」的迷戀到何種畸形的地步。

清朝末年，一些知識分子開始認識到纏足的危害，反纏足運動慢慢興起。這期間，外國人在國內開辦的耶穌教會曾發起「天足運動」，太平天國運動也反對纏足。不過，根深蒂固的思想不可能一時被抹除。

清朝被推翻後，孫中山下令禁止纏足。「五四」時期，纏足被革命分子討伐，很多人撰文痛斥纏足的弊端，許多報刊也廣泛宣傳放足的好處。但直到中華人民共和國成立後，才真正杜絕了這一陋習。

粗覽中國歷史上的纏足史，誰能料想到，當初皇帝的無心讚賞，卻成了後世萬千女性的桎梏！真可謂「帝王一念，害人不淺」。而對於纏足，它纏住的不僅是當時女性的腳，也是當時所有人的腳，更是全社會的腳……話說回來，雖然又臭又長的有形裹腳布已經被遺棄很久，變成了「文物」，但人們心裡無形的「裹腳布」，有沒有完全丟掉呢？

男人妝：粉英

女子想變美，男子也不例外。戰國鄒忌不就曾問妻子：「我孰於城北徐公美？」更讓你想不到的是，中國最早的化妝用具竟然是為男性所用！據考古發現，古時男性用的梳妝盒裡有銅鏡、木梳、刮刀、脂粉盒和小木梳，一應俱全，簡直是最早的化妝箱。漢代的男性墓中也隨葬有豐富的化妝用具，「孝惠時，郎侍中皆冠　鵔鸃、貝帶、傅脂粉。」還流行過在帽子上插鮮豔的羽毛，脖子上抹用米加鉛做的粉。

古代化妝用的米粉是用圓的缽盛米汁，沉澱後製成

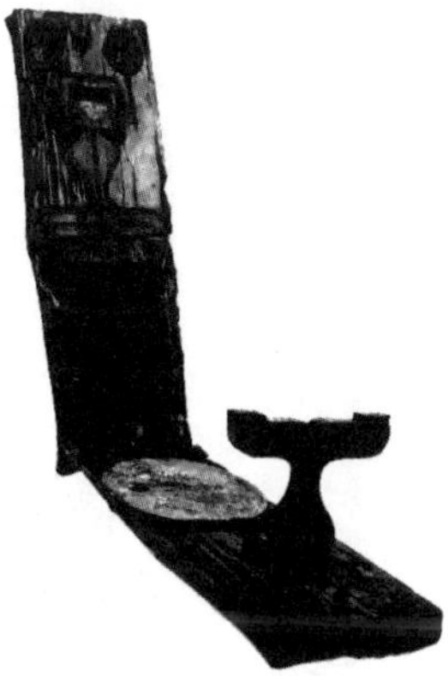

湖北棗陽九連墩一號楚墓出土的可攜式梳妝盒，盒內有銅鏡、木梳、刮刀、脂粉盒和小木梳等一系列化妝器具。

「粉英」，曬乾後用來敷臉。也有的用黏性較好的粟米，還加了香料。鉛粉的主要成分是鹼式碳酸鉛，含有鉛、錫、鋁等元素，但沒有脫水，呈糊狀，用的時候要加水調和。後來它被製成了粉末和固體狀，保存起來也方便，慢慢取代了米粉。

歷史上男性化妝最有名的朝代，非魏晉莫屬。很多人恐怕不知道，「膚如凝脂，唇賽點朱，面似月下白玉，腰如風中楊柳，口噓蘭麝，體溢芳香，端的一個好皮囊！」其實是形容男人的。當時的貴族們，鏡不離身，打粉化妝，噴香水，跟現在的美容潮流不相上下。曹植跟朋友見面前「取水自訖，敷粉」，據說有一次讓客人等了一個多小時——現代人估計都自愧不如；書法家王羲之也不能免俗，出門必定化妝，香水是臥房的必備之物，塗唇之類的胭脂膏粉也不少。

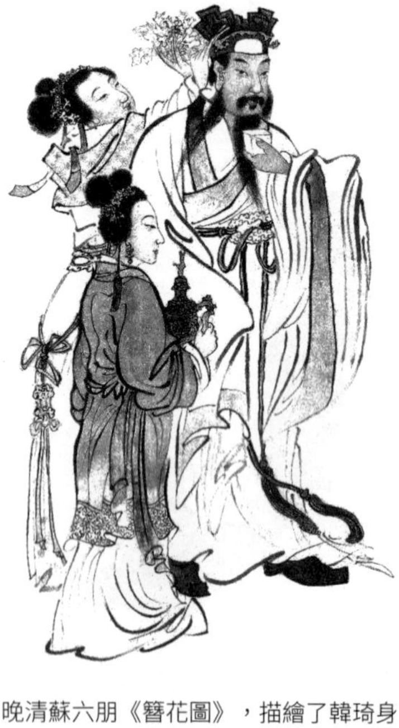

晚清蘇六朋《簪花圖》，描繪了韓琦身邊兩名侍女為他簪花的場景，當時人們戴花成為一種時尚。

唐朝的時候，皇帝還帶頭給大臣發化妝品，如唐高宗、武則天等。有洗頭髮用的「頭膏」、敷臉的「面膏」、潤唇膏「口脂」，這些都有一定的藥物功能。包裝也是相當高大上，曾經「以翠管銀罌盛之」。據說太平公主用過一款面膜，用後皮膚光滑細膩，武則天知道後就把這方子賞給朝廷裡的大臣——好東西就是要分享嘛，武則天也真是個豁達爽快之人。

宋代開始，男人化妝的風氣稍弱，但也不是蓬頭垢面，至少「三天一沐發，五天一沐浴」，保持頭髮油亮和臉部潔淨。比如明朝的宰相張居正，尤其喜歡護膚品，早晚都要讓人送到府裡，即「膏澤脂香，早暮遞進」。到了清朝，男性化妝才逐漸不再時興。

瘦身本無錯，愛美亦真心。自古以來，東西方都在追求美的道路上前仆後繼，對美的看法也在隨著時代更迭而有所不同，這都無可厚非。不過，如果一味地為了取悅他人而亂從潮流，甚至對自己的身體進行摧殘，那就得不償失了。這樣的「愛美」行為就不得不說是一種殘忍了。

每個時代有每個時代的審美，亦有獨特的風尚。那些逝去的時代，我們雖然不能真正領略其風采，但通過史書典籍，仍可窺見人們在追求美的道路上所創造的輝煌，當然也包括所陷入的困境和誤區。

古人化妝的步驟，你瞭解嗎？

古代人化妝跟現代其實沒有太大的區別，只不過現代可能更煩瑣一些。

洗臉：古人通常會選擇淘米水來洗臉，然後「施以膏澤」，類似今天的化妝水、乳液。

妝粉：古代的妝粉有植物類的和金屬類的，植物類的如米粉，金屬類的就是鉛粉。

修眉：用黛石或藍草汁等畫眉。不同時期流行不同的眉形。

貼花黃：通常是在額髮際或面部塗黃色粉等，一般是未出閣的少女常用。

最後是**戴花鈿**，或**面靨**（人工酒窩），**塗口紅**。

07

古代女性就醫、從醫

男女授受不親／寧死不醫／民間「三婆」／官戶婢與女醫／「毒醫」淳於衍

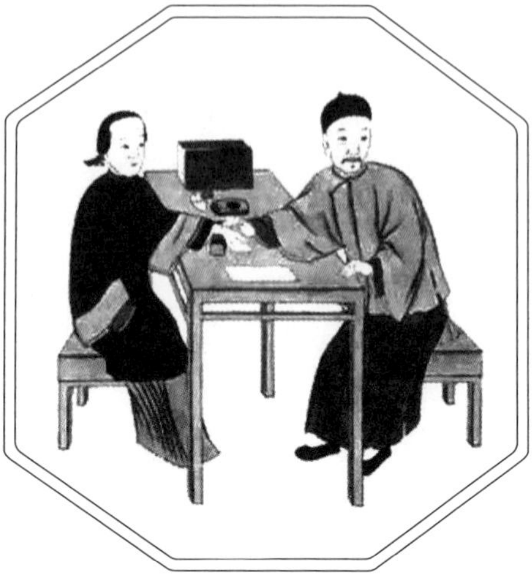

男女大防，古代女性如何就醫？

「男女授受不親」是古代禮教對男女兩性不能直接接觸、言談或授受物件，限制男女交往的一種規定，出自《孟子．離婁上》。

在漢武帝「獨尊儒術」之前，這種男女之防只是孔孟之道的一種提倡，並未占據思想的主流。但到後來，這一思想像一張大網一樣罩在了男女之間的自由交往上；而宋代理學的興起，讓這一狀況如同火借風勢一般彌漫開來，甚至發展到荒唐的地步；到了元、明、清三朝，則更是變本加厲。

當時，女子絕不能和男性有身體接觸，哪怕給對方遞東西也被禁止。遇到緊急情況時怎麼做呢？女子要把東西放下，讓男性自己去拿。如果是未婚女子，與男性發生身體接觸，那她就會被認為被「玷污」了，「不潔」了，這樣的女子沒人願意娶她，只能嫁給觸碰她的那個人。歷史上曾有女子因被逼無奈選擇自殺。

比如，宋朝時曾經有一個女子，因為看到男性裸著的上半身竟然羞憤自殺；一位王姓女子，因為風吹門簾，懷疑有人偷窺，自盡而亡。而司馬光在《家範》中曾記載，當時有一女子的丈夫死了，她帶著孩子，背著丈夫的遺體，投宿某客店。但男店主不准她住，還把女子硬拉了出去。這個女子認為自己被污身，後來竟然用斧子砍掉了自己被拉過的手臂……

既然男女不能直接接觸，那如果女子生病需要就醫，該怎麼辦？

平民百姓家的女兒通常沒有太多的約束，而富貴人家的女兒要求就比較嚴格了，生病後通常是讓下人去抓藥，醫生只能通過聽下人的描述來判斷病人的病情，然後再開出藥方。

當然，也有些醫生比較聰明，會運用一些巧妙的辦法，以使病情診斷更為準確。唐朝有位名叫昝殷的名醫，精通婦科。他在為女性患者診病時，常會帶著一具女體器具，透過讓病人自己指出不舒服的位置來對症下藥。

到明朝時，給女子看病就比較嚴格了。明太祖朱元璋為此特別規定：「宮嬪以下有疾，醫者不得入宮，以證取藥。」嬪妃生了病，只能敘述病情後，讓醫生開藥方。有位分的人尚且如此，一般的宮女就可想而知了。如果是普通小病還好說，大病真的只能聽天由命了。

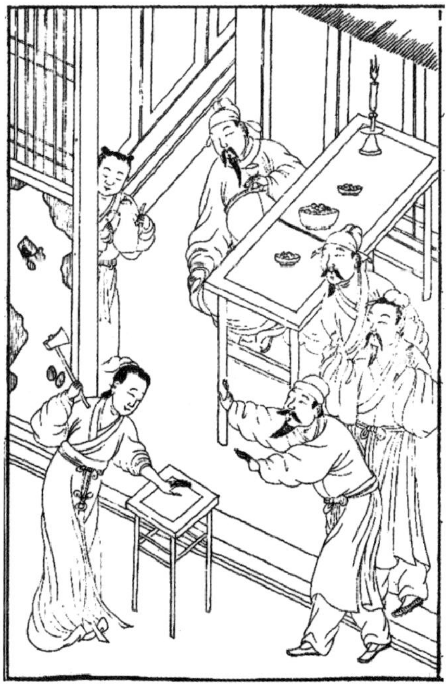

《人鏡陽秋》對司馬光在《家範》中的記載進行了繪畫展示：只因為手臂被男性拉扯過，畫中女子就要砍掉被觸碰的手臂。

民間雖然相對好一些，但女性得病看醫生，也有嚴格的講究。明朝的《習醫規格》中記載了以下規定：「隔帷診之亦必以薄紗罩手。」女病人不能直接讓醫生看病，需要用東西「隔」一下，常見的是用帷幔把醫生與女患者隔開，再用紗把手罩起來，讓醫生診治。醫生透過紗帳觀察女病人的氣色、舌象等，完成「望診」程式。至於診斷的準確度就很難說了。如果病人家庭困難，醫生通常要「自袖薄紗」——自己袖子裡帶一塊薄紗。女性如果要去醫生的診所看病，則必須用紗巾或扇子「蔽面」。如果是寡婦，更要小心謹慎。

不過，如果得的是婦科病，通常女性是羞於說出口的，甚至因為封建禮教的束縛而選擇避不就醫。元朝有一位寡婦得了乳疾，不去看醫生，說：「寧死，此疾不可男子見。」於是自己忍受病痛的折磨，後來最終喪命。而她得到的是什麼呢？一座冰冷的貞節牌坊而已。

傳男不傳女

中國古代絕大多數醫生都是男性，說得上名字的女醫生屈指可數，史書上記載的僅有義姁、淳于衍、鮑姑、趙婆、彭氏、陸氏、王恆恒其、談允賢、曾懿等幾位。古代女醫生如此少，最主要的原因自然是女性地位太低，沒有機會進入當時的「太醫署」或「太醫院」接受正規的醫學教育。即便自己的長輩是醫生，也多抱著「傳男不傳女」的封建思想。哪怕兒子愚笨，女兒再聰明也不行。另外，即便有些女性有機會從醫，她們接受的文化素養教育和醫學素養教育，也遠不如男性。

不過，女性想從醫總歸還是有一些方法的。比如西漢時期曾專門設立過「女醫」職位，當時叫「視產乳之疾者」，「產乳之疾」大概跟現代的乳腺炎類似。這裡的「女醫」的服務物件只是皇宮裡的皇后、公主等皇族裡的女性。她們的主要任務是接生和診治產後病。民間以醫為業的女性人數雖然比皇宮裡的多，但她們的身分較複雜，醫術很難得到認可，比如「三婆」——師婆、藥婆和穩婆，通常是不太受信任的。南宋大儒袁采在家訓《袁氏世範》中告誡子孫：「……牙婆及婦人以買賣、針灸為名者，皆不可令入人家。」在當時的士人心中，依靠醫療服務謀生的女性就是「壞女人」。元代的官員徐元瑞在《吏學指南》中也警告，「三姑六婆」都是壞女人。

古代關於宮廷女醫生的選擇標準以及相應的教育內容有如下記載：「諸女醫，取官戶婢年二十以上三十以下，無夫及無男女，性識慧了者五十人……醫博士教以安胎產難及瘡腫，傷折，針灸之法，皆按文口授……」、「官戶婢」是什麼人？很可能是官戶和官奴婢兩個階層的女性。在唐代，民眾被分成良人和賤人，屬於官府的賤人被稱為官賤人。前面提到，醫生在古代的地位是比較低

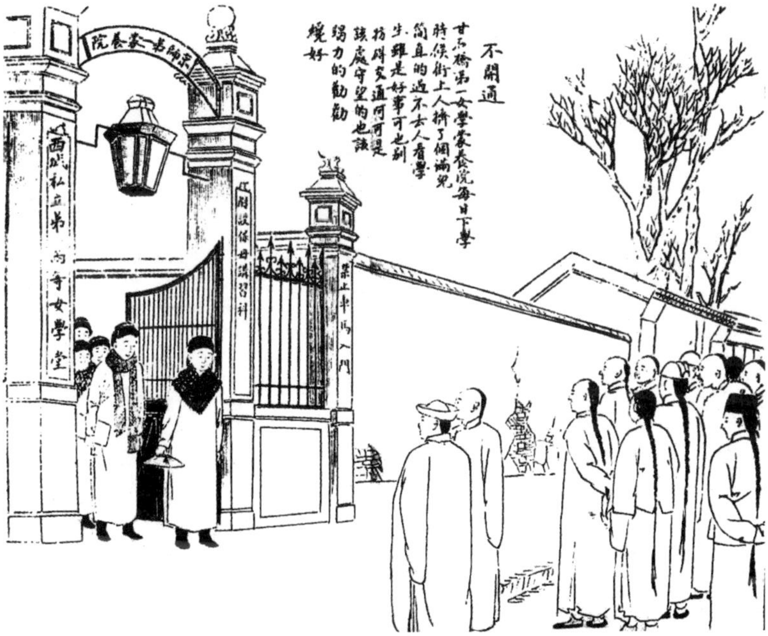

一九〇七年《日新畫報》上的〈不開通〉提到：當時女校的學生放學，很多人都感到稀奇無比，聚在門口圍觀。由此可見，雖然已到清末，女性地位開始有所提升，但人們根深蒂固的觀念並沒有什麼改變。

的，屬於「雜伎」，自然選擇從醫女性也是從官婢中找。

從上面的話中還可以得到一些重要資訊，選官戶婢當女醫生有幾個標準：一是年齡有限制，不能太小，也不能太大，二、三十歲之間，其實比太醫署的學生年齡要偏大。二是不能結婚嫁娶，或者婚嫁但沒有生過孩子。為什麼？據說是因為這些女醫生以後專屬後宮，可以說是簽了終身之約，死也得死在宮裡；也有人認為，生過孩子的女性不吉利，所以不選。三是選擇天資好、聰明、理解能力和領悟能力好的，這樣學習起來更容易一些。

女性能跟男性一起上課嗎？當然不能。她們不能和太醫署的男醫學生在一起學習，而是被安置在其他地方。可能是「內藥司側，造別院安置也」，比如尚藥局旁邊。此外，女性在學醫時，周圍會由四位宦官嚴格看守，像監考老師一樣。

女醫生所要學習的科目主要包括瘡腫、傷折、針灸等，由太醫署的博士來口授。但由於這些女子文化水準不高，不可能讀懂醫學方面的專業書籍，可以想像，學習五年之後，她們的醫學水準和造詣並不如太醫署的醫學生。

女醫也有宮鬥戲

古代有這麼一位女醫生，不珍惜自己的醫術，結果被人利用，牽扯進宮廷鬥爭中，自食惡果，沒得善終。這個人就是漢朝的「毒醫」淳於衍。

淳於衍是乳醫，是專門接生的婦產科醫生。當時她跟權臣霍光的老婆很熟，就想給自己的丈夫謀個官當當。巧的是，霍光的老婆想把女兒送進皇宮當皇后，但要想事成，得先將許皇后弄下來。許皇后當時剛生完孩子，染上了疾病。霍光的老婆就利誘淳於衍，讓她投毒殺死皇后，還答應她事成之後，跟她共享榮華富貴。

淳于衍後來真的向許皇后下毒。許皇后命薄，很快就死了，這件事暫時沒被追究。但壞事總有暴露的一天。後來，霍光的兒子因為謀反事發，淳於衍下毒的事被揭露，最終被處死。

古時候在「男女授受不親」等狹隘的思想影響下，很多女性因得病不敢或不方便就醫，繼而只能遭受病痛的折磨，甚至會因一點小病而喪命。又因為性別歧視以及社會風俗等原因，女性不能接受同男性一樣的文化和醫學專業教育，為中國醫藥發展貢獻才智，不能不說是中國醫藥史上的一大損失。

也許有人會說，過去的荒誕是植根於封建禮教基礎上的，有它自己的「語境」，現在是文明社會，早已將這種情況根除。事實果真如此嗎？在二十一世紀的今天，雖說女性地位已大有提升，但實際上整體而言，卻還是遠遠不及男性。還有不少抱有封建思想的人，不尊重甚至歧視、迫害女性，而社會上也時不時出現所謂「女子無才便是德」之類的無腦之談。這不能不引起我們的警惕與反思。

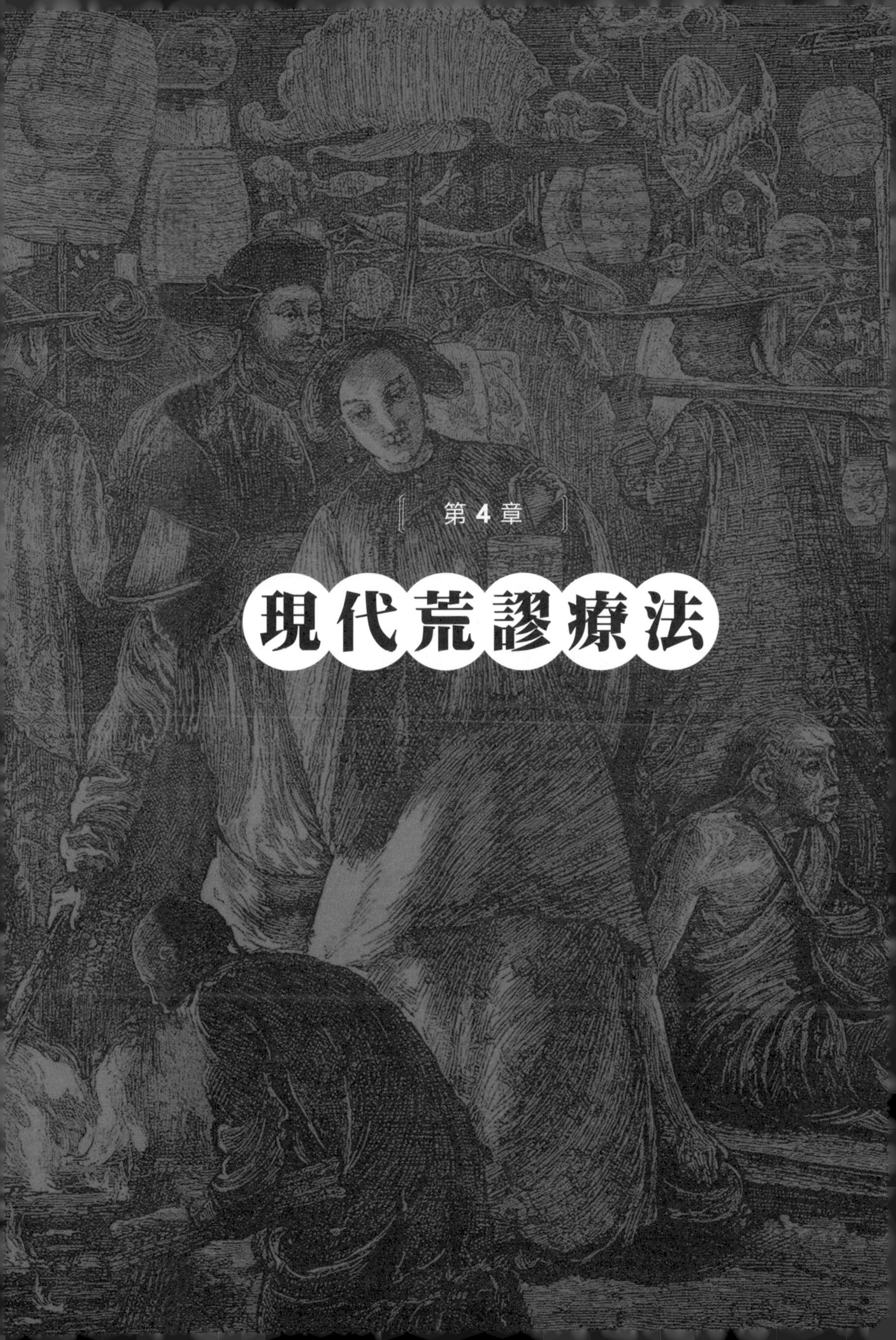

第4章

現代荒謬療法

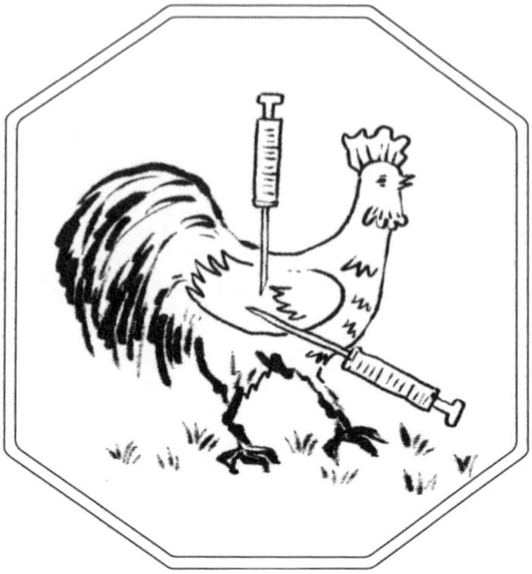

01
雞血療法：狂熱年代的神奇祕方

俞昌時／「公雞熱」／風靡全國／曇花一現

在生活中，形容一個人做事激情澎湃、不知疲勞，常常會說「他像打了雞血一般」。為什麼要說「打雞血」呢？這個說法有什麼來頭？

「打雞血」一開始可不是用來調侃的，在中國現代醫學史上的確真實存在過，它是二十世紀五〇至七〇年代最出名的一種民間保健方法，曾風靡於高階主管及公務人員中，俗稱「雞血療法」。

所謂「雞血療法」，就是把一年生的大公雞的血，抽出來注射到人體中。在當時醫界看來，注射了雞血的人，像吃了補藥一樣，面色發紅，精神亢奮。

打雞血怎麼操作呢？據當時發放的「雞血療法」資料記載：先在雞翅下選好血管，然後用注射器抽取新鮮雞血（幾十至一百毫升），不用做任何處理，注射到人的皮下組織，每週一次。據說，雞最好選擇童子公雞——因其元氣最足，治療效果最佳。

上流社會的祕聞

據稱，「雞血療法」可能是受到了二十世紀五〇年代初蘇聯「組織療法」的影響。當時蘇聯醫生把人體的某些組織，如皮膚、內臟、胎盤等做成注射液來給人治病。但在現實生活中，要將這樣的理論施行起來，卻不是一件容易的事。

讓打雞血流行起來的比較傳奇的說法是，一位在押的前國民黨中將軍醫在交代問題時，順便提供了雞血療法的「祕方」。據這名醫官透露，國民黨高級將領甚至最高將領都靠這雞血祕方養生保健、延年益壽。這種荒誕不經的謠言因為來自「上流社會的祕聞」而充滿了神祕色彩，在它不經意間流向社會之後，很多人對此深信不疑。

第一個開創「雞血療法」的人是上海永安棉紡三廠廠醫俞昌時。一九五九年五月二十六日上午，俞昌時醫生當著眾多圍觀工人的面前，給自己打了一毫升新鮮雞血。這一針不但沒讓他出現任何不良症狀，反而面色紅潤，精氣神也更足了，用他的話說，「不到三小時，就感覺奇餓，中午吃了八兩飯哩！」

誰也沒想到，這一針的迴響居然那麼強烈，當天下午就有四十多人找到俞醫生，要他替自己打雞血。俞昌時曾跟人講起這件事，說：「當時，原來咳嗽不斷的人，打了雞血五分鐘後就有好轉；晚上因哮喘難以入眠者，打了雞血後當晚很快進入夢鄉；透過雞血療法，胃痛的不痛了，長腫瘤的沒過多久腫塊就消了下去。」

俞昌時畢業於上海亞東醫科大學，當過軍醫，開過私人診所，還擔任過縣級衛生院院長，行醫時間有二十多年。「雞血療法」奇想源於一九五二年他在江西南平縣工作時的重大發現。有一次，俞醫生測量雞肛門溫度時，發現雞的體溫高達四十三℃，在他看來，這意味著雞血的發熱機能特別高，神經中樞的調節作用特別強，由此他斷定它能促進機體新陳代謝，並能抗菌抗毒。事實上，中醫裡就有很多內服外敷雞血以治病的方子。據此，俞昌時決定配合自己的現代醫學知識，發明一種新的保健治病的方法，嘗試「雞血療法」。

雞血一打，腫瘤就縮回去了

「雞血療法」流傳出去後，俞昌時自己印發了《雞血療法》小冊子進行宣傳。他在小冊子裡說，他先在自己身上做試驗，注射了兩天的雞血，覺得「精神舒適、食欲增加」，三、四天後，「腳癬、身上的皮膚病同時痊癒了」。接著，俞醫生又給親友注射，自己十五歲的女兒腹痛，打了一針雞血就好了；還有一個大腿患有蜂窩炎的農民，注射了三次雞血就痊癒了；一個陰道長腫瘤的女人，注射兩次雞血後，腫瘤就縮小了，後來完全消失。

在當時人看來，透過打雞血，還可以預防和治療半身不遂、中風、婦

“鸡血疗法”能治疗哪些疾病

临床实践证明，“鸡血疗法”是肯定能治疗某些疾病的，但是由于每个人的体质、病情等因素不同，因而疗效也不一致。疗效通常在注射了三——四针后出现，一针见效的病例也屡见不鲜，大部分接受此疗法的患者都有明显的食欲增加、精力充沛和睡眠改善等现象。现按显著疗效和一般疗效的病种分列于下：

（一）显著疗效：（1）功能性月经过多（2）胃及十二指肠溃疡（3）弥漫性表层角膜炎（4）预防麻疹（5）性神经衰弱等。

（二）一般疗效：(1)神经衰弱（2）支气管哮喘（3）慢性肠炎（4）高血压（5）慢性支气管炎(6)传染性肝炎（7）夜尿症（8）湿疹（9）关节炎（10）贫血（11）眼结膜炎（12）乳汁缺乏（13）神经性头痛等。

雞血療法能治療的疾病極多，堪稱「靈丹妙藥」。

科病、不孕不育、性功能障礙、胃潰瘍、高血壓、香港腳、痔瘡、感冒等病症。

照這樣的療效，「打雞血」這一方法在當年缺醫少藥、資訊不暢的年代，可以說是靈丹妙藥了。所以，這一方法很快就像風一樣刮遍了全國，從北京到雲南邊疆，從企業主管到農民、學生，甚至專業醫生也不例外。男女老少，信眾遍及全國，最流行時，人們還要排隊注射。而與此同時，雞價一下子升了天。當時的人還有事沒事懷裡抱著一隻公雞，夜裡雞叫聲連綿不斷，想想那場面，應該是相當壯觀了。

四川崇州地方誌《百年崇州》這樣描述抱雞抽血的場景：「病人抱著雞進診室後，有護士幫忙，七手八腳地逮住雞，從一邊翅膀的靜脈血管中抽出雞血。由於一次能抽的雞血不多，所以還要在別處抽。在抽血時，強壯的公雞會拚命掙扎，一旦掙脫就咯咯大叫，滿屋飛逃，大家追拿，亂成一團，雞毛灰塵揚起，再加上雞屎遍地，更是臭氣熏天。因為頻繁扎針，過不了多久，一隻漂亮的公雞就變成了渾身青一塊、紫一塊的斑禿雞，這就需要另換一隻好雞，因此市場上雄壯漂亮的公雞一度成為搶手貨。」

因為「雞血療法」，公雞成為搶手貨。在那個特定的年代，打雞血能大補成為共識。其實所謂的打雞血能大補，就是一種過敏反應。因為雞血被注射進人的肌肉組織，打進肌肉的雞血會被人體吸收，由於異性蛋白會引起人體免疫系統的排異和過敏反應，因此

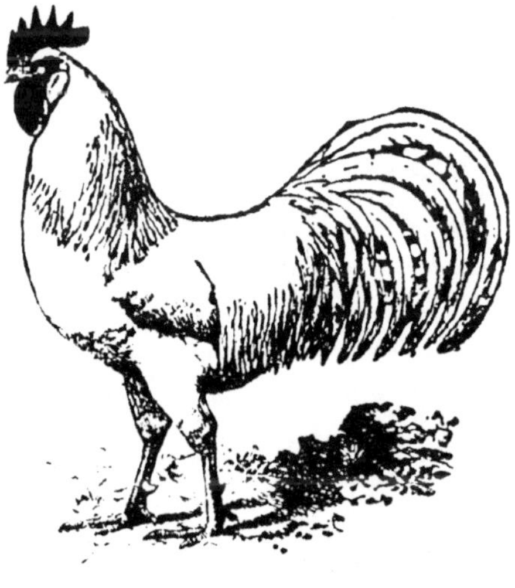

當時的看法認為，越是強壯的公雞的雞血，治療功效越好。

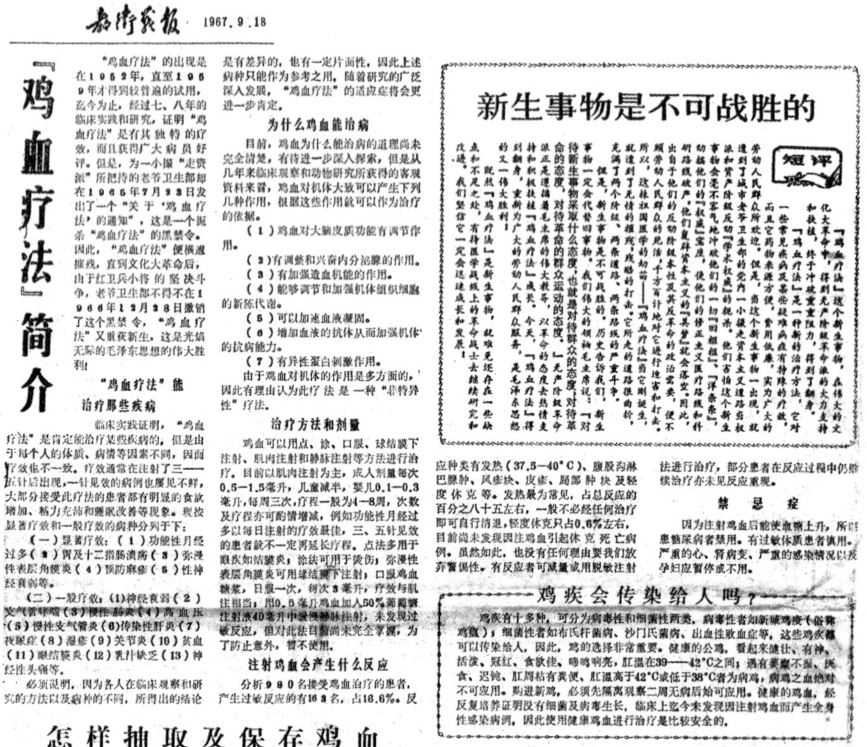

新衛戰報 1967.9.18

「鸡血疗法」简介

"鸡血疗法"的出现是在1952年，直至1959年才得到较普遍的试用，迄今为止，经过七、八年的临床实践和研究，证明"鸡血疗法"是有其独特的疗效，而且获得广大病员好评。但是，为一小撮"走资派"所把持的老爷卫生部却在1965年7月23日发出了一个"关于'鸡血疗法'的通知"，这是一个扼杀"鸡血疗法"的黑禁令。因此，"鸡血疗法"便横遭摧残，直到文化大革命后，由于红卫兵小将的坚决斗争，老爷卫生部不得不在1966年12月28日撤销了这个黑禁令，"鸡血疗法"又重获新生，这是光焰无际的毛泽东思想的伟大胜利！

"鸡血疗法"能治疗那些疾病

临床实践证明，"鸡血疗法"是肯定能治疗某些疾病的，但是由于每个人的体质、病情等因素不同，因而疗效也不一致。疗效通常在注射了三——五针后出现，一针见效的病例也屡见不鲜，大部分接受此疗法的患者都有明显的食欲增加、精力充沛和睡眠改善等现象。现按显著疗效和一般疗效的病种分列于下：

（一）显著疗效：（1）功能性月经过多（2）胃及十二指肠溃疡（3）弥漫性表层角膜炎（4）预防麻疹（5）性神经衰弱等。

（二）一般疗效：(1)神经衰弱（2）支气管哮喘（3）慢性肠炎（4）高血压（5）慢性支气管炎(6)传染性肝炎（7）夜尿症（8）湿疹（9）关节炎（10）贫血（11）眼结膜炎（12）乳汁缺乏（13）神经性头痛等。

必须说明，因为各人在临床观察和研究的方法以及病种的不同，所得出的结论是有差异的，也有一定片面性，因此上述病种只能作为参考之用，随着研究的广泛深入发展，"鸡血疗法"的适应症将会更进一步肯定。

为什么鸡血能治病

目前，鸡血为什么能治病的道理尚未完全清楚，有待进一步深入探索，但是从几年来临床观察和动物研究所获得的客观资料来看，鸡血对机体大致可以产生下列几种作用，根据这些作用就可以作为治疗的依据。

（1）鸡血对大脑皮质功能有调节作用。

（2）有调整和兴奋内分泌腺的作用。

（3）有加强造血机能的作用。

（4）能够调节和加强机体组织细胞的新陈代谢。

（5）可以加速血液凝固。

（6）增加血液的抗体从而加强机体的抗病能力。

（7）有异性蛋白刺激作用。

由于鸡血对机体的作用是多方面的，因此有理由认为此疗法是一种"非特异性"疗法。

治疗方法和剂量

鸡血可以用点、涂、口服、球结膜下注射、肌肉注射和静脉注射等方法进行治疗。目前以肌肉注射为主，成人剂量每次0.5—1.5毫升，儿童减半，婴儿0.1—0.3毫升，每周三次，疗程一般为4—8周，次数及疗程亦可酌情增减，例如功能性月经过多以每日注射的疗效最佳，三、五针见效的患者就不一定再延长疗程。点法多用于眼疾如结膜炎，涂法可用于烫伤，弥漫性表层角膜炎可用球结膜下注射，口服鸡血糖浆，日服一次，每次3毫升，疗效与肌注相当，用0.5毫升鸡血加入50%葡萄糖注射液40毫升中缓慢静脉注射，未发现过敏反应，但对此法目前尚未完全掌握，为了防止意外，暂不使用。

注射鸡血会产生什么反应

分析980名接受鸡血治疗的患者，产生过敏反应的有163名，占16.6%。反应种类有发热（37.5—40°C）、腹股沟淋巴腺肿、风疹块、皮疹、局部肿块及轻度休克等。发热最为常见，占总反应的百分之八十五左右，一般不必经任何治疗即可自行消退，轻度休克只占0.6%左右，目前尚未发现因注鸡血引起休克死亡病例。虽然如此，也没有任何理由要我们放弃警惕性。有反应者可减量或用脱敏注射法进行治疗，部分患者在反应过程中仍继续治疗亦未见反应重现。

禁忌症

因为注射鸡血后能使血糖上升，所以患糖尿病者禁用。有过敏体质患者慎用。严重的心、肾病变、严重的感染情况以及孕妇应暂停或不用。

新生事物是不可战胜的

短评

「鸡血疗法」这个新生事物，在伟大的文化大革命中，得到无产阶级革命派的大力支持和扶植，终于冲破重重阻力，得到了翻身。

「鸡血疗法」是一种新的治疗方法，它对一些常见疾病及某些疑难病症有特殊的疗效，而且它药物来源方便，费用低廉，实为广大的劳动人民群众所欢迎。但是，当这个新生事物一出现，就遭到了城市老爷卫生部的党内一小撮走资本主义道路当权派和资产阶级反动「学术权威」的扼杀。他们害怕这个新生事物会毫不客气地冲破他们的一切「旧框框」、「洋条条」，动摇他们的「权威」宝座，使他们的修正主义医疗路线和科研路线破产，他们复辟资本主义的「美梦」就会落空。因此，出自于他们的反动阶级本性及其反革命的政治需要，便不顾劳动人民群众的死活，千方百计地对它进行迫害和打击。所以，这株祖国医学的幼苗——「鸡血疗法」当它刚诞生，就遭到了无情的摧残，残酷的打击。它所走的道路很曲折，充满了两个阶级、两条道路、两条路线的严重斗争。

但是，新生事物是不可战胜的。历史告诉我们：「新生事物一定会代替旧事物。」我们伟大的领袖毛主席说：「对待新生事物采取什么态度，也就是对待群众的态度，对待革命的态度，对待革命的群众运动的态度。」无产阶级革命派正是遵循着毛主席的伟大教导，以革命的态度去热情支持和积极扶植「鸡血疗法」成长。今天，「鸡血疗法」得到翻身，重新为广大的劳动人民群众服务，是毛泽东思想的又一伟大胜利！

既然「鸡血疗法」是新生事物，就难免还存在一些缺点和不足之处，有待医学战线上的革命战士去继续研究和改进。我们坚信它一定会迅速成长和发展！

鸡疾会传染给人吗？

鸡疾有十多种，可分为病毒性和细菌性两类，病毒性者如新城鸡瘟（俗称鸡瘟）；细菌性者如布氏杆菌病、沙门氏菌病、出血性败血症等，这些鸡疾都可以传染给人，因此，鸡的选择非常重要。健康的公鸡，看起来健壮、有神、活泼、冠红、食欲佳、啼鸣响亮，肛温在39——42°C之间；遇有萎靡不振、厌食、迟钝、肛周粘有粪便、肛温高于42°C或低于38°C者为病鸡，病鸡之血绝对不可应用。购进新鸡，必须先隔离观察二周无病后始可应用。健康的鸡血，经反复培养证明没有细菌及病毒生长，临床上迄今未发现因注射鸡血而产生全身性感染病例，因此使用健康鸡血进行治疗是比较安全的。

怎样抽取及保存鸡血

抽取鸡血有三种方法，（一）颈动脉抽血，（二）心脏穿刺，（三）翼根静脉抽血。前二种方法是大量取血用，取血后鸡易致死，一般是采用第三种方法，其抽血步骤如下：

（一）器械及药物：（以抽8毫升血为例）

（1）20毫升针筒壹付。

（2）8号针头贰只。

（3）枸橼酸钠一支（含0.25克，可在药房购买）。

（4）生理盐水溶液一支（10毫升）。

（5）新近使用过的链霉素空瓶三只。

（6）2%碘酒及75%酒精若干。

（二）准备工作：

（1）把针筒及针头煮沸消毒十五分钟。

（2）用消毒过的针筒和针头把10毫升生理盐水溶液冲进0.25克枸橼酸钠安瓿瓶内即可配制成为2.5%枸橼酸钠溶液，作为抗凝剂备用，制备过程中要注意消毒。

（3）抽取抗凝剂2毫升入针筒备用（2毫升抗凝剂可防止8毫升鸡血凝固）。

（4）令鸡侧卧并固定头足（亦可把头置于下侧腋窝内，这样更能防止鸡在抽血时乱动。）

（5）把上侧翅膀尽量向外伸展并固定。

（6）在翼根处找出较粗之静脉，并把该处的毛拔尽。

（7）用百分之二碘酒涂局部，稍干后再用百分之七十五酒精消毒。

（三）操作方法：

（1）先用手指在翼根处压迫静脉（近心端），使静脉膨胀。

（2）把盛有2毫升抗凝剂的针筒（已配有针头）呈20——30°角轻轻刺入静脉（如图），倘有血回入针筒，即表示已进入静脉中，此时可以抽血至针筒刻度为10毫升为止。

（3）拔出针筒，充分摇荡数分钟以防凝血。

（4）用酒精消毒链霉素瓶盖后分别把血注入这三只瓶内（瓶内不宜注满，应留一定空隙，因鸡血需氧量高）。

（四）注意事项：

（1）消毒必须严格，以免鸡血污染细菌。

（2）抽血后把针眼压迫一会，以防皮下出现血肿。

（3）按鸡的大小，每次可以抽血10—20毫升，隔一、二周后可以再抽。抽血的鸡以刚啼鸣的公鸡最好。

（4）制备好的鸡血可以在冰箱内保存2—4周，最适宜的保存温度是4—6°C。

鸡血的动物试验

用家兔、小白鼠及天竹鼠等动物作试验，发现：

（一）动物未用鸡血形成过敏前，肌肉及静脉注射鸡血无过敏反应出现。

（二）动物在皮下注射鸡血使产生过敏后再静脉注射鸡血，可产生休克甚至死亡。

（三）家兔在不同剂量、时间间隔肌注鸡血后，再大量(10毫升)肌注鸡血，未能发现过敏反应及休克。

（四）动物实验证明鸡血清及血球具有抗原性，能使动物产生过敏反应、沉淀反应、溶血反应。

（五）动物分别接种金黄色葡萄球菌和乙型溶血性链球菌发病后，用鸡血治疗无效。

（六）鸡与鸡大量交换输血未见不良反应。

（七）家兔间日静注鸡血1—6毫升，长期观察无副作用出现。

（八）动物注射鸡血后可使血糖上升。

肝精与鸡血

很多贫血的人都喜欢打肝精，认为肝精是一很好的补血剂，但是用肝精及鸡血分别给家兔作肌注，发现肌注肝精只能使家兔的红血球轻度坛加，血色素不变，而用鸡血肌注的家兔，红血球在短期内即明显坛加，血色素也上升，而且白血球数量也升高，噬菌能力增强，凝血时间也缩短了，因此，在家兔试验中说明鸡血比肝精有更好的补血作用。

老爷卫生部扼死鸡血疗法的铁证

黑禁令如下：

各省，各自治区，市卫生厅，局，各直属医学院、校，中国医学科学院，中医研究院：

兹将上海市卫生局「关于鸡血疗法的情况与处理意见的报告」转发给你们，请参考，并请转知所属医疗单位。

我们同意上海市卫生局调查报告的看法和处理意见。今后，应禁止医务人员用鲜鸡血给病人治病，以免发生过敏危险。群众要求医务人员用鲜鸡血给予治疗者，应加以劝阻。对于群众中流宣的各种传说，应进行必要的澄清和解释。

附件：上海市卫生局关于鸡血疗法的情况与处理意见的报告。

一九六五年七月廿三日

抄送：总后卫生部，铁道部卫生局，中华医学会，健康报社，本部各司、局、政治部、医疗处。

关于脱敏鸡血粉（DB—102）

由于注射鲜鸡血可有16·6%患者出现过敏反应，因此有人把鲜鸡血经过加工处理制成脱敏鸡血粉，简称DB—102，以达到减少过敏反应的目的。此制剂现已在临床上试治15000人次，从治疗中表明，DB—102无明显过敏反应发现，治疗的适应与鲜鸡血相当，但是从疗效来看，DB—102较逊于鲜鸡血。以治疗功能性月经过多为例，DB—102的疗效是75·3%，鲜鸡血则为97·8%，估计是由于在制备过程中某些有效成份受损所致。总之，DB—102的优点是：无过敏反应、容易保存、使用方便。疗效较逊于鲜鸡血是其缺点。

本报社址：上海石门二路134弄9号　电话：531077　本报订阅处：上海各邮局，集体订阅，外地不办　另售：每份2分

一家報紙對「雞血療法」進行了整版報導。

會有皮膚潮紅、心率加快等表現，的確給人一種大補的感覺。但要知道，如果過敏反應過於嚴重，就會導致過敏性休克，甚至死亡。一九六二年上海衛生局的一份調查報告顯示，在兩年多的六百八十八個病例中，有百分之十六．六打過四針以上雞血的病人出現了畏寒、淋巴結腫大、蕁麻疹、發熱、腹瀉、局部紅腫疼痛等症狀，其中有六個病人出現休克。

一代人的精神激素

一九六五年，上海市衛生局緊急召開專家座談會，專門針對雞血療法進行研究，最後認為，新鮮雞血不安全，「雖然對某些慢性病有治療效果」，但不值得冒著過敏反應的風險去打雞血。隨後不久，衛生部下發了《關於「雞血療法」的通知》，不但禁止醫務人員用鮮雞血給病人治病，同時要求耐心勸阻那些還在試圖通過雞血療法改善健康的群眾，停止與雞血有關的醫療活動。對此，「雞血療法」的開創者俞昌時並不服氣。

一九六六年底，衛生部以「急件」的形式下發通知，正式撤銷了一九六五年發布的《關於「雞血療法」的通知》，承認禁止雞血療法是錯誤的。

此後，這一療法又持續了十多年時間。

現在看來，二十世紀六〇、七〇年代，中國

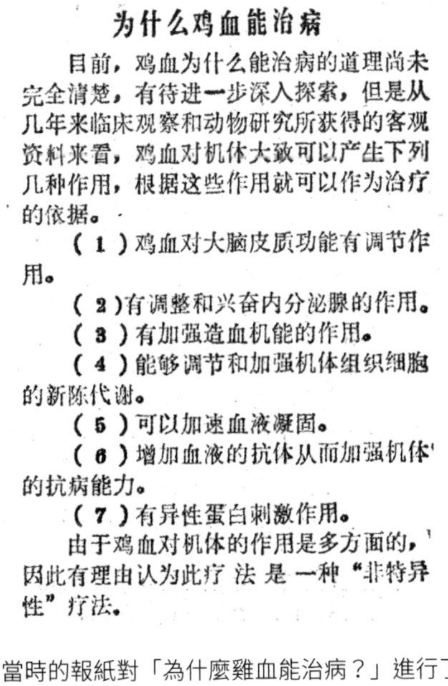

为什么鸡血能治病

目前，鸡血为什么能治病的道理尚未完全清楚，有待进一步深入探索，但是从几年来临床观察和动物研究所获得的客观资料来看，鸡血对机体大致可以产生下列几种作用，根据这些作用就可以作为治疗的依据。

（1）鸡血对大脑皮质功能有调节作用。

（2）有调整和兴奋内分泌腺的作用。

（3）有加强造血机能的作用。

（4）能够调节和加强机体组织细胞的新陈代谢。

（5）可以加速血液凝固。

（6）增加血液的抗体从而加强机体的抗病能力。

（7）有异性蛋白刺激作用。

由于鸡血对机体的作用是多方面的，因此有理由认为此疗法是一种“非特异性”疗法。

當時的報紙對「為什麼雞血能治病？」進行了「科學」的分析。

的醫療條件及相關管理水準非常低下，百姓對醫學的認知水準非常有限，而「雞血療法」本身的科學性沒有得到理論和臨床的證實。據當時的資料記載，由於雞血注射在皮下肌肉（而非靜脈注射）裡，液體蛋白進入人體所引起的免疫反應對某些特殊疾病偶有一定療效，讓一些人有進補後的感覺，表現為渾身燥熱，臉色紅潤。也許，在那個醫學、醫藥條件相對低下的年代，這種曇花一現般的醫療效果，讓許多人覺得具有了某種類似替代性的作用。

至於為什麼不選鴨血、鵝血，而只選雞血，可能跟古代傳說有關——雞能辟邪。古人認為雞是鳳凰的化身，而且屬「陽」，所以能辟邪驅鬼。這顯然跟中國巫術文化一度盛行密不可分。

「打雞血」呈現了那個年代一個複雜而詭異的社會精神和文化表象，它是中國漫長醫學史上最不可思議的醫療橋段之一，其荒謬性不言而喻，從這個意義上說，與其說雞血是醫病的「聖藥」，不如說它是一代人的「精神激素」。

02

鹵鹼療法：特殊年代的醫療「傳奇」

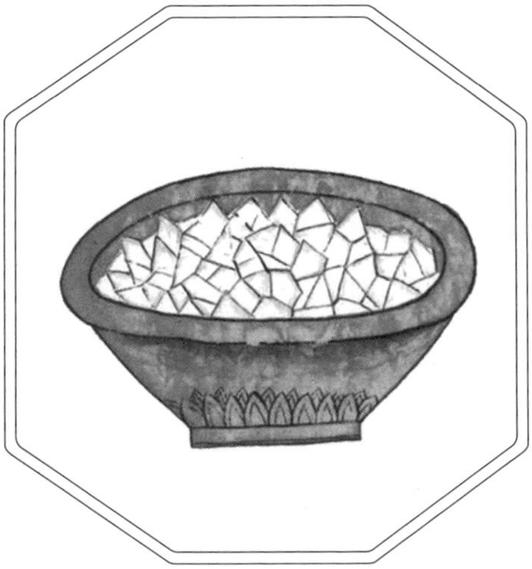

六八一抗癌片／克山病／以毒攻毒／癌症剋星／芒硝／「神醫」胡萬林

在「雞血療法」出現後不久，人們還未曾完全適應這一荒誕療法帶來的衝擊，另一個民間的治百病的詭祕妙方很快被人們「發明」了出來，粉墨登場，同樣迅速風靡大江南北。它就是鹵鹼療法，也叫「六八一鹵鹼療法」。之所以叫這個名字，是因為這種療法是在一九六八年一月被中國有關部門予以正式批准使用的。

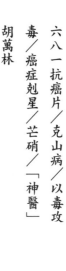

盛極一時的「六八一抗癌片」

根據當年的影印傳單和小冊子上的宣傳，鹵鹼療法能治療內、外、婦、兒各科的多種疾病，而且對癌症有神效，當時的許多高等級醫院也都積極「助攻」。後來，說法越來越天花亂墜，一時間這種治病方法竟成了新型的「萬能藥」。當時中國很多「藥廠」隨之生產出「抗癌」的「鹵乾粉」——「六八一抗癌片」。

但實際上，這種療法副作用極大，而且背後暗藏很多危機：醫院和醫生在沒有辦理任何報批審核手續、批准文號，更沒有相關藥物的諸如化學結構研究、實驗、臨床用藥品質標準、藥效、三期臨床實驗的資料等情況下，就開始使用這種治療方法。而當時的人也是膽子大，對此毫不關心，因為他們在忙著破除各種規定，自己相信某種藥物有效，他們就找醫生要，而醫生也不敢推辭。

有個人用了這種療法幾天，原來的病情不但沒有見好，身體其他部位也出現了不適，喉嚨像火燒一樣難受，肚子裡「咕咕」叫個不停，胃裡也像著火了似的，火燒火燎的。另一個比較尷尬的是大便，半天拉不出來，簡直太難挨了，即使喝上好幾杯水也無濟於事。既然這樣，索性先等等吧，結果呢，人剛一站起來又感到有便意，只能繼續之前的窘態。副作用這麼大，這個人後來果斷停用了這種「神藥」。

這個人還算察覺得早，比較幸運，但並不是所有人都跟他一樣，不少人用了藥以後不但承受了難以忍受的折磨，而且還加速了病情的惡化。曾經有個五十三歲的男性患有肺癌，他的女兒從別人那裡聽說「六八一」能治好癌症，就搞到了一些鹵鹼給她父親吃。後來怎麼樣了？他的鄰居可以說幾乎每天都能聽到他家傳出的號叫聲。直到有一天，這名男子痛得實在不行了，就在地上打滾，大叫「肚子痛」，幸好被經過的鄰居發現，把他攙扶起來，他對鄰居說自己肚子「燒」得厲害，好幾天沒有大便了。沒幾天，這名男子就去世了，據說他死的時候樣子很嚇人，肚子腫大，四肢都變乾了，像枯樹枝一樣。

由於毒性實在太大，鹵鹼療法後來在中國受到廣泛的批評。從出現到最後消失，鹵鹼療法鬧騰了一年多便草草收場。

一個鐵匠的「重大發現」

究竟是什麼妖風把這場鬧劇吹開的？

事實上，鹵鹼療法的「發明者」是一個小學還沒畢業的鐵匠，他之所以發明這種方法，是因為自己的妻子得了克山病。

克山病是出現於中國北方的一種地方病，也叫地方性心肌病，這種病是一九三五年在黑龍江省克山縣被首次發現的，所以被醫學界稱作「克山病」。但是，當時由於醫療水準較低等原因，這種病一直沒能得到根治，因此被視為「不治之症」，死亡率很高。

當時克山縣有一個姓劉的鐵匠，一家人飽受克山病的困擾，家裡的七個親人都因為這種病不幸身亡。一九六七年春天，劉鐵匠的第三個妻子（先前已經死了兩任）的克山病又發作了，據說「肚子脹得像一口大鍋，躺著時墊兩、三個枕頭還喘不過氣來」。劉鐵匠不忍看著妻子繼續受罪，就下定決心，一定要竭盡全力把她的病治好。

但是，劉鐵匠連小學都沒有畢業，而克山病在當時連專家都束手無策，這無疑是一件「不可能的事」。但是後來發生的事卻像神話傳說一樣。

劉鐵匠想到了一件事，那就是《白毛女》中的楊白勞自殺。故事中的楊白勞在孤苦無告、萬分悲憤與愧疚中喝鹵水自殺了，這給劉鐵匠帶來了「靈感」：既然喝鹵水能自殺，說明鹵水有毒；但如果適量喝的話，是不是就能「以毒攻毒」，把克山病治好呢？抱著這樣的想法，劉鐵匠架起了鍋子……

一連用了幾天時間，他終於成功地熬出了白色的粉末狀鹽鹵。一開始，他先自己用開水沖服，喝了以後，除了感覺舌根有點硬，他沒感到什麼不適，又等了半小時，還是沒事兒。他就開始讓妻子一點點服用。還真應了那句「天下之事，無巧不成書」。第二天，他的妻子竟然坐起來了，還「感到體快身輕」。之後她又喝了三個月，肚子也消了，還能下床做事了。

就這樣，劉鐵匠一下子「火了」，很快成了大家眼中的「神醫」，名聲遠播，據說就連當時的報紙和廣播都加以宣揚。在一九六八年一月這個本來再平常不過的月分，劉鐵匠研製出來的「神藥」被中國有關部門正式批准認可，並命名為「六八一」。接著就是群情沸騰、歡呼雀躍的時刻了，人們慶幸終於有人找到治療克山病的藥物了。後來，很多地方架起了「高高的爐灶，上面架著十幾口大鐵鍋」，轟轟烈烈的製藥開始了。在當時，你會在醫院看到一些身穿白大褂的醫護人員，揚眉吐氣，談笑風生，挽起袖子，手持長棍，站在灶台上，「奮力地攪著鍋裡的白漿」，還一面唱著讚歌。灶台周圍的人也不閒著，手舞足蹈，給熬藥「錦上添花」。

醫院門前則是擠滿了人，人人翹首圍觀——簡直就像一個盛大的節日。人們排著長長的隊領取免費的神藥，藥袋裡是一個小瓶子，瓶子裡裝著大半瓶白色粉末——靈丹「六八一」！在當時，不管你是得了肝癌、胃癌還是腸癌，反正所有癌症，用「六八一」都能解決。據說當時的鹵鹼有粉藥、錠片、懸浮劑、口服液、注射液，還有軟膏。當然不同的劑型還可能會加一些其他的化學製劑，比如甘油、硬脂酸鎂潤滑劑、鹽酸、液狀石蠟、凡士林等。

是藥還是毒？

對於鹵鹼，其實很多人並不陌生，它也叫鹵乾、鹽滷，人們製作豆腐的時候會用到它，主要成分是鎂離子。鹵鹼看上去呈土灰色，像瓦渣，也像曬乾了的貓屎，其味道苦澀無比。中國的古書中對它也有豐富的記載，比如《本經》中說它「主大熱、消渴、狂煩、除邪、柔肌膚」，《別錄》中說它能「去五臟腸胃留熱，結氣，心下堅，食已嘔逆，喘滿，明目，目痛」。

然而，現在的研究發現，鹵鹼有毒，能與細胞中的酶蛋白結合，對中樞神經系統、心臟等有毒副作用，通常口服五十至一百毫克就可能中毒。中毒的病人會感到噁心，嘔吐，食道有燒灼感，口唇、顏面、頸部及四肢會出現麻木感，肌肉震顫痙攣，吞嚥困難，說話困難，心律不齊，嚴

的掌声，不少同志感动得流下热泪，我再重复一次：

1、对慢性克山病有奇效（不是特效，而是奇效）。

2、能治疗肝癌症（哈尔滨一些医院已经用卤碱及抗癌药合成的药水治癌）。

3、能够治疗肝硬化、肝炎（不管是否黄胆肝炎）。

4、对肝肿大特效（一般肝肿大吃药十天就消失）。

5、对浮肿奇效（一般吃三天药浮种消失）。

6、能够治疗动脉硬化。

7、对风湿性心脏病、梅毒性心脏病有很大疗效或特效。

8、对慢性胃炎有特效或奇效。（慢性胃炎吃卤碱时开始几天会感到不适，如胃热胃张，逆疤，但不要怕，要继续吃五、六天后症状就消失了，病也很快好转。如果見上述反应，可少吃些饮食多喝开水，症状可减轻，另外发现饭前吃卤碱比饭后吃卤碱效果好些）。

9、对肾炎有特效或奇效。

10、对高血压有很大疗效。

11、对甲状腺肿大（大脖子病）有很大疗效或特效。

12能够治疗月经不调，子宫脱垂，摧奶。

13、对风湿性关节炎有很大疗效或特效。（服卤碱头几天，风湿性关节炎患者，关节部份可能发现红肿和疼痛，但要坚持服药，数天后即可好轉）。

14、对一般关节病，腰腿酸疼病痛，骨结病（这是黑龙江省的地方病，全省有四十多万人患此病，手不能握东西，腿不能走路，服卤碱对骨结病有奇效）有很大疗效。

15、对气管炎、支气管哮喘有特效或奇效。

16、对肺气肿有很大特效或奇效。

17、对神经衰弱有疗效。

另外补充几种：

1、对肺炎有很大疗效或特效。

2、对牙疼、牙肿很有疗效。

3、能治疗伤风感冒。

4、能打虫子（这里有个革委会的领导同志，原来以为无病，这次带头吃卤碱，发现打出整条条虫这在中西医中是办不到的，一般只能打下几节）。

农村里的同志开玩笑说：“我们用不着医生了，只要有卤碱就妥了。”不过实际有这样的情况。什么土霉素、金梅素、四环素，现在一概用不着了，贫下中农只要吃卤碱，有了卤碱就能在短时间内（短的只二至三天）治好大病。

（一）在吃的方面：

一定要用开水化开之后吃，我给同志们寄来一些卤碱样品，可以用舌头舔一舔，有点苦滋热冷味道，尤其小孩不愿吃。可以把卤碱作发面，做馒头吃，大餅、油条、煎餅吃，我们南方吃粥时往往放些碱，就可以用卤碱来代替，不过用量要注意，一定要称好药量，这样大人小孩吃了都不会感觉出来，切忌直接吃药粉，直接吃是受不了的。

（二）在用量方面：

小孩每日3至4・5克，一日三次，一次1克或1克半，饭后吃。

成人每日6至8克，一日三次，一次（2至3克），饭后吃。我们发现用量多了些疗效高。但也不要太多了，最好一次吃3克，每日9克。

有人说服药不能吃豆腐，否则失效，但是这种说法没有

鹵鹼療法適用的疾病包括慢性克山病、甲狀腺腫大、風濕性關節炎、肝癌、肝硬化、慢性胃炎、腎炎、肺炎等，幾乎囊括了困擾老百姓的各種慢性病，真乃「神藥」。

重的還可導致呼吸肌痲痺及心跳停止，繼而死亡。

是藥還是毒？那個年代的某醫院曾有人說，他們觀察了四十多個病例，使用「六八一」都出現良好的效果，而且對癌症晚期的患者也有效。鹵鹼真有如此神效嗎？而實際上，真相是，多年以後，有人看到了一份當年的研究報告，上面稱死亡的癌症患者人數一度達到歷史高峰。由此看來，「六八一」只不過是當時在病痛中掙扎的人的一種荒誕而脆弱的幻想罷了。

芒硝療法：改頭換面的鹵鹼

在鹵鹼療法消失若干年後，到了二十世紀九〇年代，一個名叫胡萬林的江湖醫生一度把這個已經被歸為旁門左道的方法又重新拾了起來，還美其名曰「芒硝療法」，並靠它非法行醫斂財。

「神醫」胡萬林在出名之前，完全是一個名不見經傳的小人物。一九四九年十二月十二日，胡萬林出生在四川綿陽市一個偏遠的小山村。小時候的他除了讀書不行，其餘樣樣皆精。但就是這樣一個從小就不愛讀書，既沒有系統學過中醫，也沒有行醫資格，連基本的望聞問切都不會的人，卻宣稱僅憑肉眼就能看出一個人得了什麼病，而且什麼病都能看，什麼病都能治，癌症、肝炎、高血壓、陽痿諸病，一應手到病除，而且號脈、聽診器、X光、電腦斷層掃描都不用。而他開的藥也只有一種：「五味湯」（以芒硝為主）。

但「神奇」的是，一些人吃了他的藥後，上吐下瀉，病竟然就「好」了。一時間，眾多媒體紛紛發表文章，甚至開設專欄，專門報導胡萬林的「神跡」。後來，經某全國性報紙轉載，胡萬林徹底紅遍全中國。

但實際情況卻並非宣傳的那樣，在近二百人因此喪命後，胡萬林的非法行醫行徑逐漸引起有關部門的重視，並最終將他逮捕。而這位葬送了近二百人性命的「神醫」，在面對中國中央電視台採訪時，仍大言不慚地說：「愛滋病算個屁，已經被我攻克了！」

《今傳媒》在二〇〇四年第四期刊發了一篇題為「戳破胡萬林的超級神話——《胡萬林大追蹤》的幕後故事」的文章，結合記者的實地採訪，我們來看看「神醫」胡萬林到底是如何看病的。

診室不大，有九坪，四周掛滿了錦旗。陳設極其簡單，沒有儀器，沒有設備，連最普通的聽診器和白大褂都沒有。每個患者看病時，只能站在兩公尺以外的黃線上。而且站定後，要恭恭敬敬地稱一聲「大師」，然後一臉虔誠地接受大師的審視。

一般情況下，胡萬林只需審視一到兩秒的時間，而且一邊在審視患者的同時，手不停地開著處方，末了，輕輕一揮手，你就可以走了。看病的過程就這麼簡單。

開的是什麼藥呢？

處方是一張普通的白紙，上面「畫」了一攤字，龍飛鳳舞，認不得。後來我才知道，這種我們看不懂的字，胡萬林叫它「洛文」，說是一種天書，失傳很久了，只有他一個人還在使用。

處方開了，該去拿藥了。

工作人員隔著視窗遞出來三個罐頭瓶子，裡面裝著白濁的液體，就像搖渾了的水。幾乎所有病人領到的都是三個罐頭瓶子，都是這種白不拉幾的水水。瓶子上貼了一綹小紙片，寫著「早中晚各服一瓶」。

記者把胡萬林開的藥偷偷帶到一家化驗室進行化驗，結果顯示，瓶子裡裝的根本不是藥，而是芒硝。芒硝是一種工業原料，入藥僅有排泄的功能。

那病人如何服用呢？（溫馨提示：以下描述請謹慎閱讀。）

一般情況下，病房安排四個病人，每個病床前都拉一個布簾，床頭放一把鏤空的椅子（當坐便器用）和兩個臉盆。前面說過，芒硝有排泄功能，服用後會拉肚子。由於胡萬林在芒硝的使用上非常過量，病人服用後，可以說是瞬間就要拉肚子，根本來不得上廁所。因而，病人在喝藥前，一般都要先脫掉褲子，坐在椅子上，然後在椅子下面和前面分別放上臉盆。一切準備停當，然後喝藥。我感覺幾乎是藥剛剛喝下去，手裡還舉著罐頭瓶，就開始上吐下瀉了。喝一次藥，就像打了一仗，多數人半天緩不過神，流眼淚，冒虛汗，氣喘吁吁……

而所謂的「製藥車間」，其實就是四口大鐵鍋，每天熬四鍋中藥，然後由胡萬林現場「發功」，並大把大把地添加芒硝，最後裝灌到罐頭瓶子裡。

而在記者「請教」其看病方法時，胡萬林似乎很是惱怒這種問法：

先糾正一下你的錯誤提法！什麼叫給人看病？我根本就不是給人看病的，我是給中華醫學看病，給五千年的中國歷史看病！我的醫學理論超越了傳統的中醫和流行的西方醫學，我的醫學達到了哲學的高度，是對所有舊有的醫學理念的徹底反叛。比如對毒藥的認識，前人只是謹小慎微地微量入藥，而我，可以將它們大把大把地、理直氣壯地作為主料使用。傳統的中醫講究望聞問切，而我，憑特異功能，閉著眼睛也能準確地診斷；西方醫學講究藥理成分，太煩瑣了！而我只需簡單的一次「發功」，就能使藥理發生變化。

和鹵鹼療法相比，胡萬林的芒硝，實質不過是換湯不換藥的把戲。但不幸的是，人們是健忘的，沒有吃一塹長一智，而是在再次付出血的代價之後才如夢方醒。幸好天網恢恢疏而不漏，胡萬林最終鋃鐺入獄，也算罪有應得。

03

香功療法：那些年追過的「大師」

觀音菩薩第一千五百三十四代傳人／體香／資訊水／全民氣功時代／資訊鍋／氣功滅火

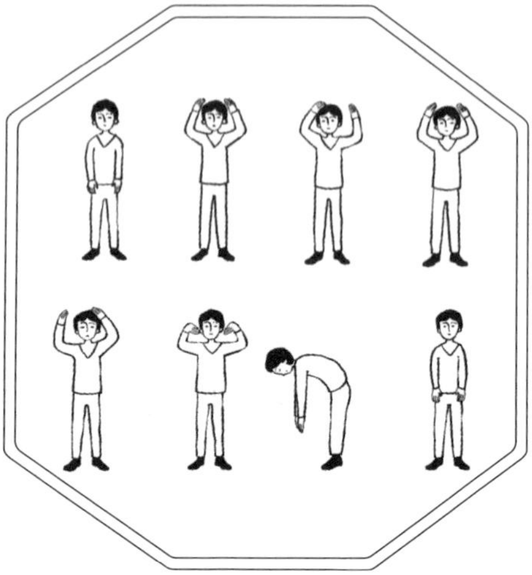

啞巴都能開口說話

香功是氣功的一種，一度成為中國數百萬民眾無比信奉的治病養生術，只因它的創始人稱練成此功的人能夠「治病」，甚至「長生不老」。

香功的全稱是「中國佛法芳香型智悟氣功」，據說這種氣功源自佛教禪宗、密宗，是佛家修持的一種上乘法門，被譽為精華禪密宗，講求心情愉快，行善為樂。

香功的創始人是田瑞生，一九二七年六月生於山西省昔陽縣，二十世紀九〇年代中期開始宣揚香功。他自稱是觀音菩薩第一千五百三十四代傳人，十二歲起開始學功，是當代活佛，濟公再世，法名釋迦開。他還宣傳香功是中國二千多年前的一位高僧所創，蓮花生大師、玄奘法師、濟公活佛等都是其傳人。

那麼這種氣功到底神奇在什麼地方呢？

據說，在田大師的課上，他指著學員的衣領、口袋等部位說有某種香，許多學員可以立即聞到這種香味，比如桂花香、茉莉花香；另外，如果田大師在黑板上寫下某種中藥的名稱，學員們就能立刻聞到相應的藥香——這也是「香功」名稱的由來。這對喜歡香水的朋友來說可是件大好事，不僅「製香」方法簡單，還省下了一大筆鈔票。

一九八八年，田瑞生舉辦了第一期香功學習班，據說當時的參加者中有十七位聾啞人，結束後其中十五人開始能說話了。這一消息很快就被大家傳播開來，後來香功開始在山東、安徽、江蘇、上海、北京等地迅速傳播，利用香功治癒各類疾病的「喜訊」也是接二連三，例如，透過練習香功，聾啞人都能開口說話，部分肢體癱瘓的病人也站起來了，一些罹患惡性腫瘤的患者病情也轉好了。很多身患重病的人彷彿看到了治癒的曙光，於是紛紛加入練習香功的隊伍當中。

據說這位田大師還有特異功能，他發功的時候四周芳香飄飛，還會出現七彩的光環，而且他能遠距離發放資訊水（發功處理過的水，練氣功的人認為資訊水能治病）、遙控針灸等，尤其對聾啞、半身不遂等病症治癒率很高。另外，他帶功帶氣書寫的字畫上還會出現霧嵐、紫煙、金光、彩虹等，好不神奇——此情此景不由得讓人想到了如來佛祖。

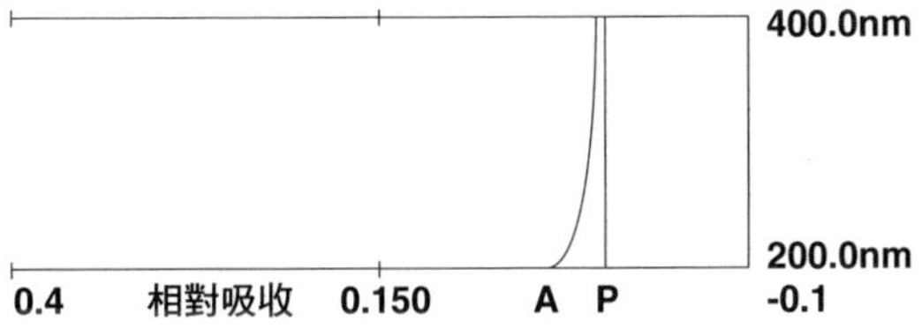

田瑞生發功後，純水變為資訊水——純水（去離子水）經過氣功師發功以後，其紫外線吸收光譜發生明顯的變化。圖中，以未受功的去離子水紫外線吸收光譜線為基準（P），A 就是資訊水相對於 P 的吸收變化曲線。

簡單的廣播體操

田大師種種搞笑的行徑讓人不禁懷疑香功到底是真是假。實際上，香功不過是氣功的一種，但與氣功稍微不同的地方在於，它很像廣播體操，動作簡單，就幾十個動作，每個動作也都簡單易記。練習的人不需要調身、調息、調心，對呼吸也沒有特別高的要求，也不苛求專門的知識與獨特的環境，學起來很方便，這也可以解釋為什麼那麼多人成了香功的粉絲，據說鼎盛的時候，全國有幾百萬人練習。而除了普通民眾，當時就連很多大學生也會聚在一起練習香功。可見它的吸引力有多大。

當時很多練習的人稱香功療效神奇，後來靠著奇絕的宣傳手法，香功迅速傳遍全中國，並遠播國外，田瑞生還一度到國外講課。中國很多練了香功的人說自己身體狀況確實好多了，比如有的人治好了十多年的偏頭痛和失眠症，有的人長年渾身酸疼的毛病也好了，有的人曾是藥罐子，渾身上下不舒服，成天愁眉苦臉，練了香功居然也好了……像這樣的奇跡一個接一個。

是不是真像他們所說的那麼有神效呢？有記者曾根據香功書中提到的某人治好九例聾啞病人的事情進行採訪，對方卻回答「結果不明確」，記者提出見面後也被對方婉拒。記者又對「食道癌好了」的病人進行詢問，對方的回答只是一句：「最近能吃一點了。」之後，記者又找到宣稱自己是「尿中排出膽結石」的病人，請她複查，結果臨到見面的那一刻，對方毀約……

其實，從專業醫學角度來看，如果要證明某項醫學研究成果確實有效，是需要大量科學嚴密的可靠依據的，不是隨便說說就行的。最基礎的就是樣本量要足夠大，還要對病例進行前後對比等。如果說香功治療聾啞效果很理想，那麼全中國有成千上萬的聾啞人，它能否治好一半？同時還要提供練功前後患者的聽力測定資料……而這些，田瑞生根本提供不了。練習香功所產生的通過意念幻想而「聞」到的香味，後來被證明不過是一種幻嗅，而這種表現通常在精神分裂症病人身上很常見。

氣功時代的瘋狂與魔怔

二十世紀八〇年代算得上是全中國人民練氣功的時代——氣功報刊、氣功理療院、氣功表演無所不有，無處不有。據說到二十世紀八〇年代中期的時候，有六千多萬人成了氣功的粉絲，而各種氣功著作、醫療院所、表演會，如雨後春筍一般出現。而在當時，「氣功大師」跟現在的娛樂明星一般，受到萬眾敬仰，待遇更是讓人豔羨。有人曾說，當時「出名的『大師』不下一百個，不出名的一千個也不只」。

而當時最有名的「氣功大師」非嚴新莫屬了，他簡直是神一樣的存在。有參加他「教課」的人回憶道：當時他讓「弟子們」自然端坐在椅子上，保持頭頸正直放鬆，下顎內收，含胸鬆肩，雙手平放在腹前，腰部自然伸直，兩腿相距與肩同寬，大腿和小腿夾角約成九十度，兩足平放觸地。接著讓每個人想像自己頭頂藍天，腳踩大地，這時，瓢潑大雨從頭上傾盆而下，自身感到身上的病痛順著雨水從腳尖流出體外，身體也就輕鬆了……講的時候，有人大叫起來，嚴新說是這個人的氣場起作用了，後來，叫的人越來越多，甚至出現上百人躺在地上打滾的場面，真是讓人瞠目結舌。

這還不是最匪夷所思的。據說一九八七年五月六日，中國東北大興安嶺的森林起了大火。第二天，嚴新收到了某部門的一封緊急邀請信，邀請信上說他對氣功滅火有研究，希望他在這方面介紹一些經驗並給予支援。嚴大師答應了。他是怎麼做的呢？他把自己封閉在離火災現場二千公里外的一座樓房上，開始發功。後來他說道：「三天後，火勢開始緩解。」幾天後，在眾多官兵的奮力撲救下，大火被撲滅。大家認為嚴大師的發功真的起了作用。當時的媒體還對此進行了報導。嚴大師還曾表示，他發功可以攔截原子彈。後來，嚴新遭到揭露，逃往國外後行蹤不明。所謂「高處不勝寒」，人再怎麼風光，總有跌下來的一天，何況是這種「大師」。

而在一九九四年，政府下達了《關於加強科學普及工作的若干意見》，點明要破除偽科學，氣功熱這一特殊「時尚」才漸漸冷了下去，但並沒有完全熄滅，到現在還有人在練習。

其實，無論香功，還是其他氣功，跟太極拳、健身操、瑜伽一樣，只是一種全身性的活動，適當練習，對一般人來說肯定有好處，這一點毋庸置疑。但是要說練這種功夫就能治療各種病，不用吃藥，不用就醫，那基本屬於騙術無疑了；更別提什麼長生不老、永保青春之類的，那簡直就是瞎話。

愛爾蘭作家蕭伯納（George Bernard Shaw）說過這麼一句話：「知識不存在的地方，愚昧就自命為科學。」這句話用在氣功治病上，可以說再合適不過了。

欲練神功，先會跟風

二十世紀八〇年代，北京的地壇公園出現過一道「別致」的風景線：一群上了歲數的人經常在這裡練習羅漢功，這是由當時的「武術熱」帶起來的。在這個公園裡練習此功的人，有跪著的，有站著的，有躺著的，有側身的，還有的人頭頂地，一隻腳著地，另一隻腳朝天……一個個專心致志的樣子。

除了地壇公園，天壇公園也同樣熱鬧。據說在一九八八年五月某一天，當時有名的氣功大師張香玉為了給一個叫李文蓮的患者袪病，在北京天壇公園表演「人神大戰」。這位大師身穿黃衣黃褲，頭紮黃綢，一邊跑一邊跳，同時又唱又叫，抱著古柏樹亂轉，這樣持續了兩個多小時，後來她說自己與天神打成了平手，那棵古柏樹成了帶有張氏仙氣的「資訊樹」，大批信徒開始圍樹練功。李文蓮的病情怎麼樣呢？很快病情惡化，於同年七月死亡。

除了這兩個公園，另外一個地方也曾被大規模攻陷，那就是妙峰山。一九九三年底，北京妙峰山上一度出現一群奇怪的人練功。奇怪在哪裡呢？所有練功的人都頭頂一口鋁鍋。為何有此舉動呢？據說這種鍋可不一般，它被稱為「資訊鍋」，這種鍋是用來接收所謂的神祕信號和宇宙氣場的，練好了能達成天人感應。據說練功的人還要憋住不放屁。當時，漫山遍野的人頭頂鋁鍋練功——這樣的場景在現在簡直不敢想像。

04

柳枝接骨術：真正的「天人合一」

量子接骨／柳樹全身都是寶／楊木、梧桐接骨／狗實驗／爭議不斷

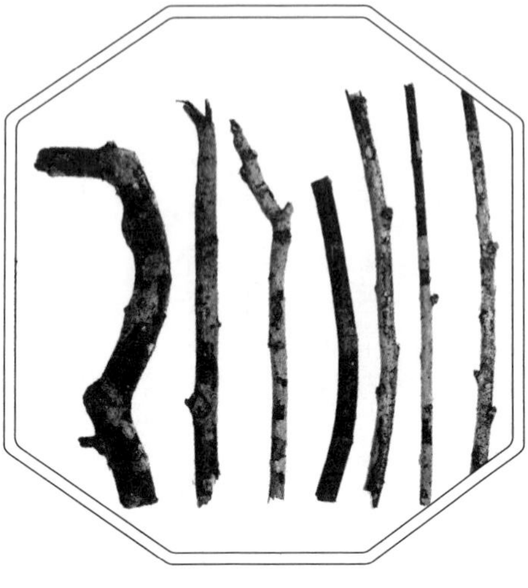

玄幻的量子接骨

二〇一九年十月的一天，發生了一件讓人啼笑皆非的事，一時間還成了焦點新聞，被眾網友熱烈調侃了一番。這件事就是「量子接骨」，即用「量子」遠端操作就能幫助接骨。

當時，有位T先生聽說山東某生物科技公司有「遠端量子接骨」項目，宣稱可以開發人體與宇宙空間的共鳴能力，不用面對面，不用身體接觸，只憑藉一張照片，異地就能「遠端接骨」；而且該公司的人還聲稱曾有人出幾百億元買這個項目，他們都沒答應。

腦筋清楚的人一聽就知道這是陷阱，但T先生卻經不住誘惑，投資了三十多萬元。一開始，T先生還能享受兩萬多元的「紅利」，覺得還不錯。但沒過多久，這家公司突然失聯，人去樓空，再也聯繫不到人了。T先生只能選擇報警……

整件事中當然並非T先生一人當了冤大頭，但如此明顯的陷阱，竟然還真有人上當，真是「智商不夠，金錢來

湊」。量子如若有知，恐怕也會覺得慚愧。

接骨這麼高技術含量的事情，不是想接就能隨意接的。比如《骨傷科學》中提到，骨折的內固定物是有很高的要求的：必須能與人體組織相容，抗酸抗鹼，不起電解作用，必須無磁性，固定後長時間內有一定的機械強度，不老化，不容易發生疲勞性折斷等。這才是合格的骨骼固定材料。用量子這種看不見摸不著的東西來接骨，除了玄幻，再無第二種感覺。

不過，在中國歷史上，還真有人用一種特殊的物件來接骨過，就是柳枝接骨。這一方法曾經也是風靡一時，成為中醫治療史上的一件大事，當時很多人想借此發揚中醫事業，並與當時的西醫進行現代化的對接。結果究竟如何呢？

為什麼是柳枝？

很多人把柳枝接骨當作一種古老的中醫療法，實際上它最早出現在明清時期，不過，當時的醫學書中提到非常少，也不完整。

之所以選擇柳枝，還有很重要的一點，就是古人認為柳樹有很多藥用價值。李時珍在《本草綱目》中記載了關於柳樹的所有藥用資訊：柳絮、柳葉、柳枝、柳樹根白皮、柳樹的膠、柳寄生，甚至柳樹上的蟲都能當藥用。比如治療吐血、臉上長瘡、牙齦痛、耳朵痛流膿等，而且單用就行，既簡單又方便。在這樣的知識背景下，柳枝也被賦予了特異功能，簡直成了一棵巨大的「醫藥寶庫」！

明清時期的醫學家傅青主在《金針度世》中最先提到柳枝接骨，方法是：把柳枝剝皮，弄成骨頭形狀，再於柳枝中間打出一個空腔，然後放在兩段碎骨頭的切面中間。安放的時候，柳枝兩端和骨頭的兩切面要塗上熱的生雞血，再把「石青散」（也叫紫袍散，中醫外科上的常用方劑，主要原料為石青、朱砂、月石、膽礬等）撒在肌肉上，把肌肉縫好，敷上接血膏，夾上木板，接骨即大功告成。

清朝的錢秀昌在《傷科補要》中也有類似記載，不過書裡提到的是楊木。在這本書的序言裡，錢秀昌簡要地介紹了一件事，說他曾親眼見到有個腳部骨折的人，醫生用楊木幫他接骨，病人躺了一百多天，骨折就好了，走路也沒事了。

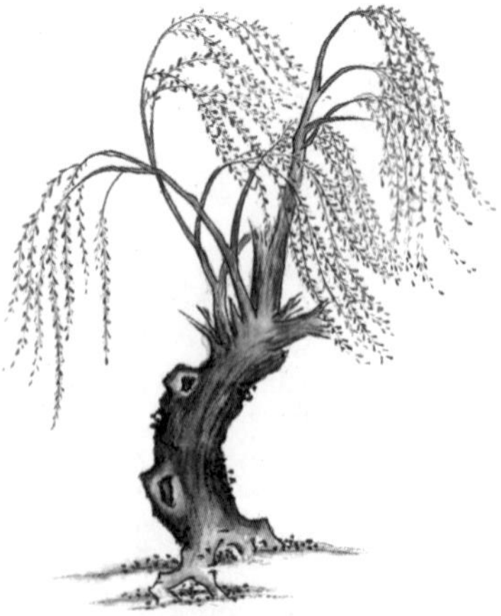

柳樹全身都是寶。

此後，柳枝接骨就以神話傳說或民間故事的形式在民間傳播，具體操作細節通常鮮有人知，所用的材料也不局限於柳枝，還有諸如梧桐、桑枝、楊木，甚至甘蔗等。比如民國時期，湖南地區就曾出現與柳枝接骨類似的梧桐接骨。據說當時的一位叫羅方庭的人擅長外科手術，精通梧桐接骨術。他在民國十九年（一九三〇年），幫一個尺骨折斷的人成功進行了梧桐接骨，一個多月後這個人竟然痊癒了。

錯誤的技術

真正讓柳枝接骨「成名」的，是一九五八年七月《健康報》刊登的一篇文章。文章介紹了當時武漢市的中醫師劉達夫成功為一位劉姓印染工人進行左下腿脛骨骨折的柳枝接骨術的事。儘管很多細節不甚明朗，但是這一技術的神祕面紗終究是被揭開了，且首例臨床案例就是「成功的」，還被官方提及。當時的很多人為此歡呼不已，正如文章中所寫，一項已經失傳了的祖國醫學遺產，被劉達夫醫生挖掘出來了。

其實劉達夫之所以選擇柳枝接骨，一方面是緣於他的老師的遺言：「對手術不能整復的粉碎骨折，可用柳枝接骨」；另一方面是因為他在清朝的醫書《傷科補要》中看到「楊木接骨，破腹建腸，解臚理腦」的字樣。於是，他想攻克這一難題。

最開始，他在西醫同事的幫助下，從一九五七年十月到一九五八年六月，先後在九隻狗身上進行了實驗。一九五八年四月，武漢醫學院曾出具一份鑒定報告：「局部切開外觀肉眼完全正常，X光拍片柳枝嵌入部分密度較高，局部切片已完全骨化，未發現柳枝殘跡。」到六月分，另一份鑒定報告認定：「經脫鈣切片檢查，鏡下見全部為成熟的骨組織，生長良好……骨折處癒合良好。」可以說取得了初步「成功」。

後來就是印染工人事件，將柳枝接骨推向了高潮。據說這個工人在接受了柳枝接骨後，身體狀況良好，術後七天就不用注射抗生素了，精神、食欲和睡眠也沒問題；四個月後，「完全癒合，能夠下床行走了」，後來還能工作，可以說「完全獲得成功」。

之後，各大媒體也開始進行瘋狂宣傳，柳枝接骨被迅速塑造成中醫成就的一個典型。如有報紙稱其為「已經失傳

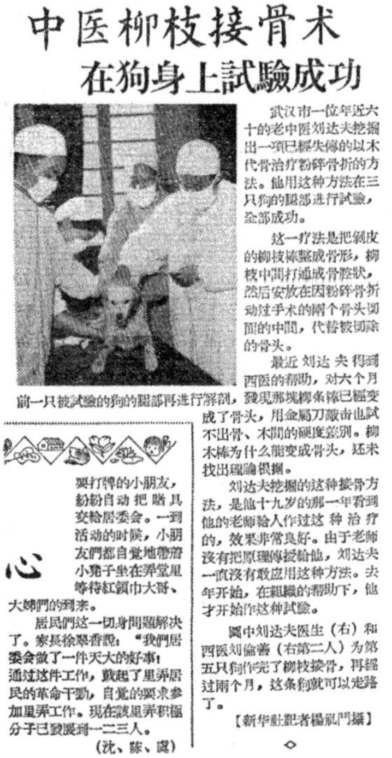

中医柳枝接骨术

在狗身上試驗成功

武汉市一位年近六十的老中医刘达夫挖掘出一项已經失傳的以木代骨治疗粉碎骨折的方法。他用这种方法在三只狗的腿部进行試驗，全部成功。

这一疗法是把剝皮的柳枝棒鑿成骨形，柳枝中間打通成骨腔狀，然后安放在因粉碎骨折动过手术的兩个骨头切面的中間，代替被切除的骨头。

最近刘达夫得到西医的帮助，对六个月前一只被試驗的狗的腿部再进行解剖，發現那塊柳条棒已經变成了骨头，用金屬刀敲击也試不出骨、木間的硬度差別。柳木棒为什么能变成骨头，还未找出理論根據。

刘达夫挖掘的这种接骨方法，是他十九岁的那一年看到他的老师給人作过这种治疗的，效果非常良好。由于老师沒有把原理傳授給他，刘达夫一直沒有敢应用这种方法。去年开始，在組織的帮助下，他才开始作这种試驗。

圖中刘达夫医生（右）和西医刘倫善（右第二人）为第五只狗作完了柳枝接骨，再經过兩个月，这条狗就可以走路了。

【新华社記者楊祉門攝】

心

耍打牌的小朋友，紛紛自动把賭具交給居委会。一到活动的时候，小朋友們都自覺地帶着小凳子坐在弄堂里等待紅領巾大哥、大姊們的到來。

居民們这一切身問題解决了。家長徐翠香說：“我們居委会做了一件天大的好事！通过这件工作，鼓起了里弄居民的革命干勁，自覺的要求參加里弄工作。現在該里弄积極分子已發展到一二三人。

（沈、陈、虞）

報紙對柳枝接骨進行了報導。

二十多年的祖國醫學遺產」、「祖國醫學寶庫裡挖出來的珍寶」等，還有人稱「柳枝接骨為祖國優秀醫學遺產之一」、「這是目前世界上任何一個國家的骨科醫學所不能比擬的」……

不用石膏，輕鬆接骨

劉達夫在當時究竟是如何進行柳枝接骨的呢？當時的一份報紙上刊登的手術具體流程是：

一、手術用物及手術器械準備：

1. 新採柳枝一根，粗細與（骨）相等。
2. 雄雞一隻。
3. 普通骨科截肢所需用器械一套，另加柳枝鑽孔器及削（修）柳枝刀具各一即可。

二、手術方法及步驟：

1. 局部麻醉後平臥手術台上。
2. 患肢皮膚常規消毒。
3. 非手術區域鋪好消毒布巾。
4. 在原傷口處行擴創修理，暴露骨折斷端。
5. 將斷端銳利之處用骨銼磨平。
6. 柳枝量成骨質缺損形狀，做成短棒。
7. 將柳枝嵌入兩骨折之折（斷）端。

8. 將雄雞冠血滴入柳枝接骨處之兩端。

9. 將雄雞大腿內側取下皮膚一塊植於患者傷口上（有皮膚缺損者用），周圍用絲線縫合。

10. 傷口周圍撒生半夏粉及銀翠散適量，再敷半松膏，全小腿以繃帶包紮，夾板固定，送回病房。（註：此例是有傷口及骨質缺損之操作法，若是骨瘤或骨質缺損無傷口者，不宜採用。）

這一「創舉」很快在當時產生了轟動效應。在柳枝接骨的發源地，衛生部門還主辦了柳枝接骨技術的學習班，制訂了教學計畫，成立了「柳枝接骨協作委員會」；同時，很多媒體也展開大規模宣傳，據說聲勢還遠播海外……就這樣，柳枝接骨成了中醫新成就的標誌和典型代表。而在不到半年的時間裡，全國各地超過二十個省的幾十家醫療單位在近千隻動物和近五百例臨床患者身上進行了試驗。

而在進行臨床試驗的過程中，產生了諸多爭論，其中爭論最大的問題就是柳枝能不能消失和骨化——變成人的骨頭。一開始，有人堅信柳枝能變成人的骨頭，而有的人持謹慎態度。到一九五九年三月，柳枝接骨在臨床出現的問題越來越多，武漢市衛生局才下發通知，除了在動物身上試驗外，暫停臨床應用。一九五九年，天津一名醫生的試驗發現柳枝轉化成骨「行程過於緩慢，新骨生成量太小」；第四軍醫大學的另一位醫生則發現柳枝骨化非常緩慢，且動物性差異很大；上海第一醫學院的研究則認為「柳枝本身沒有轉化為骨的跡象」。比如，在武漢進行過柳枝接骨的一百九十多例臨床病人中，存在相當數量的「失敗案例」，近五十例柳枝脫落，近六十例柳枝未骨化，還有其他不良反應。在所謂的「成功案例」中，也出現了諸如斷端錯位、不連接等。最終，柳枝接骨被認定為「錯誤技術」。

對於柳枝接骨，我們不否認它的初衷是好的。但只有好的初衷，沒有理性的思考和科學合理的方法，是行不通的，甚至是有害的。正如前面的章節所說，中國傳統文化講究天人合一，柳枝接骨的邏輯也源於此。既然人的骨頭斷了，那就從自然界找方法。而柳枝看起來很有韌性，又容易獲得，這樣的材料，自然是接骨的不二之選了。

其實，柳枝接骨事件更像一種關於中醫骨科方技的民間傳說，靠著大眾的一時激情，加上一些人的帶動，傳說照進現實，一躍變成了古老的中醫寶藏，受到萬眾信賴。如今看來，這一現象同樣是特殊年代的一次瘋狂之舉。

05

放血療法：醫療「黑科技」

砭石與九針／針刺療法／水蛭的妙用

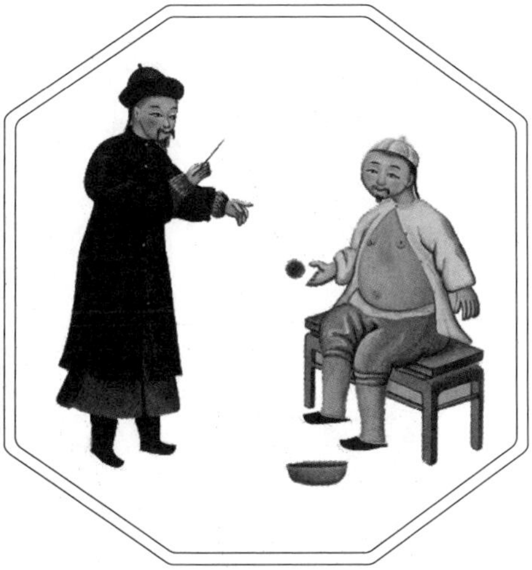

唐高宗患「風疾」，放血治病

唐高宗李治三十多歲時，經常頭暈目眩，稍微勞累一點，症狀還會變得更重，後來竟然發展到看不見東西的地步。《舊唐書》、《新唐書》記載唐高宗得的是「風疾」，而《資治通鑒》中記載的是「上初苦風眩頭重，目不能視，百司奏事，上或使皇后決之」。

永淳二年（六八三年）十一月，武則天勸唐高宗封禪中嶽，但唐高宗頭痛難忍，無法成行。太醫秦鳴鶴看過之後，認為唐高宗的頭痛是風熱之毒侵襲至頭部和眼部造成的，可以用針刺百會穴出血來治療。武則天反對：天子尊貴無比，怎可行此險著？但唐高宗苦於病痛，同意秦鳴鶴醫治。秦鳴鶴施針放血後，唐高宗果然感覺輕鬆了許多，眼睛也看得見了。不過一個月之後，唐高宗本想登上則天門樓宣布改年號，卻因病情嚴重，當晚就死了，享年五十六歲。

不妨先來認識一下放血療法。提到放血，有些人可能心裡發怵，有的還會暈血。放血療法的確曾是一種古老的

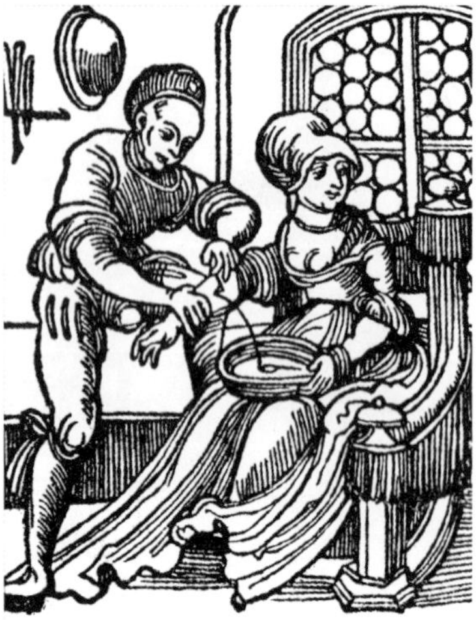

西方也有著悠久的放血傳統。

醫學療法，如今在一些地方還被使用。西方對放血療法的使用最早可追溯到二千三百年前的「醫學之父」希波克拉底（Hippocrates）。他認為，人之所以會生病，是因為人體中的血液、黑膽汁、黃膽汁、黏液失衡，最好的治療方法就是去除體內的多餘液體，於是就有了放血治療。

中國古代同樣有放血療法，但跟西方的放血又有區別。古代的放血療法通常叫刺絡療法、刺血療法或瀉血療法，它的依據可以從《素問》中找到：《素問・調經論》指出「血氣不和，百病乃變化而生」。人得病是因為血氣不和，如何治療？《素問・血氣形志》指出「凡治病必先去其血」，即「去血」。

而這種方法最初是由民間發展而來的，且用的並不是針，而是砭石。《說文解字》解釋：「砭，以石刺病也。」就是用石頭刺破病患處（最開始是用來治療痤癰的），排除膿血。春秋時期的《管子・法法》一書就有記載：「痤疽之砭石。」

用石頭放血太粗暴，當時因為砭石放血而死的事件經常發生，於是，「微針」（九針）就出現了。《靈樞》中說：「無用砭石，欲以微針通其經脈，調其血氣。」這可能就是針刺療法的起源。《黃帝內經》中有關於針刺手法的豐富討論，如針的選擇、進出針到禁忌、注意事項等。

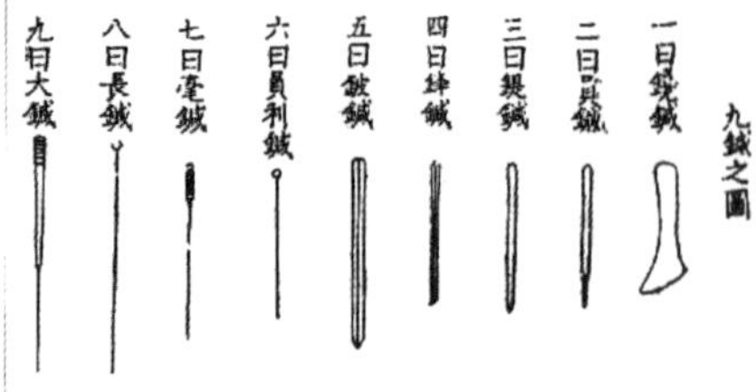

明代馬蒔在《靈樞注證發微》所繪九針圖。

針刺放血療法

唐代時，孫思邈在《千金要方》中對放血療法進行了發揮，金元至清朝，一些醫書又對此進行了完善，如《針經指南》、《針灸大成》等。此後一直到現在，針刺放血始終是中醫的重要療法之一。而在針刺放血的同時，也曾出現了一些輔助放血的方法，有的現在依然沿用。

針刺療法是在選好特定的部位後，用三棱針（也叫「蜂針、三棱針」）刺破皮膚，在這個破口上拔罐，使局部放出少量的血液，一般是「微出血」、「出血如豆」，三至五滴，最多也不會超過十滴。當然也有放血較多的，從幾十到幾百毫升不等，通常是針對一些慢性疾病或部分急性實證，如《儒門事親》中記載張子和治療目赤，「出血如泉，約三升許」；《外科樞要》中記載治療唇疔，「唇出黑血碗許」。一般是血液要由黑變紅才可停止，即《素問》中所說的「刺之血射以黑，見赤血而已」。放血部位通常為指尖、耳尖、尾中穴等。三棱針也可以換成粗毫針、小尖刀等，據說能「外泄內蘊之熱毒」，從而達到治病的目的。

民間放血之所以「吝嗇」，在於傳統醫學認為人體內的血液是由營氣和津液組成，有營養和滋潤的作用，內注於五臟六腑，外滋於四肢百骸，是「生命之源」，非常珍貴。所以，放血自然不能太任性。這樣，即便放血有潛在的危險，傷害也有限，不至於要人命。

針刺放血的輔助療法

一、拔罐放血

針刺放血通常會輔以拔罐療法，又根據拔出來的血的顏色的不同，提示人患有不同的疾病。比如紫黑色代表供血不足，說明這個人體內有「積寒」；如果血是鮮紅色，局部發熱，說明這個人體內有熱毒，很可能陰虛火旺；如果拔出來的血是比較黯淡的紅色，那說明這個人血液黏稠，血脂高；還有的人拔出來的血發黑，說明這個人體內「血瘀」。

二、水蛭放血

放血療法的另一種特殊輔助方式就是用水蛭吸血，因其唾液中含有抗凝物質，容易將血吸出來，另外又可以免除針刀刺膚的痛苦。《醫心方・卷十六》中記載：「治卒患惡毒腫起稍廣急痛方：取水蛭，令吮去惡血。」

這種方法在十九世紀的西方曾流行過，不過在二十世紀初早已式微，逐漸被人們遺棄。雖然如今還被合法使用，但也僅限於一些特殊情況，如皮瓣移植術中。通常是用三、四條水蛭依次吸血，時間從半小時到三小時不等。

三、口吸放血

用口吸的方式輔助放血是古人常用的方法，《采艾編翼》中記載：

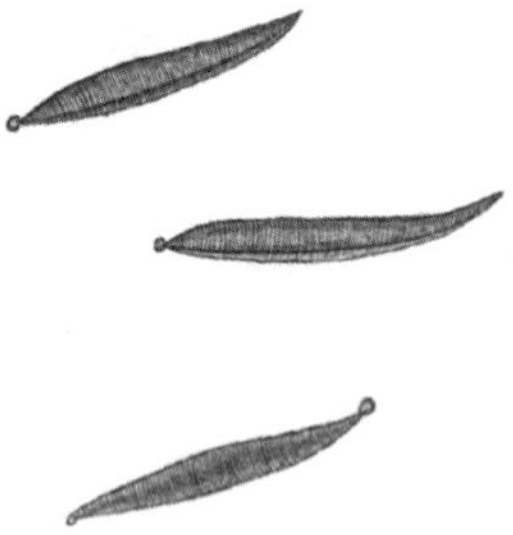

水蛭。

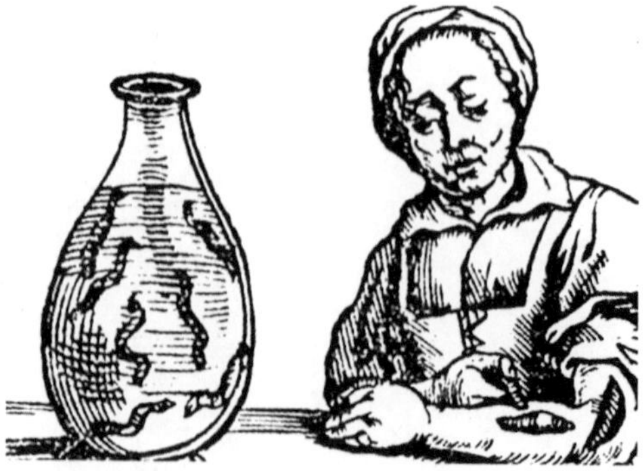

西方同樣鍾情用水蛭放血。

「治極毒疽瘡：急用針刺破癢處，擠出惡血數次，忽口含涼水嘬之，必吮至癢痛皆止……」吸到患者不癢不痛為止。當然，這種方法最大的問題是不衛生，容易感染。

放血的時候如果出現出血不止的情況，應該怎麼辦？

對於用砭石針刺過深的，《肘後備急方》中記載的止血法是「方可燒紡軨鐵，以灼此脈令焦」。也就是用燒紅的鐵燙焦出血口來止血。《千金要方》中也有類似方法：「血出數升，則燒鐵篦令赤，熨瘡數過，以絕血也。」

而如果是水蛭吸血導致出血不止，可以「以藕節泥塗之」，即把藕節搗爛成泥，塗在出血口上。

放血能治病？別太迷信

二十一世紀初發生的三起跟放血有關的醫學事件，在當時都引起了很大的爭議。

某醫生自稱得益於老中醫傳授的經驗，可通過放血治病，具體做法是：在患者皮膚上找到呈黑紫色的血管，然後判斷其身體哪個部位出現了異常，即在患者胳臂和腿部等血管處扎針放血。放血量通常是一百至兩百毫升，必要時放四百毫升。但是有一次他竟給一個病人足足放了八百五十毫升的血，還說「治好了患者多年的寒症」。這引發了很多網友的質疑甚至譴責，有一些專業醫生也提出了質疑，認為此舉有些不可思議。

第二件事說的是一名女性。因為身患乳腺癌，需做乳房切除手術，患者想做「完整的女人」，拒絕手術，但病情又耽誤不得，怎麼辦呢？有人向她介紹某醫館。該醫館稱，「中醫」歷來反對手術，於是給她扎針放血，說是排毒，這樣能治好癌症。結果，一個月後，患者因重度貧血而病危，又因身體潰爛，無法進行手術……

第三件事的主角是一位成年男性。患有腰椎疾病的他，因為平時忙於生意，很難在白天抽出時間去醫院看病，只能暫時忍受著疼痛。後來，他聽朋友說放血療法可以治療腰疼，而且時間比較隨意，就找了一家養生店，進行「放血治療」。

「每隔、兩三天放一次，一個月放了十多次。」這一放，他也不知道自己放了多少血出去了。讓人疑惑的是，十幾次放血並沒有根治他的腰椎疼痛，反而讓他感覺渾身沒勁，頭重腳輕，昏昏欲睡。後來，他在家人的陪同下前往醫院檢查。醫生化驗後發現，他體內的血紅素每公升只有四十八公克，連常人的三分之一都不到，如果再繼續「放血」，後果難以想像；而原來的腰椎疾病也愈發嚴重，需要動手術才能解決。

對此我們又該如何看待呢？放血療法看起來簡單，但它畢竟是會造成傷口，即便放血量不大，也很可能誘發血栓，增加感染等危險，所以在選擇和操作時都要謹慎對待。而且古人對此療法也並非任何病都拿來即用，如虛證一般都不用放血療法，而對於實證，也只在合適的時候才用。因此，當你面對市面上那些打著「中醫」旗號，卻進行不合規定的放血操作的「醫館」、「醫閣」時，一定要睜大眼睛，切勿盲從跟風。

06

尿療：人參、蜂王漿，不如咱的一嘩啦

尿療村／回龍湯／童子尿／中國尿療協會／尿激酶

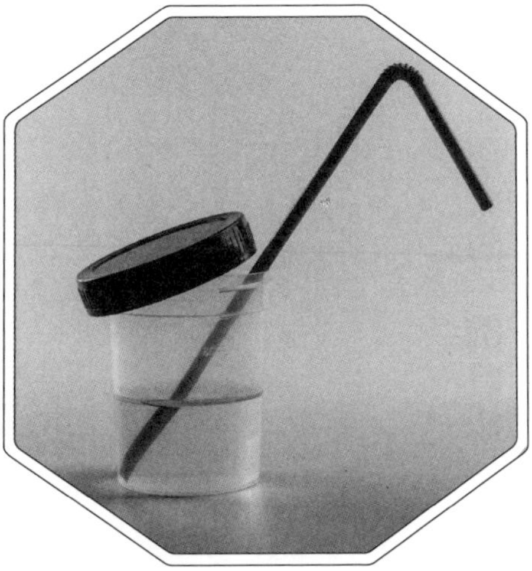

春天的味道

位於西安市東郊的灞橋區，有個名叫霧莊的村子。二十世紀末，這個村子很是「有名」，而讓它出名的並非因為它太窮或人富裕，也並非這裡有什麼名勝古蹟，而是因為這個村子在當時流行用喝尿的方式來治病，被稱為「尿療村」。據當時的一些村民稱，他們祖祖輩輩都相信尿液是滋補聖品，村裡甚至還流傳著一句諺語：「三寶、雙喜、蜂王漿，不如咱的一嘩啦。」這裡說的「一嘩啦」自然就是指尿液。

霧莊並非唯一用尿液來養生祛病的地方，中國南方一些地區至今還有用童子尿煮雞蛋吃的悠久傳統。每年三月分，當地人把雞蛋清洗乾淨後放入鍋中，倒入童子尿開始煮；雞蛋煮熟後，敲裂蛋殼，便於童子尿入味，然後繼續熬煮，要煮一天一夜。當地人認為這樣的蛋很滋補，還有安胎的功效。有人還稱其有「春天的味道」。

「尿療」，即用人的尿液來治病。它並非憑空而來，在中國古代就已經有人用尿液來治病了，所以這並不是現代人的新發明。《千金翼方》、《本草綱目》等經典醫學典籍中，就有「尿能治病」的記載，這也成了「飲尿一族」的重要理論依據和信仰。而用尿治病，其實跟古代的「尿血同源」的說法有很大關係。

李時珍在《本草綱目》中寫道：「凡人精氣，清者為血，濁者為氣；濁之清者為津液，清之濁者為小便。小便與血同類也，故其味鹹而走血，治諸血病也。」他將尿液同血液歸為同類，稱尿能治療多種血液病。尿液還被稱為「聖水」、「輪迴酒」、「還元湯」、「回龍湯」，性溫、味鹹，有滋陰降火、止血消瘀的功效，可以治濕寒之氣、頭痛、咳嗽、皮膚皴裂、難產、瘧疾等病，簡直是「包治百病」的神奇藥方。

元朝醫學家的「倒倉法」

元朝的醫學家朱丹溪在給自己的老師許謙治療時，就曾用過一種特殊的據稱出自西域的尿療方——「倒倉法」，但他事先沒讓老師知曉。怎麼做呢？

將一、二十斤肥黃牛肉慢火熬煮成湯汁後，去掉渣滓，濾出乾淨的湯汁，另入鍋中，再慢慢熬成琥珀色的藥汁。找一間明亮安靜又不通風的屋子，讓病人在此住下，前夜不能吃一點食物，然後服此藥汁（病人若不從，則要強灌），以幾十杯為限。這時病人難受無比，上吐下瀉。幾番下來，勢必口渴，但不能給他水喝，而是讓他喝自己的尿液。之後病人再排出的尿液，繼續拿給他喝，如此循環。到什麼時候為止呢？朱丹溪說「上下積俱出盡，在大便中見如胡桃肉狀無臭氣則止」，也就是說把肚裡的東西清得乾乾淨淨，大便不像大便的時候才能睡下。

這一做法在宋、明時期很是流行，還被明朝的多位名家推崇，比如儒醫王肯堂、戲曲作家高濂、醫學家張景岳、名醫江瓘、醫學大家徐春甫及李時珍等，都曾在書中詳細講解或引申過「倒倉法」。

除了治病，人尿還被用作養生藥物，用來預防疾病，強身健體。比如明朝著名的醫學家繆希雍在《本草經疏》中就說人尿「為除勞熱骨蒸、咳嗽吐血及婦人產後血暈悶絕之聖藥」。

古人雖用尿液治病，但在尿液的選擇上十分有講究。首先，尿必須選擇無色的；另外，十二歲以下的男孩的尿最好，且男孩不能吃「五辛」熱物（蒜、韭、蔥、香菜等）。通常，男人治病要用童女的尿，而女人治病要用童男的尿，而且童尿還要「斬頭去尾」，即只能取中段尿等。

之所以選擇小孩的尿，是因為在古人看來，小兒為純陽之體，代表無限生命力的陽氣、元氣充滿全身，而尿液是腎中陽氣溫煦產生的，雖然是代謝物，但還保留有真元之氣，所以異常珍貴。我們經常在戲劇中看到的用童子尿驅鬼治病的情節，就來源於此。另外，古人還認為小孩子的肝腎功能比成年人好，也沒有不潔的生活史，所以尿液也「乾淨」得多。

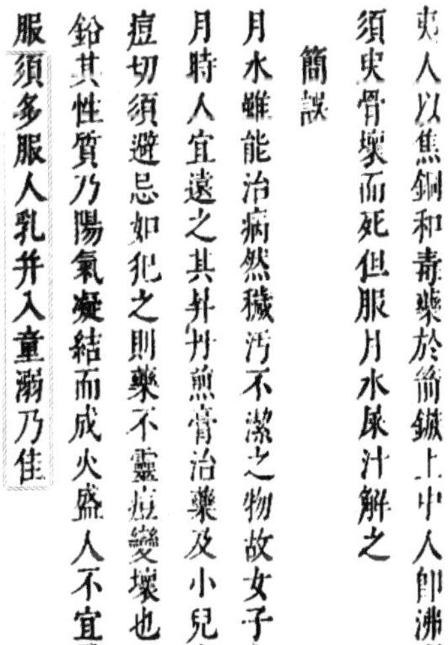
夷人以焦銅和毒藥於箭鏃上中人即沸爛須臾骨壞而死但服月水屎汁解之
簡誤
月水雖能治病然穢汚不潔之物故女子入月時人宜遠之其升丹煎膏治藥及小兒出痘切須避忌如犯之則藥不靈痘變壞也紅鉛其性質乃陽氣凝結而成火盛人不宜單服須多服人乳幷入童溺乃佳

《本草經疏》中提到「紅鉛」宜用童子尿送服。

尿療的半隱祕狀態

二十世紀九〇年代，很多人已經開始公開進行「尿療」，比如霧莊、咸陽等地還成立了與尿療有關的協會。而在此之前，喝尿一直處於半地下的隱祕狀態。

當時，曾有熱中者以小冊子的形式對尿療進行傳播，這種小冊子很快成了暢銷書，還加印多次。朱熹第二十三代孫朱錦富曾將祖傳「回龍湯」祕方和自己五、六十年的經驗寫成文章，以《朱丹溪祖傳尿療法：喝自己的尿治自己的病》為名在台灣出版，書一上市，很快就銷售一空；之後，他的第二本書在中國出版，首印的幾千冊在很短的時間內即告售罄。自此以後，尿療引來無數擁護者，二〇〇一年曾有報導說，全中國竟然有三百多萬人嘗試透過「尿療」來治病。

對尿療推崇的人以中老年人為主。二〇〇四年八月，約三十名「熱中健康」的中老年人在廣州某飯店聚會，大家暢談「喝尿有益健康」的心得，之後相繼端杯到廁所取出自己的尿液，當眾愉快地喝下。記者採訪時，有人還非讓記者親眼見證自己喝尿，當下去廁所取尿並喝下。有人發表過相關論文，還被某報紙頒發過榮譽證書。有人對尿療的推崇則達到令人驚訝的程度：洗乾淨的蔬菜要用尿泡一泡再炒，煮飯放的不是水，而是尿……

而使得尿療成為中國國內討論焦點的，應「歸功」於二〇一四年的主要「推動者」保亞夫。保亞夫自稱喝了二十二年尿，並一直研究尿療。他說自己曾經被便祕困擾，還有口腔潰瘍，身體容易疲勞，視力也不好。後來聽人說喝尿能治病，就開始了尿療。他曾宣稱自己喝了一天尿後，就不便祕了；喝了兩個星期，口腔潰瘍好了；六個月後，視力改善了；九個月後，頭髮也長出來了……他把這一切都歸結為尿療的功勞。而對每天早上做的另外兩件事——鍛煉兩小時和跑步兩公里——他並不承認它們的功效。

之後，保亞夫在香港註冊了「中國尿療協會」，開始宣揚尿療的好處；隨後，一千人成為該協會的會員。保亞夫聲稱「尿療」既不同於中醫，也與西醫有異；還說自己曾花費很多錢，給國內外很多專家寫信索要資料，發現尿液中含有一千多種成分。據說他們全家，除了他的兒媳外，都堅持喝尿養生。

一些尿療推崇者如今還將其進行了「拓展和豐富」。他們詳細區分了內服和外用，堅信不一樣的用法有不一樣的療效。內服主要用來治療內科疾患。用法是每天接自己的尿，接了馬上喝掉——圖的就是它新鮮！而且早晨起來的「第一泡尿」最好，就像初乳的價值最高一樣。他們認為「第一泡尿」中含有很多褪黑素及其酯化物，可以提高人的免疫力，還可以治療很多疾病。喝尿量因人因病而異。病情嚴重的患者排出多少尿，就接多少回來喝完，而且以空腹為佳。

至於外用，有濕敷、擦拭、漱口、點塗、浸泡等方法。他們認為尿療對燙傷、扭傷、骨折、結膜炎等都有不錯的效果，還可以美容養顏、去頭皮屑、防掉髮，簡直是名貴的洗髮精兼護髮乳——估計連洗髮精、護髮乳、潤膚乳液都省了。

真的含有尿激酶嗎？

實際上，尿液是經過人體腎臟過濾吸收後排出體外的排泄物，大部分的營養成分已經被吸收完畢，剩下的是尿素、尿酸、肌酐、酮體、膽素原等有害物質，並無治病的功效。而如果一個人本身就有泌尿系統疾病，尿液中還會有毒素（如尿酸、尿素、酮體等），將自己的尿液「回籠」，不但會加重腎臟負擔，不利於疾病恢復，而且是慢性自殺。即便是被一些人稱道的尿激酶，口服後也會轉化成胺基酸，完全失去作用，根本起不到臨床上靜脈注射的效果；更不用說能產生效果的含量了——十公斤尿液才能提取一次所需的臨床用量。

而在很多中醫看來，雖然尿療曾被當作一種治療方法，但如今早已經被棄用，或者根本不推薦用。專業人士都發話了，但有的人並不買帳。一些踐行尿療的人曾質疑：《本草綱目》中就有尿療，否定尿療，是不是否定《本草綱目》？——愚昧盲從到如此地步，真是讓人啞然失笑。

正如一些對古代中醫藥有理性認識的人所說：「對古代中醫藥典的認識，應結合當時歷史和社會條件來看待，否則，容易出現誤讀，甚至誇大其功效。」傳承和發揚中國古代的傳統文化，並不意味著古代所有的「文化」都要傳承，而是要分清優劣，去粕取精。像「尿療」這種本身模棱兩可、沒有科學依據的方法，不過是再次打著「古書有云」的旗號，混淆視聽，所以，愛好養生的你一定要睜大眼睛。

尿療的國外「擁護者」

尿療不僅在中國有荒唐的歷史，在其他國家同樣存在，比如美國、英國、印度、義大利、希臘等，其中最有名的就是日本了。日本可以說是當今一些地區尿療的起源地。二十世紀三〇年代，飲尿療法被報導後，吸引了很多日本人參與其中，後來還成立了「飲尿協會」。隨後迅速傳播到中國及其他國家和地區。

除了治病，日本人還認為喝尿能美容，所以尿療在日本擁有很多女性粉絲，有人甚至以尿液洗頭、洗臉、洗澡，認為這樣效果更好。她們之所以這樣做，是因為她們聽說唐朝的楊貴妃就曾用尿液來保持美貌。

日本人中尾良一曾在他寫的《尿療治百病》一書中聲稱，尿不僅能作為藥物起到治療效果，還可以啟動人體固有的自癒力，對所有的疾病，特別是被現代醫學視為難治、不治之症的疾病都有效。

07

養生神話：怪方裡的生命「奇跡」

今天你喝紅茶菌了嗎？／「海寶」／茶葉裡面輸資訊／生吃泥鰍

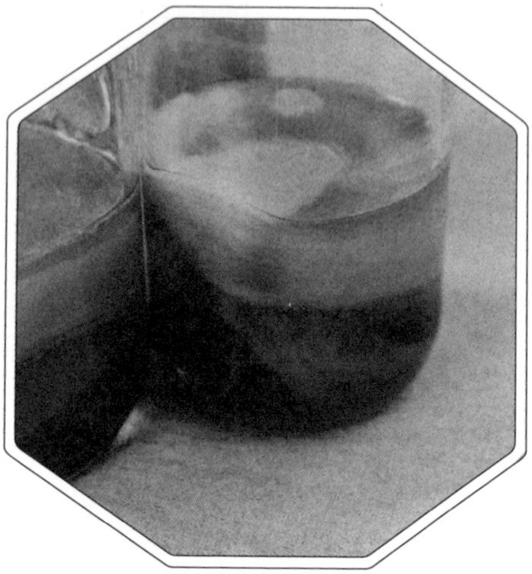

二十一世紀，科技發達，醫療知識日新月異。然而，仍然有不少人常陷入醫療陷阱之中，不明就裡地成為各種「神醫」、「大師」刀下的羔羊。更有甚者，即便這些人已經被專家、媒體揭露了其騙局、騙術，但還有人為其「打抱不平」，怪哉。而在這些人所宣揚的偏方中，奇葩的食療方位居榜首。當然，這種現象並非今天獨有。

「紅茶菌」騙局

二十世紀七〇年代，中國有一種紅極一時的食療方，叫紅茶菌療法，算是特殊年代裡的怪現象之一。

當時，很多人家裡都有大大小小的瓶瓶罐罐，用來泡所謂的「紅茶菌」。「今天你喝紅茶菌了嗎？」幾乎成了當時流行的問候語。到二十世紀八〇年代時，很多大學生也加入這個隊伍中。而人們走家串戶的一個重要主題，就是品嘗別人家的紅茶菌，然後切磋討論。

紅茶菌到底有何神效呢？

據說這種飲料喝起來酸酸甜甜的，風味獨特，很開胃，還有防癌抗癌、延年益壽、美容養顏、增強胃腸道功能、增強視力、降血壓、助消化、提高性能力等多達二十八種不同的神奇療效，內外婦兒，無所不包。

紅茶菌怎麼做呢？先把準備好的透明玻璃器皿洗好，然後再將適量紅茶放入茶包，放到玻璃器皿中，倒入開水浸泡。等開水晾涼以後，取出茶包，把紅茶菌種和少許白糖一起放進去，密封一個星期後，就可以直接喝了。這期間，紅茶菌會發酵，液體表面會出現一層白色的海蜇樣的膜——「海寶」的名字也由此而來。

效果如何呢？人們焦急地等待著奇跡的出現……然而，一天又一天，當初的期待並沒有等來什麼奇跡——人們不過是白忙活一場。

實際上，紅茶菌就是一種自製的飲料而已，刺激人的味覺，能增進食欲，這兩點的確能做到，但別的「神奇」功效就是子虛烏有了。幸好這種荒唐的做法在當時沒有帶來多大的惡果，沒有造成人員傷亡。但也有人因此出現不同程度的不適。專家表示，自製紅茶菌的過程中如果準備不周全，很容易導致有害細菌和黴菌的滋生，造成腎臟疾病、乳酸堆積、過敏、增加膀胱負荷、關節炎、失眠及腹瀉等不良狀況。

後來，紅茶菌療法慢慢被大眾遺棄，但並沒有完全消失，直到現在，依然有很多信徒迷信它的效果，用它來治病。

「包治百病」的信息茶

與紅茶菌如出一轍的還有一種據說「包治百病」的信息茶，它曾在二十世紀九〇年代的中國風靡一時。

這種茶的原料沒有任何特別之處，就是簡單的茶葉。你可能會有疑問：那它是如何「包治百病」的？此信息茶的「可貴之處」在於茶中有原創者沈昌「輸入」的資訊：你想要什麼樣的治病效果，喝茶的時候就自己想像、體會，經過這番「體悟」，你的病也就好了。如身患腫瘤的病人就想像自己腫瘤治癒的感覺，受頭痛困擾就想像自己的頭一點都不痛，想減肥就想像身輕如燕的感覺（真是輕鬆至極）……總之，你想要什麼效果，就想像這種效果帶來的感覺，這樣就能治好病，而且什麼病都可以治，簡直就是「萬靈丹」。

這種茶的開創者沈昌自稱是「少林氣功傳人」，他曾說：「我透過心中所想，把資訊輸『進』茶葉，這就是生命。」聽起來有點雲裡霧裡，不知所以然。而這種茶的宣傳語也充滿了玄學味道，號稱「相信其有，就有」。和上句話相比，這句話的意思就明顯多了，但也讓人吃驚不小，說它是癩蛤蟆打哈欠——好大的口氣，似乎更合適。這麼「神奇」的藥物自然不會免費贈送給你，且價錢不菲。據說，沈昌當時以每公斤人民幣二十元（約新台幣九十元）的價格購進茶葉，然後分裝成五十克一小袋，每袋售價人民幣十元（約新台幣四十五元），這在當時可以說是相當驚人的暴利。而更讓人想不到的是，如此膚淺，連推敲都不用，一看就是騙人的把戲，竟然吸引了幾十萬信眾。

後來，沈昌又「開發」了一種新產品——「信息功帶」，即用一些民樂做背景音樂，加上一些沈昌「帶有治病功能」的喊叫聲，比如「乳房腫塊，消失！消失！大腸正常！正常！……」佩戴之後，你的病情就會減輕，直至痊癒。真是可笑又滑稽！讓人驚掉下巴的是，如此拙劣的騙術，依然有很多人買單。一條帶子成本不過人民幣二．五元（約新台幣十一．三元），被「信息」加持後，卻售價人民幣二十五元。據不完全統計，靠著這些所謂的「信息產品」，沈昌至少牟利人民幣五千萬元（約新台幣二億二千五百萬）！

這在那個年代，稱得上是天文數字！

那麼，這種資訊茶的功效如何呢？

不妨先看看當時記者進行的祕密採訪發現的真相：當時所謂的研發中心，只不過是租來的兩間房子，一間是工作間，一間是販賣部。工作間裡有十幾個雇來的婦女，她們將大麻袋中的劣質茶葉倒出來，沒有進行任何加工處理，就直接裝進一個標有「信息茶」的紙袋內。而在販賣部，幾個身穿白大褂的婦女正在出售「信息茶」。記者買了幾袋送到茶葉品質監督檢驗中心，專家鑒定後發現，此種「信息茶」與某茶廠賣的三級茉莉花茶並無兩樣……

「信息茶」原本只是普通的花茶，後被不法分子假借科學的名義來騙錢，其「療效」不過是一種心理暗示。如果這樣真的能治病，那喝純淨水其實也可以，只要不停地暗示自己就行了。

生吃泥鰍治療「漸凍人」

「漸凍人」，又名肌肉萎縮性脊髓側索硬化症（Amyotrophic Lateral Sclerosis, ALS），這種病至今未被國際醫學界攻克，著名物理學家史蒂夫·霍金（Stephen Hawking）就一直飽受此病的困擾，並最終於二〇一八年三月十四日離世。

但在八、九年前，中國有個所謂的專家聲稱，生吃泥鰍能治癒此病。他說，光看「漸凍人」這個名字，就足以明瞭這個病的病因。在他看來，患有這種病的人，身體相當於進入了冬天，所以才會出現肢體無力、萎縮的症狀。如何應對呢？讓身體升溫、回暖、化凍就行了。怎麼做？生吃泥鰍即可，按照他的理論，其治病「原理」莫非是因為泥鰍很愛動，所以能活動身體，讓身體暖和起來？不得而知。很可能跟《本草綱目》中記載的泥鰍能「暖中益氣」有關。

除了能治疑難雜症，當時一些暢銷的養生書還說生吃泥鰍可以滅肝火，降虛火，祛斑美容。效果如何？很多人因此感染了肝臟寄生蟲，出現了畏寒、發熱、乏力、食欲減退、腹部隱痛、頭暈等症狀，有的人身上還出現了斑丘疹和蕁麻疹。四川某醫院一日內就有五十人因生吃泥鰍導致感染前來就診，這些人吃的泥鰍從一至三十條不等（真是大膽）。四十多歲的丁女士因為生吞了三條泥鰍，面色逐漸發黃，後來經過檢查，她的肝臟裡長了肝吸蟲，肝功能受到了不小的損傷。

我們都知道，泥鰍大多生活在淤泥或污濁的環境之中，體內存在大量的寄生蟲，如棘顎口線蟲，根本不能生吃。即便食用，也需進行高溫處理，確保寄生蟲被全部消滅方可入口。

當時，中國國內有很多專業人員發出警告，生吃泥鰍是偽科學，很容易導致寄生蟲感染，嚴重的還會危及生命。但有些人就是不信邪，對此置若罔聞。到後來，僅四川省就有超過百人因為生吃泥鰍而住院，政府相關部門介入之後，「生吃泥鰍」治病的騙局才終於被揭開，這種療法也逐漸淡出大眾的視野，但卻並沒有完全消失，依舊有人迷信此種療法。

作為「萬物之首」的人類為什麼總是很容易被誆騙，容易相信所謂的「神醫」、「神藥」？其中一個很重要的原因是，人總是期盼奇跡，對那些超出日常生活規律、極難做到的非同尋常之事有著謎一般的相信，一旦有這樣的事情或事物出現，人們總會莫名地忽略背後的真相，而選擇毫無心智地追隨，並一擁而上，唯恐落於人後。

一些人寧願求助「神醫」、「偏方」，也不去找專業的醫生，就因為騙子們抓住了人們的這種心理並加以利用。他們會信誓旦旦地說：「吃了我的這個藥，你的病就能完全好！」在這種不科學、不合理的醫療觀念下，人們對所謂的「藥到病除」的「靈丹妙藥」或「妙手回春」的「神醫」瞬間沒了「抵抗力」，而隨錢包一起奉上的，還有那所有物種都遙不可及的心智。這也導致了無論在什麼年代，總有各種各樣的荒誕醫療劇頻頻在歷史舞台上演。不知道下一次，人們又會造出什麼樣的醫學「大神」……

第5章

古代急救術

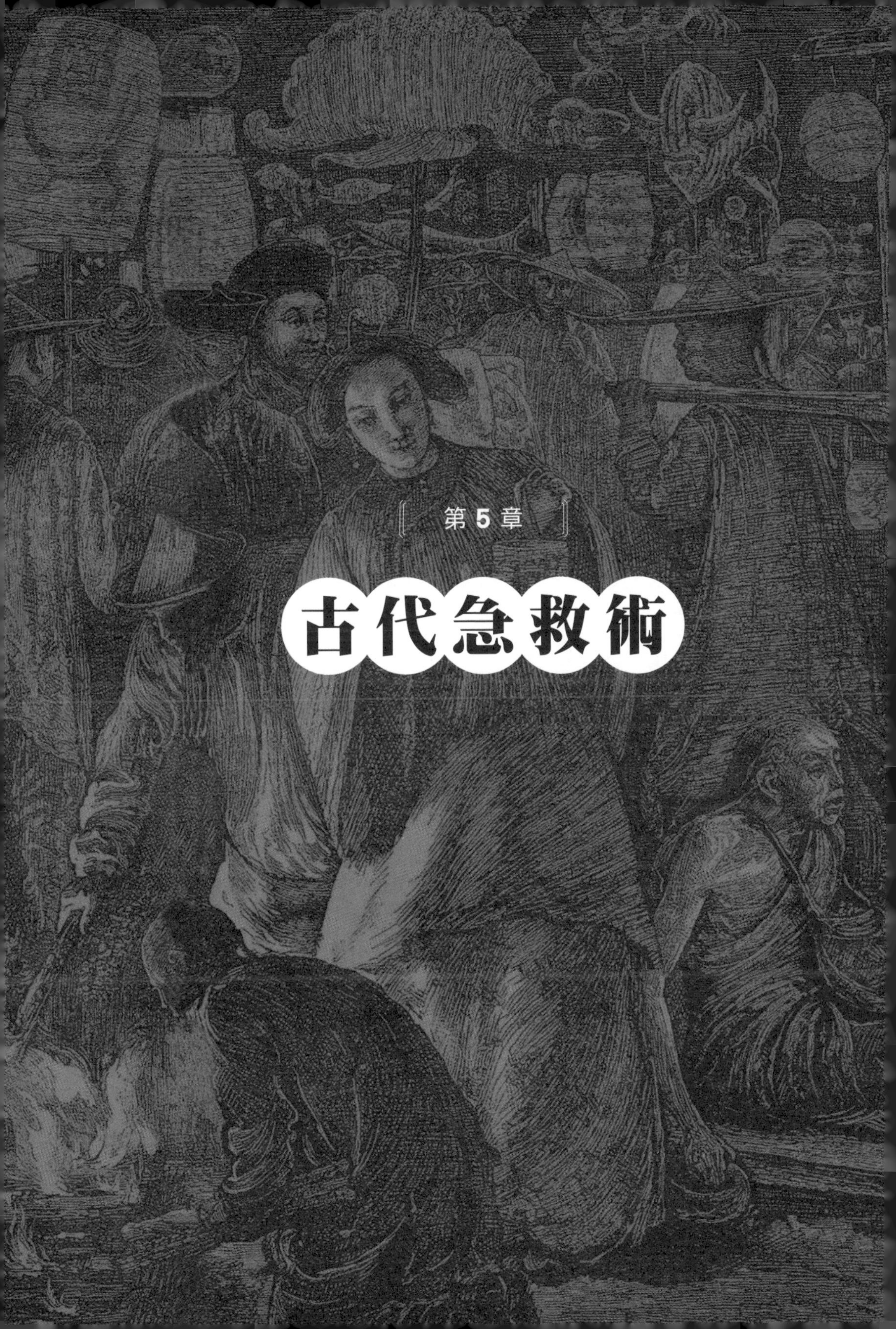

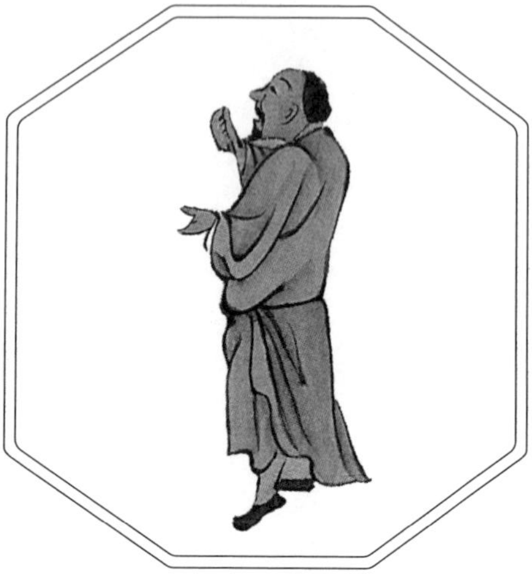

01 異物卡喉：牽引術與「陰陽水」

吞服骯髒之物／釣魚法／萬能的符咒

「因噎廢食」說的是什麼？

有個大財主，某天為了慶祝節日，就在家擺了酒席，宴請一些親朋好友。席上大家划拳行令，觥籌交錯，好不歡樂。忽然，一個老者大汗淋漓，大翻白眼，並捂住自己的脖子，使勁嚥口水。這是怎麼了？原來，這位老者剛才著急說話，讓剛吃到嘴裡還沒嚼爛的牛肉卡在喉嚨裡了。在場的人趕緊圍過來，這該怎麼辦？有人說趕緊灌杯冷水；也有人說再吞一塊肉，把堵著的肉壓下去；還有人使勁掰開老者的嘴巴，拿起筷子開始往裡夾……這些人七嘴八舌，動手動腳，把老人折騰得不輕。

後來，老人氣得不行，受不了了，突然大吼一聲，竟然把牛肉給吐了出來。人們大笑起來，又回到座位。正要繼續吃喝，大財主卻發話了，讓眾人都回去。他認為老人被噎住是前車之鑒，為避免類似的事情再發生，以後不能吃酒肉，也不吃三餐，還下令把廚房的鍋碗瓢盆全打碎，柴米油鹽也放火燒掉。

這個故事其實是「因噎廢食」這一成語的由來。《呂氏春秋》對此有評論：「夫有以噎死者，欲禁天下之食，悖。」因為一個人吃飯噎死，就想讓天下人都不吃飯，這太荒謬了。

不過這個故事中涉及的吃飯時被食物卡住的事情，在現實生活中卻是時有發生，除了被諸如饅頭、肉等食物噎住，最常見的是被魚刺卡住。據有關統計，在異物哽塞的日常事件中，魚刺卡在喉嚨的占百分之六十六．七，輕者影響患者正常生活和工作，若處理不當或是不及時，嚴重時可引發創傷性大出血等危險情況。

手摳、喝醋都很扯

遇到東西卡在喉嚨，很多人最先想到的做法恐怕是不分青紅皂白地拍背，認為這樣能把異物拍下去，只要異物順著食管進入胃裡面，就沒問題了。這種想法其實有些天真了，甚至還隱藏著危險。為什麼？因為拍背很容易把異物拍到氣管深處，導致異物卡喉變得更嚴重，特別是當被噎住的人還有呼吸，同時在主動、大聲咳嗽排出異物時，拍背會干擾其自主咳嗽的節奏，更不利於異物咳出，導致危險加重。

除了拍背，用喝水的方法把異物沖下去有用嗎？這種方法得分情況：如果異物堵在食道裡，情況不嚴重，氣道依然通暢，可以透過喝水來處理；如果呼吸不通暢，喝水就不適用了。

在現代生活中，曾有一位母親在給孩子餵饅頭時，發現孩子沒吞下去，就給孩子餵了幾口水喝，發現不但沒用，孩子的臉色反而開始發紫。她趕緊送小孩到醫院，但到達醫院時，孩子已經噎了二十多分鐘，呼吸、心跳都已停止，醫生經過搶救也沒能救回孩子。

還有一種常見的手法是用手摳，這種方法通常風險較大，很有可能把異物越弄越深，更難以取出，還會加重阻塞程度，同樣不建議使用。

那麼對魚刺這種特殊異物呢？

曾經有一個四歲的小男孩，在吃飯的時候被魚刺卡喉。他的父親開始用手摳，結果魚刺越摳越深，後來導致孩子食道大出血。最後，孩子被送到醫院進行急救，才化險為夷。

還有一個孩子，看到桌子上媽媽剛煮好的魚，於是趕緊拿起筷子，大口吃了起來。突然，孩子開始「啊啊」地叫，也不說話。媽媽趕緊跑出來，看到孩子張著嘴巴，察覺到孩子被魚刺卡住了，趕緊從廚房倒了些醋讓孩子喝，結果看到沒有效，又讓孩子吃了半塊饅頭，可是魚刺依然卡在喉嚨裡，這時媽媽才趕緊帶孩子到醫院。醫生建議全身麻醉取出魚刺，孩子媽媽不同意，就回去了。第二天早上，孩子又難受地大哭起來，媽媽又帶孩子去了醫院，發現喉嚨裡的魚刺不見了。經過電腦斷層掃描，魚刺已經刺破主動脈，引起發炎。後來，經過開胸手術，魚刺才得以取出。一根小小的魚刺差點要了孩子的命，而孩子媽媽錯誤的處理方法也「幫了忙」。

用手摳不可靠，喝醋為什麼也不行？不是說醋能軟化魚刺嗎？其實要軟化魚刺，食用醋的濃度根本不夠，浸泡時間更是不可能達到必須的那麼久；退一步講，即便食用醋的濃度和浸泡時間達到需要的標準，被腐蝕的恐怕不是魚刺，而是消化道黏膜了。所以喝幾口醋跟喝幾口水沒什麼區別，追根究柢還是想透過吞嚥動作來促使魚刺被吞下去，實際上吞嚥在這種情況下很危險。因為隨著吞嚥，魚刺可能會劃傷食道，增加痛苦不說，還會增加感染風險，還有可能讓魚刺進入到更深、更危險的地方。

喝醋不行，吞饅頭、飯糰則更危險，這種成塊的食物會將魚刺壓向食道壁，被饅頭一壓，可能整根魚刺都被壓進肉裡，甚至刺破血管。

現代人所用的這些看似有理、實則有害的急救方法，很大一部分都是從古代「流傳」下來的，而古人「發明」的類似不可靠或應慎重對待的方法還遠不止於此。

吞獺肝、喝漁網水：善用魚的「敵人」

唐代醫學家孫思邈在《千金翼方》中記載了一個治療魚刺卡喉奇特的療法：「獺肝，味甘，有毒。主鬼疰蠱毒，去魚鯁。止久嗽，燒服之。」就是用獺肝燒著吃，魚刺就解決了，為什麼用獺？很可能是因為獺擅長捕魚。而這也不由得讓人想到「取象比類」治病法。

唐代另一位著名醫家王燾在他輯錄的《外台祕要》中記載的祕方就更豐富了，但很多也很奇葩：「鼠腦濃塗瘡上則出，亦可用填鼠，大效。」用老鼠腦塗在刺造成的傷口上，刺就能出來了。找不到老鼠怎麼辦？也可以用螻蛄（亦稱蠹蚍、剪鈕仔），取牠腦袋上的一物吞下，也可以；再有：「鷹糞燒灰存性……上一物下篩，服方寸匕」、「虎野狼雕屎皆可服之佳」、「白雞翼翮大毛各一枚，著銅器中燒之，焦作灰，飲服一刀圭，立下」、「取梳頭發燒灰，飲服一錢匕」……從鷹屎、虎狼屎到白雞的羽毛、人的頭髮，無不可用，真是「腦洞大開」。對於如此「污穢」的方法，恐怕根本不能「藥到刺除」，白白忍受難聞的氣味不說，還容易割傷喉嚨，適得其反。

不想吞這種髒東西，也可以選擇喝水，不過水也有不同的講究。其中一種「陰陽水」最為推薦：取一根同一條魚身上的魚刺，然後用火將魚刺燒焦，碾成碎末，和水服下。之所以叫「陰陽水」，是因為生魚刺是「陽」性的，而一根被碾碎燒熟的魚刺的粉末則是「陰」性的，這樣陰陽一調和，很快就可以化解魚刺卡喉的困擾。除了「陰陽水」，《古今醫統大全》中還記載了另一個飲水法：「用水一盞，自默從左眼睛於水中書龍字服之。」搭配著在水中寫「龍」字來應對，可能是因為古人認為龍管理著水族，自然也能對付魚刺了。

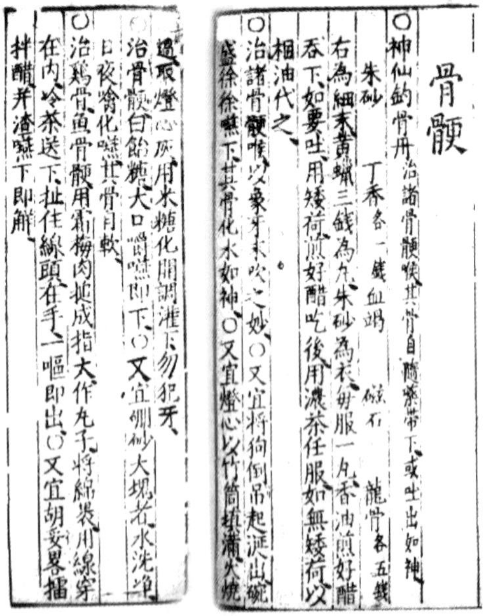
骨骾
○神仙鈎骨丹 治諸骨骾喉其骨自隨藥帶下或吐出如神
朱砂 丁香各一錢 血竭 磁石 龍骨各五錢
右為細末黃蠟三錢為丸朱砂為衣每服一丸香油煎好醋吞下如要吐用矮荷煎好醋吃後用濃茶任服如無矮荷以桐油代之
○治諸骨骾喉以象牙末吹之妙○又宜將狗倒吊起涎出碗盛徐徐嚥下其骨化水如神○又宜燈心以竹筒填滿火燒過取燈心灰用米糖化開調灌下勿犯牙
○治骨骾白飴糖大口嚥嚥即下○又宜硼砂大塊若水洗淨日夜嚥化嚥其骨自軟
○治雞骨魚骨骾用霜梅肉挺成指大作丸子將綿裹用線穿在內冷茶送下扯住線頭在手一嘔即出○又宜胡荽暑擂拌醋并渣嚥下即解

《萬病回春》中關於骨頭卡喉的奇異處理方法，如吞服狗唾液、燈芯燒灰沖服等。

到了明朝，《保幼新編》裡又有新的處理方法：「魚網罨口而飲水，則刺自下。又魚網燒存性，和水服之。」這個方法靠的多半是想像力，用漁網蓋住嘴，透過喝水將魚刺沖下去；或者把漁網燒成末，兌水喝。這種方法其實是根據漁網是魚的「敵人」的思維，認為用這種方法能對付魚刺。

牽引法：把魚刺釣出來

除了「吞食療法」、「飲水法」，古人還「發明」了各種各樣的「牽引療法」，只不過能不能「牽引」出來就很難說了，說不定牽引出來的是嗓子裡的一塊肉。

宋朝的唐慎微在《證類本草》中記載了一個很「貴族」的方法：「治魚鯁骨橫喉中，六、七日不出。琥珀珠一物，貫串著繩，推令前，入至鯁所，又複推以牽弓出矣。若水晶珠亦得，更無堅物磨令滑用之。」當魚刺卡在喉嚨裡六、七天仍舊沒有緩解時，可以用琥珀珠或水晶珠逐一鑽出小孔，用細絲線連成一串。珠串的一頭放到喉嚨，想辦法掛住魚刺，另一頭留在外面，綁在弓上，通過弓弦的拉力將魚刺拉出來。

沒有這種貴重物品，也可以用鹿筋，比起琥珀、珍珠要稍微「經濟」一些。《外台祕要》中說：「取鹿筋漬之濡，索之大如彈丸，持筋端吞之，候至哽處，徐徐引之，哽著筋出。」將鹿筋濡濕，搓成彈丸粗細的繩索，讓患者吞下一端，然後慢慢拉另一端，據說就能把魚刺鉤出來。

如果再找不到鹿筋怎麼辦？可以用竹篾：「作竹篾刮令滑，綿纏納咽中，令至哽處，可進退引之，哽即出。」把竹篾刮到滑不溜手，讓患者慢慢吞下去，吞到喉嚨處即停下來，然後再用手握住竹篾的另一頭，視情況或進或退，就能將魚刺拖出來。

或者用「薤白」這種藥食兩用的材料：「小嚼薤白令柔，以繩系中央，持繩一端，吞薤到哽處引，哽當隨出。」把一根細繩子繫在薤白的中央，然後把薤白嚼軟，吞下去，吞到卡刺的部位，透過薤白絞纏住魚刺，再用手拉著繩子往外牽引，這樣據說就能把魚刺拉出來……

九龍化骨水：符咒助你去魚刺

《外台祕要》中記載：「以東流水一杯，東向坐，以手指畫水中作龍字訖，飲水，不自曉書，令他人持手書良。又方凡書文曰，天有門，地有根，諸家入口者，皆當得吞。」被卡住的人舀一杯東向流淌的河水，然後東向而坐，左手持水杯，右手伸進杯中，在水裡畫一個「龍」字，畫好後，喝掉杯中的水即可。如果不會寫字，可以讓識字的人握住患者的手，引導他畫一個「龍」字，也可以。或者採取《儒門事親》中記載的《道藏經》中的咒語。

與此相似的是一種所謂的「九龍化骨水」，也叫化骨吞籤，近代在一些地區還存在，據說一些「大師」用此法救過很多人，不過究竟是真「化」下去了，還是嚥下去的，就難以考證了。

這個方法大致分四步：

第一步，右手小指和無名指屈於掌心，食指和中指做劍狀。

第二步，左手拇指、食指和中指做等距三角朝天狀，然後將一碗清水（生水）放在三指上，小指和無名指依然保持屈於掌心的狀態。

第三步，朝特定方向深吸一口氣（如符中有「龍」，朝東吸氣，「虎」朝西，「鳳」朝南等），吹入碗中，再根據不同的「鯁」，用右手劍指對著碗中快速懸空畫「消鯁符」，邊寫邊快速念咒語：「狗骨丹，鬼骨丹，九龍化你下深潭，請動茅山李老君，劈下天雷化骨灰，此碗水化如東洋大海，喉嚨化如萬丈深潭，九龍入洞。吾奉：太上老君急急如律令敕（或太上老君、三茅祖師急急如律令敕）！」

第四步，寫完念完後，對著太陽，將半碗水一口喝下即可。

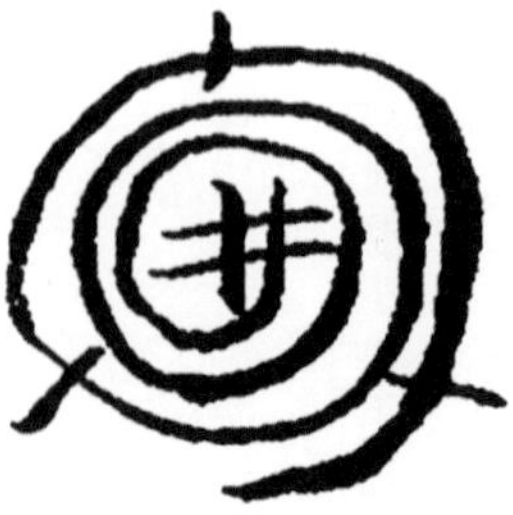

消魚骨鯁符：先畫井字的兩橫，再畫一豎一撇，最後一筆順出三圈，邊畫邊念咒語，最後添三筆即可完成。

據說此法只有男人可以學，但學了這個會有很多影響，具體是什麼影響就不得而知了。

無論是陰陽水，還是各種動物療法，又或者祝由術等，它們多是在「取象比類」、相生相剋等基礎上提出的，最終能生效怕是心理安慰效應在作怪。而如今，這些「療法」也逐漸淡出人們的視野，成為瞭解過去的歷史素材。

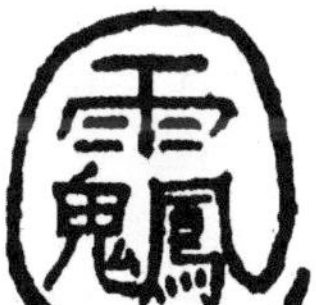

消諸禽骨鯁符。

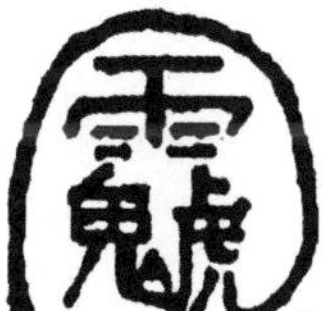

消犬獸骨鯁符。

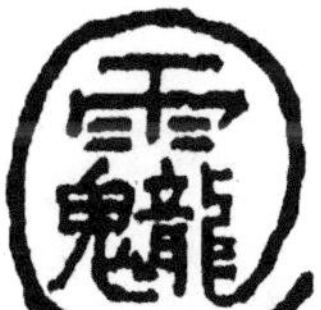

消諸魚骨鯁符。

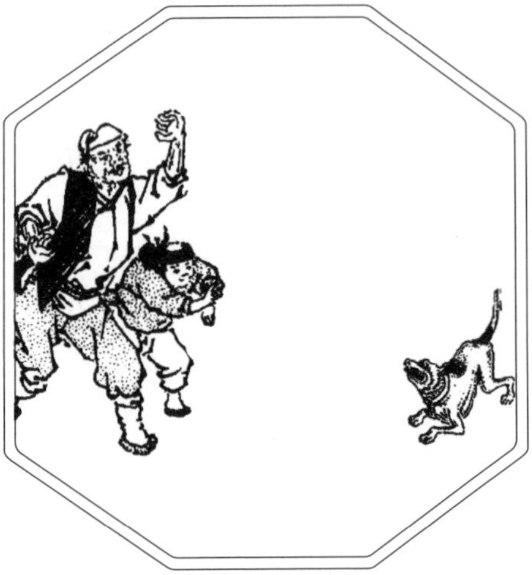

02 狗咬傷：妖象犬形讓人驚恐

呂后與狂犬病／艾灸法／狗腦髓／殺狗預防法

一條狗改變中國歷史

漢高後八年（前一八〇年），在參加完霸上（今西安市東郊）的祭祀活動回宮的途中，當時攝政的呂后被一隻類似狗的動物（很可能是野狗）咬了胳肢窩。不久，呂后就病倒了，一病不起。太醫們用了很多方法，都不奏效，很快呂后就死了。這件事在《史記．呂太后本紀》中有記載：「三月中，呂后祓，還過軹道，見物如蒼犬，棘高後掖，忽弗複見。卜之，雲趙王如意為祟。高後遂病掖傷……辛巳，高后崩。」東漢思想家王充在《論衡》裡寫呂后發病的表現為「妖象犬形」，很像狂犬病的症狀。

被狗咬傷而死去的人中，呂后應該是最有名的了。如果她真是因此去世，可以說一條狗改變了中國的歷史。

人感染狂犬病的途徑主要是由瘋狗（貓、牛、豬、吸血蝙蝠以及其他野獸也可能）直接咬傷導致的。被狗咬傷後，要趕緊沖洗、消毒，有必要的話還要去醫院打狂犬病疫苗；如果沒有及時處理，一旦發病，死亡率幾乎達百分之百。

狂犬病是中國古人所認識的最早的人畜共通疾病，在古代稱其為瘈咬病，又叫恐水病、瘋狗病，春秋時期就有了關於狂犬病的記載。但古代沒有現代的藥物和疫苗，感染了狂犬病又該怎麼辦呢？方法倒是很多，但有沒有效就很難說了；或者這些方法很可能並非是治療狂犬病的，而僅僅是治療狗咬傷。

常用的一種方法，就是用嘴把被狗咬傷部位的血吸出來，這在很多戲劇中經常看到，然後在該部位艾灸，每天一次，灸一百次就好了，在這期間不能喝酒。也可以將地榆根搗成藥末，兌水喝。由於地榆根味道苦，不想喝的人可以直接敷在傷口上。如果一時買不到藥，也可以採點野蔥，搗成汁，敷在傷口上。

明朝的《醫學綱目》中的記載則增加了艾灸的方法：「治瘋狗咬，用核桃殼半個，將野人乾糞填滿，以榆皮蓋定，罨於傷處，又用艾於核桃上灸十四壯，即痊癒。」即用核桃殼、乾糞和榆樹皮搭配艾灸來治療。此外還有升級版，比如《外科理例》中所說的：「一人瘋犬所傷，牙關緊急，不省人事，緊針患處出毒血，隔蒜灸良久

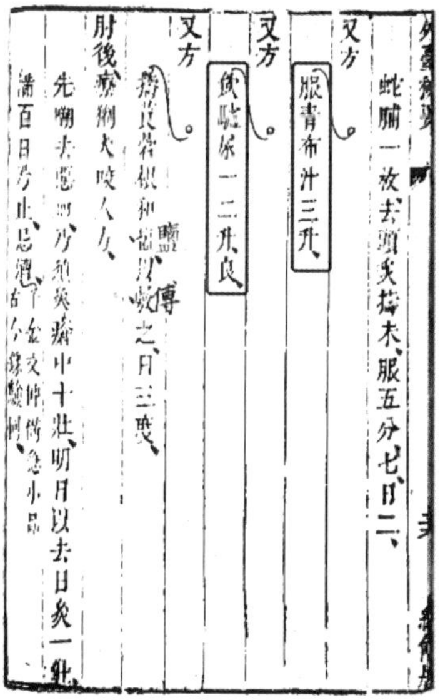
外臺秘要
蚍蜉一枚去頭炙搗末，服五分匕，日二。
又方
服青布汁三升。
又方
飲驢尿一二升，良。
又方
搗韭根[illegible]敷之，日三度。
肘後療猘犬咬人方
先嗍去惡血，乃灸瘡中十壯，明日以去，日灸一壯，滿百日乃止，忌酒。

《外台秘要》說用驢尿、青布汁可治療狗咬傷。

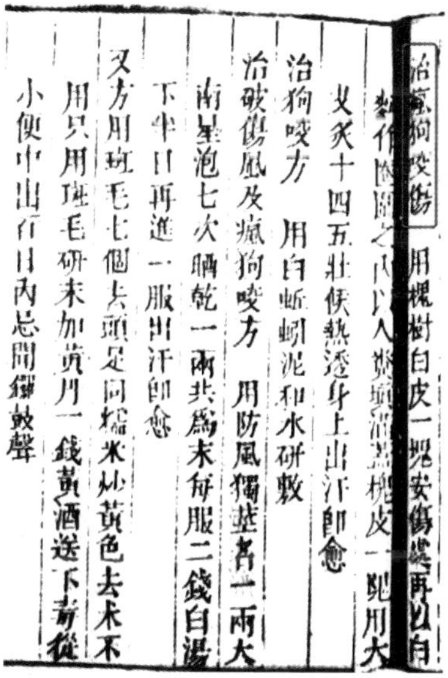
治瘋狗咬傷 用槐樹白皮一塊安傷處，再以白[illegible]
[illegible]艾灸十四五壯，候熱透身上出汗即愈
治狗咬方 用白蚯蚓泥和水研敷
治破傷風及瘋狗咬方 用防風獨莖各一兩，大南星泡七次曬乾一兩，共為末，每服二錢，白湯下，半日再進一服，出汗即愈
又方用斑毛七個去頭足，同糯米炒黃色，去米不用，只用斑毛研末，加黃丹一錢，黃酒送下，俟從小便中出，[illegible]日內忌聞鑼鼓聲

《集驗良方》中治療狗咬傷的方法，裡面提到了艾灸。

而醒。」

另一個據說有「神效」的方子，則是把明礬放在傷口裡，再包紮好……甚至有人建議直接用人的大便敷在傷口上予以治療，如《急救便方》記載：「人糞塗於患處，新糞尤好，諸藥不及此。」這種方法恐怕很容易導致傷口感染，更不用說能否保證藥效了。

以毒攻毒？狗腦髓塗抹傷口

古書中還記載了另一種據說很有效的方法，而且流傳甚廣，不過太過殘忍——將狗殺死後，取出狗腦，塗抹在被咬傷的部位。

這種方法最開始是煉丹師葛洪提出的。

據醫書記載，曾有一個四十多歲的農民跑來找葛洪，請他幫忙。原來這個農民的兒子兩天前被狗咬傷了，找了很多人，用了很多方法都不管用。葛洪就苦思冥想該用什麼方法才好。忽然，他想到了古人的「以毒攻毒」，就對老農說：「用狗的腦髓塗在孩子的傷口上。」無奈的老農沒有其他方法，就聽從了葛洪的建議，算是把死馬當活馬醫。

後來葛洪就把狗抓來殺死，取出腦髓，敷在老農兒子的傷口上。他當初也是沒有百分百的把握，畢竟是第一次嘗試。但是巧了，這一方法竟然起了作用，農民的兒子的病情漸漸好轉。當然也有說法是，葛洪讓老農自己回家把

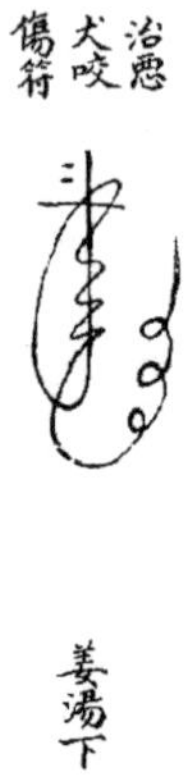

狗咬傷也可用符咒化解，符咒堪稱萬能。

狗殺死，給兒子塗狗的腦髓，塗了三天，兒子的病有了好轉。

據說從那以後，農民的兒子再也沒有發過病。不管哪種說法，葛洪用狗腦髓治好狗咬傷的事蹟很快就廣為流傳，人們把他奉為「神醫」。據說，葛洪後來又用這種方法治過很多人，效果也不錯，於是他就把這種方法記載在《肘後備急方》裡。此書還說道：「凡猘犬咬人，七日一發，過三七日（二十一天）不發，則脫也，要過百日，乃為大免。」意思是說，被咬傷後，一般人是七天就能發作，如果二十一天後沒發作，表示暫時脫離危險了，不過可不能高興得太早，要等一百天不發作，才是真正脫離危險了。從這一點看，葛洪對狂犬病的認識的確是有一定的前瞻性和科學性。

話說回來，狗腦髓敷傷口治療狂犬病的科學性有多少呢？

十九世紀，法國的微生物學家巴斯德（Louis Pasteur，巴氏滅菌法的發明者）在進行了一些研究後，發現狂犬病毒的確幾乎都在狗的腦神經組織中。但是，這是否能說明狗腦髓就能治療狂犬病？狗的腦漿中大量的狂犬病毒真能「以毒攻毒」防治狂犬病？

當然不能這麼粗暴地理解。雖然古書上記載了葛洪這種方法的效果，但這種解釋很「牽強附會」，因為這種方法不過是在檢測狗有沒有得狂犬病。就算狗的腦中含有狂犬病毒抗體，用外敷的方法也沒有多大效用。實際上，我們很難不認為這又是中醫「以形補形」的一種聯想。

而除了用狗腦髓，古人還用其他「毒物」來「攻毒」，治

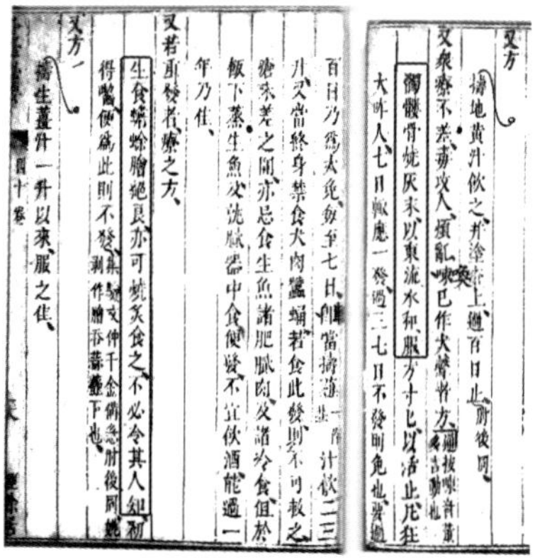

《外台秘要》中，記載生吃蟾蜍可以治狗咬傷。

療瘋狗咬傷，比如癩蛤蟆（蟾蜍）。

南朝沈約在《宋書．張暢傳》中有這麼一段記載：「（暢）弟牧嘗為猘犬所傷，醫雲宜食蝦蟆膾，牧甚難之，暢含笑先嘗，牧因此乃食，創亦即愈。」即有個叫張暢的人，他的弟弟張牧有一天被瘋狗咬傷，他們就去找醫生。醫生說，要吃「蝦蟆膾」。這是什麼藥方？其實就是癩蛤蟆。張牧剛開始一聽，覺得很為難，不想吃。這時哥哥張暢面帶微笑，先嘗了嘗，後來張牧才在他哥哥的帶動之下吃了下去。很神奇的是，張牧不久竟然痊癒了。後來，孫思邈在《千金翼方》中曾說：「蝦毬（蟾蜍），味辛寒有毒，能治療猘犬傷瘡。」

中國第一部「急救手冊」：《肘後備急方》

《肘後備急方》是目前已知的中國第一部「急救手冊」，書中第一次正式用到「復甦」、「急救」這樣的詞，比一八七八年英國培訓教材中的急救（first aid）要早一千五百年。它也是第一次提到人工呼吸法和「舌下含服」給藥方式的急救圖書。但是，要說明的是，《肘後備急方》對今天的醫學史家有一定的研究價值，但對臨床醫生來說則沒有太大參考價值，其中的方法並不適合直接使用，因為裡面多是巫術和偏方，缺乏有效的實踐和檢驗。雖然中國的諾貝爾獎得主屠呦呦從此書中獲得啟發，用現代醫學技術提取出青蒿素，但這是在嚴謹的臨床試驗基礎上做出的，也為人類做出了巨大貢獻。

古代預防狂犬病：撲殺狂犬

《左傳》中記載，在距今二千五百多年前的魯襄公十七年（前五五六年），「十一月，甲午，國人逐瘈狗，瘈狗入於華臣氏，國人從之。」瘈狗就是狂犬病狗。

這就是古人預防狂犬病的重要方法——打狗，而此後，這一方法在以後歷朝歷代一直沿用。

《漢書》中記載「國人逐猘狗」；《唐律》中則記載「撲殺狂犬」；《明史》中則是「若狂犬不殺者，笞四十」等。

一九五一年，中國還開展過一次全國性的滅狗活動。這種殘忍的方法的確讓狂犬病的發病率下降了，但從長期來看，並沒有從根本上解決問題，而且不是所有的帶狂犬病毒的狗都能被看出來。

而孫思邈在《備急千金要方》中也提醒人們：「凡春末夏初，犬多發狂，必誡，小弱持杖以預防之，防而不免者，莫出於灸，百日之中，一日不闕者，方免於難，若初見瘡瘥痛定，即言平復者，此最可畏，大禍立至，死在旦夕。」即春夏要格外當心預防，小心被咬；被咬後要艾灸，但是要堅持一百天，一天也不能少；如果有人一看到患處好了，就覺得沒事了，不艾灸了，這個人就要大禍臨頭了。

根據現代的醫學研究，狂犬病的潛伏期一般是一個多月，當然也有長達一年以上甚至很多年的，不過這樣的案例很罕見。潛伏期到底會持續多長時間，與狗咬傷的部位、傷口深淺、感染病毒量多少有關。病程通常是一個星期左右，少數人可以延長到十天。被狗咬未必都會得狂犬病，要看狗是否攜帶狂犬病病毒。

古人沒有狂犬病疫苗，只能用一些偏方。這些偏方可能有一些作用，但大都無從考證，所以不能盡信，需要進一步研究驗證。而且古人對狂犬病及狂犬病毒的認知並不確切，當時是否真存在這種病毒也未可知。就像當初呂后被狗咬後去世，她的死與狗咬傷有多大關聯，古書記載至多只能作為一個參考。而呂后到底是不是因狂犬病而死，恐怕永遠是個謎了。

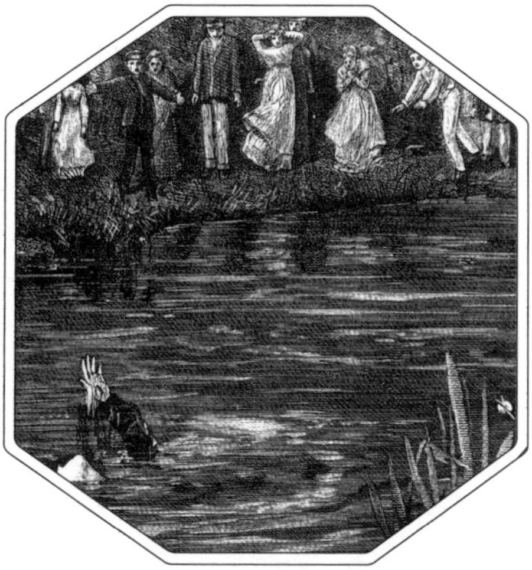

03 溺水救治：好一個嚏驚吐水

灰埋法／插筷法／排水法

「埋法」救治溺水者

溺水是日常生活中較為常見的一種意外事故，尤其以兒童多發，位列中國兒童意外傷害致死原因之首。此外，溺水的時間與死亡率直接相關。通常，溺水五分鐘的死亡率為百分之十，十分鐘可達到百分之五十六，超過二十五分鐘還未得到有效急救，死亡率基本為百分之百，很難搶救成功。而如何拯救溺水者，除了爭取關鍵的黃金時間，用科學有效的急救方法自然是最重要的，如果方法不對或失當，不但救不了人，反而會加速溺水者的死亡。

當然，古代人也會溺水，為了救溺水者，人們也研究出了很多奇妙的急救法，根據史書記載，自漢代起，就已經有了關於溺水急救的記述。不過，有沒有用先放一邊，這些方法很多聽起來就令人感覺匪夷所思，其中還不乏一些名醫的「創造」。

東漢著名醫學家張仲景在《金匱要略》中記載了一個在現在看來不可思議的救治溺水者的方法，即「灰埋法」：「取灶中灰兩石餘，以埋人，從頭至足，水出七孔，即活。」

從灶膛裡取出燒過的灰兩石多（約合六十公斤），然後用這些灰把溺水者從頭到腳埋起來，等到水從眼耳口鼻「七孔」裡流出來，人就得救了。

這個可以算是初級版，還有進階版：直接挖個坑，把溺水者放進去，然後用很熱的灰埋起來，或者用炒熱的白沙也可。

這一方法通常用於冬季發生的溺水。對這種特殊急救療法，現代人恐怕沒人敢嘗試。即使人不被水溺死，恐怕也會被灰給悶死、燙死。這簡直是火上澆油的「謀殺」。

至於為什麼用熱灰來救溺水者，古書並無太多相關解釋，很多人分析，除了熱灰能保溫（冬季溺水，體溫驟降）外，很可能是想利用灶灰的重量壓迫人體排水，不過現在看來，即使身上壓六十公斤灰有用，估計效果也不盡理想，因為溺水急救主要還是透過施行心肺復甦術使溺水者恢復心跳和呼吸。

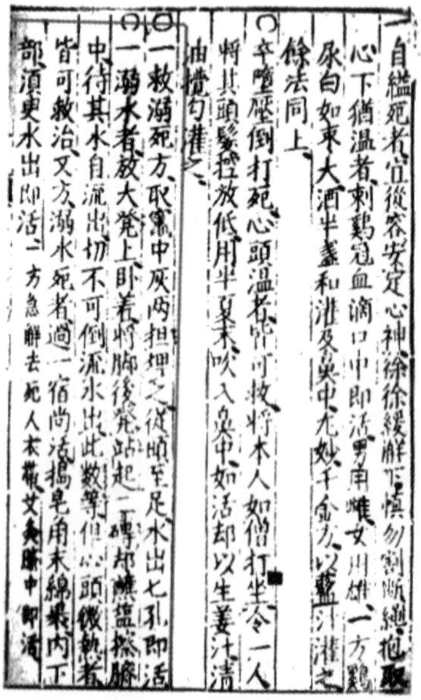

自縊死者宜從容安定心神徐徐緩鮮下慎勿割斷繩抱取心下猶溫者刺鷄冠血滴口中即活男用雌女用雄 一方鷄屎白如棗大酒半盞和灌及鼻中尤妙千金方以藍汁灌之餘法同上

○卒墮壓倒打死心頭溫者皆可救將本人如僧打坐令一人將其頭髮控放低用半夏末吹入鼻中如活却以生薑汁清油攪勻灌之

○一救溺死方取竈中灰兩担埋之從頭至足水出七孔即活

○一溺水者放大凳上卧着將脚後凳站起一磚却用鹽擦臍中待其水自流出切不可倒流水出此數等但心頭微熱者皆可救治 又方溺水死者過一宿尚活搗皂角末綿裹內下部須臾水出即活 一方急解去死人衣帶艾灸臍中即活

《萬病回春》中記載的「灰埋法」救治溺水者。

「插筷法」噎驚吐水

除了用熱灰外，也有人用一根筷子插入溺水者的嘴裡，讓水流出來，再用一根竹管吹兩個耳朵，然後把一些半夏末吹到溺水者的鼻孔裡，同時將皂角末塞入其肛門。據說這樣溺水者很快就能甦醒過來。這種方法在民國時期還流行過，在當時的《青年修養箴言》中就有記載。這種方法有何原理呢？它可以看作古代「噓驚散」的變相應用，噓驚散主要用來治療昏迷不醒、牙關緊閉的兒童。估計古人想用這種方法幫溺水者「開竅醒神」。

「藥聖」孫思邈在《備急千金要方》中也記載了一種類似的方法，可以稱其為「伏甑法」，甑是中國古代蒸食的用具。原文說：「上以灶中灰布地，令厚五寸，以甑側著灰上，令死人伏於甑上，使頭小垂下，抄鹽二方寸匕，內竹管中，吹下孔中，即當吐水，水下因去甑，下死人著灰中壅身，使出鼻口，即活。」先在地上撒五寸（大概十七公分）厚的灰，不能多，也不能少。然後把甑放倒，讓溺水者趴在上面。接著將鹽放入竹管裡面，再吹進溺水者肛門。這樣溺水者就會吐出水，就會活過來。

類似的急救法還有很多，像是用酒或醋灌溺水者的鼻子和肛門，或者用鍛石（石灰）塞入溺水者的肛門等。

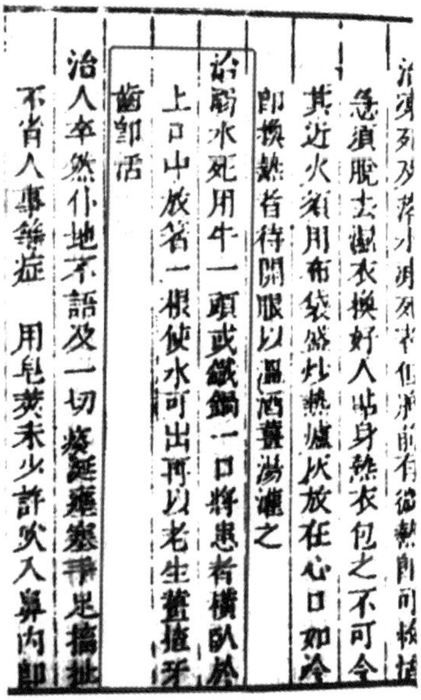
治溺死及落水溺死者但將前有微熱即可救活
急須脫去濕衣換好人貼身熱衣包之不可令
其近火須用布袋盛炒熱爐灰放在心口如冷
即換熱者待開眼以溫酒薑湯灌之
治溺水死用牛一頭或鐵鍋一口將患者橫臥於
上口中放箸一根使水可出再以老生薑擦牙
齒即活
治人卒然仆地不語及一切痰涎壅塞手足搐搦
不省人事等症　用皂莢末少許吹入鼻內即

《集驗良方》中的溺水急救方，將排水法和插筷法合二為一。

「倒掛法」排水的副作用

前面提到的救治溺水者的方法，如今多數已經不存在了，很多人可能連聽都沒聽說過。但是，東晉末年，名醫陳延之在《小品方》中記載的一種溺水急救法，如今依然有人在用，這種方法就是「倒掛法」。只看名稱就能想到救人的畫面：把溺水者倒懸過來，另一個人倒背著走動，讓溺水者把水排出來。

這個方法其實在歐美國家也曾出現過，不過如今急救專家對此方法早已摒棄。而其實早在明朝時期，當時的醫學家就已提出「切不可倒提出水」的建議，因為這種溺水急救方法危機重重。為什麼？

人在昏迷的狀態下，全身的肌肉是呈鬆弛狀態的，對關節的固定和保護作用也大大減弱。這時，如果人將昏迷的溺水者倒掛起來奔跑，很有可能導致溺水者關節脫位，一旦頸椎脫位，可能會損害脊髓，導致四肢癱瘓！救人不成反而害人了。

這一急救方法涉及一種特殊的操作：排水。當然，剛才提到的方法並非個例，古代還有不同的「變種」。比如明朝《文堂集驗方》中也記載有類似的排水急救法：「溺水者，撈起，以其人橫伏牛背上，如無牛，以凳代之，瀝去其水，用半仙丸納入鼻中或用搐鼻散吹之，仍以生薑自然汁灌之，但鼻孔無血出者，皆可救也。」即把溺水者扛到一頭牛背上，或放在板凳上，幫他排水，再把半仙丸（半夏製成，如黃豆一般大）藥吹到他鼻子中，用薑汁灌。

為什麼用牛（非牛犢），而不是馬或驢？《急救廣生集》的解釋是：「牽引徐行。」牛通常跑得比馬慢，背部也要寬一些，這樣可以防止溺水者從牛背上顛下來，要安穩得多，還有助於溺水者排水後慢慢甦醒。如果用馬或驢，則不好控制，容易發生二次意外。

隋朝時期的《諸病源候論》是中國現存第一部論述各科病症的專著，記載了溺水排水的治病理念：「人

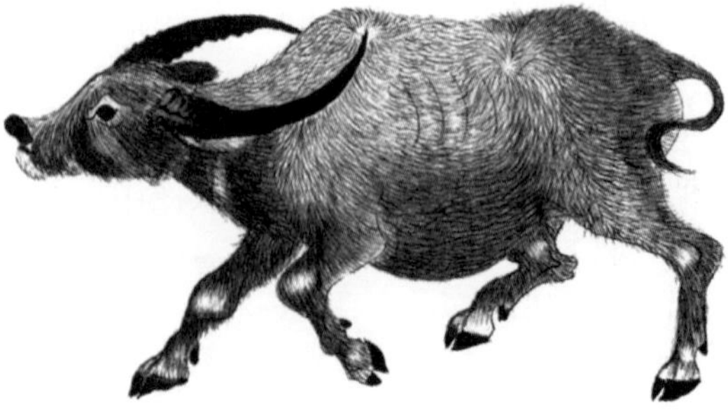

在古代，牛因走路比馬慢，背也寬，成為溺水者倒掛排水的最佳選擇。

為水所沒溺，水從孔竅入，灌注府髒，其氣壅閉，故死。若早拯救得出，即泄瀝其水，令氣血得通，便得活。」今天很多人也認為排水沒問題：身體進水，排出來合乎科學。很多人在救人時也時常這麼做。

但實際上真的合理嗎？不盡然。

權威的急救專家認為，排水對溺水急救沒有實際效果，不過是多此一舉，甚至在某些情況下還很危險。為什麼？

因為即使溺水者「吸入」了大量的水，排水也沒有效果，真正能排出來的，也都是吸進胃裡的水，胃裡的水並沒有太大危險；而進入肺部的水才可能致命，而通常進入肺裡的水可以透過毛細血管進入體循環，所以沒必要排出來。另外，花時間排水反而會耽誤最佳急救時間，而且很可能導致胃內容物逆流，繼而被溺水者誤吸，阻塞氣道，嚴重時還可導致肺部感染。

古人有古人的荒唐做法，現代人有時也不一定比古人厲害，很多時候，人們不是手足無措，就是做法不對，甚至有害。比如有人碰到別人溺水，要麼不知所措，只會哭天搶地；要麼無知無畏，胡亂操作一通，這些都不可取。

自古至今，溺水都是很常見的意外事故。比如在唐朝，因溺水死亡在「五絕疾病譜」中排第三位。雖然歷代醫書典籍記載了不少溺水急救的方法，但其中很多帶有臆想甚至迷信或巫術的成分，只能將其看作古人在早期進行的最初始的急救探索，而不能完全直接拿來就用，如若不然，又會犯魯迅所言「拿來主義」的錯誤了。

04

燒燙傷：攻克火毒的祖傳祕術

食鹽敷法要人命／「火毒」理論／大黃水／敷石灰

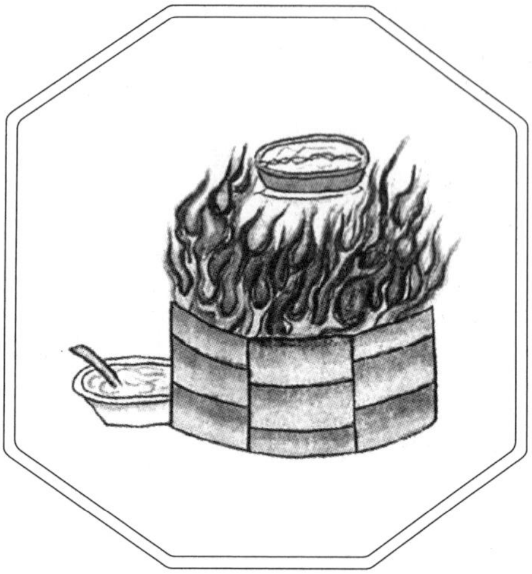

為什麼食鹽不能敷燒燙傷的傷口？

有一戶人家裡的孩子剛滿一歲，開始學走路，孩子的父母白天需要上班，所以由奶奶帶著。為幫助孩子學走路，家人給孩子買了一輛學步車，但也埋下了隱患。有天上午，奶奶把孩子放進學步車，自己去上廁所。孩子由於剛接觸學步車，覺得很新鮮，就開始四處「走動」，後來走到了廚房，撞倒了地上的熱水瓶。熱水瓶炸裂，孩子從屁股到腳被嚴重燙傷，立刻大哭起來。奶奶聽到孩子的哭聲，跑過來一看，心慌得不行。

這可怎麼辦才好？孩子的奶奶想到了一種偏方，即食鹽治燙傷，立刻將孩子身上的燙傷部位塗滿食鹽。她認為鹽能殺菌消毒，塗在燙傷部位應該沒問題，也沒有立刻送孩子去醫院。但孩子由於疼得厲害，一直哭鬧。老人這才打電話通知兒子和兒媳。夫妻倆回家後趕緊帶孩子去醫院救治。結果，孩子因為嚴重脫水，已經來不及搶救，不幸離世，全家人一時間陷入巨大的悲痛之中。而根據醫生解釋，孩子脫水的罪魁禍首就是身上的食鹽。

像類似用錯誤方法處理燒燙傷的案例，在生活中並非個案，尤其在一些醫療水準較低的地區更是時有發生。

為什麼鹽不能用來敷燙傷的傷口創面呢？

除了增加疼痛感，對於燒燙傷面積較大的部位，食鹽會造成傷口創面高度滲液，大量水分因此滲出，繼而讓血液濃縮情況加劇，導致傷口周圍組織細胞嚴重脫水、壞死。而鹽分被血液吸收後還容易引起高血鈉症等，這對新生兒來說，相當危險。此外，用食鹽敷傷口還會影響醫生對燙傷程度的判斷。

除了用鹽敷，有人還會用麵粉、醬油、牙膏等偏方治燒燙傷，可謂花樣繁多。這些對燒燙傷同樣沒幫助，反而可能侵蝕傷口創面，增加燙傷部位的感染程度；還會讓熱能被覆在皮膚上，繼續損傷皮膚，同時耽誤正確的急救操作。

驚人的「火毒」處理誤區

生活中最常遇到的外科創傷中，燒燙傷一定名列前茅，它也是臨床最常見的皮膚損傷病症之一。由於燒燙傷本身的突發性與猛烈性，很多人時常在來不及正確處理的情況下，聽信「偏方」，處理錯誤，結果不但沒有效果，反而火上澆油，釀成悲劇。這種用所謂的「偏方」治燒燙傷的方法，其實可以追溯到中國古代。

古代醫學典籍稱燒燙傷為水火燙傷、燙火瘡等，認為燒燙傷的病因是熱毒內侵導致的。燒燙傷會給傷口創面帶來「火毒」，如果用冷水或寒涼的藥物、泥等處理，火毒會被冷氣逼到人體內，身體隨之會受到攻擊。如果火毒攻心，人會噁心、頭暈、昏迷，甚至不省人事。

唐朝名醫孫思邈在《備急千金要方》中就說：「凡火燒損，慎以冷水洗之，火瘡得冷，熱氣更深轉入骨，壞人筋骨，難瘥。」即凡是被火燒傷，要慎用冷水洗，因為這樣很容易導致熱氣深入骨髓，可能會導致人的筋骨受損，更難癒合。

那對於燙傷處理，古人有何「高見」呢？

古人認為，處理燒燙傷，第一時間要做的，就是將皮膚的「熱毒」透出，避免其深陷，加重病情。所以，古人在處理燒燙傷時，主要以涼血止血、解毒生肌為原則。

如果是輕一點的燒傷，古人認為可以用鹽緊包在燒傷的部位，直到感覺不到燒痛。如果燒燙傷面積較大，需要用大黃水來浸泡。大黃水是直接將大黃粉加水煮過的溶液。為什麼用大黃？因為大黃味苦，性寒，能「走而不守」，可以透入肌肉中，去除火毒；還可以同時用蜂蜜拌水喝下，也能防止「火毒」攻心，然後再去就醫。

古代的急救手冊《肘後備急方》提供的「妙招」是：「燙火灼傷用年久石灰敷之，或加油調。」用石灰製後加油調，敷在傷口上，這在如今看來，很不科學，因為很容易導致感染，進一步加重燙傷。

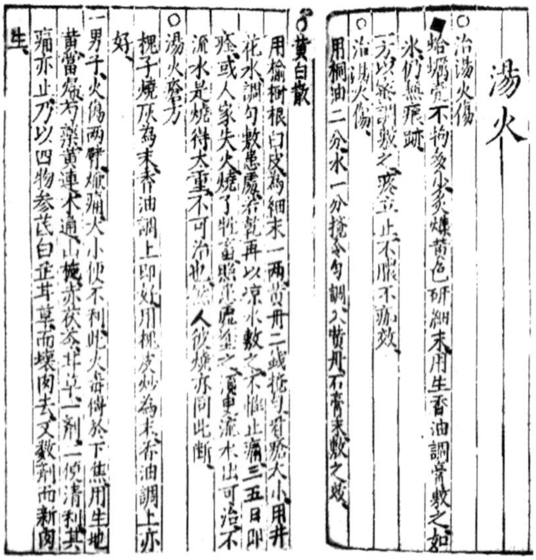

湯火

○治湯火傷

蛤蜊殼不拘多少炙燥黃色研細末用生香油調搽敷之如冰仍無瘢跡

一方以[illegible]調敷之疼立止不腫不破效

○治湯火傷

用桐油二分水一分攪令勻調入黃丹石膏末敷之效

黃白散

用榆樹根白皮為細末一兩黃丹二錢攪勻看瘡大小用井花水調勻敷患處若乾再以涼水敷之不惟止痛三五日即痊或人家失火燒了牲畜照此處治之[illegible]流水是燒得太重不可治也[illegible]人彼燒亦同此斷

○湯火瘡方

槐子燒灰為末香油調上即好用槐皮炒為末香油調上亦好

一男子火傷兩臂焮痛大小便不利此火毒傳於下焦用生地黃當歸芍藥黃連木通山梔赤茯苓甘草一劑二便清利其痛亦止乃以四物參芪白芷甘草而壞肉去又數劑而新肉生

《萬病回春》中對燙傷如何治療有專門講述，裡面用到的有蛤蜊殼、桐油、榆樹根等。

清朝的程鵬程在《急救廣生集》這本外治專書中推薦的是類似的敷藥——地榆，古人認為它能瀉火毒，還能解毒、消炎，方法是將地榆研成粉末，用油調勻，直接敷在燙傷創面上，之後經常換藥。民間還有「家有地榆皮，不怕燒脫皮；家有地榆炭，不怕皮燒爛」的說法。

清朝的太醫院教科書《醫宗金鑒》中則記錄了另一種十分奇特的方法：「用冷燒酒一鐘，於無意中望患者胸前一潑，被吃一驚，其氣必一吸一呵，則內之熱毒，隨呵而出矣。」準備冷的燒酒，趁患者無意之中朝他胸前潑上去，患者會大吃一驚，在「一吸一呵」之間，患者身體內的熱毒就會宣洩出來。如果患者還覺得煩悶的話，「以新童便灌之」，可以喝新生兒的小便來緩解。

雖然古代很多書籍對燒燙傷有不少論述，但大多是從全身進行辨證施治，而具體到燒傷創面的治療，並未進行辨證分型，而只是將其歸為火毒所傷、氣滯血瘀等，在治療上也是清一色的清熱解毒、活血化瘀等。這種對傷口創面癒合過程、傷口創面深淺不做針對探討和施治的方法，自然不利於傷口癒合，甚至會導致情況惡化。

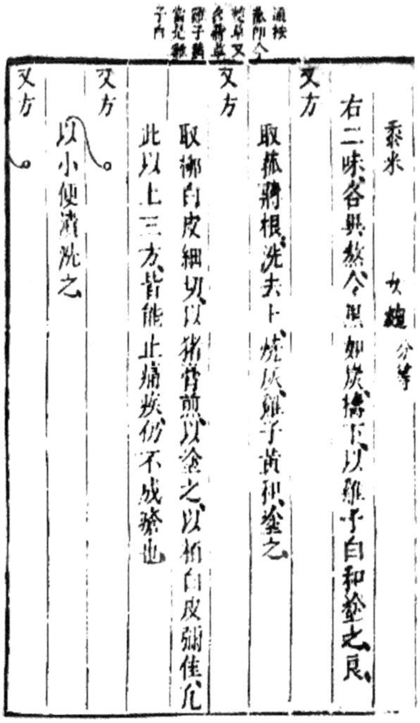
黍米 女麴 分等
右二味各熬令黑如炭擣下以雞子白和塗之良
又方
取菰蔣根洗去土燒灰雞子黃和塗之
又方
取柳白皮細切以猪脂煎以塗之以柏白皮彌佳凡
此以上三方皆能止痛疾仍不成瘢也
又方
以小便漬洗之
又方

《外台秘要》提到，人尿清洗法可治療燙傷。

軍醫是如何誕生的？

說到急救，不能不說戰爭。因為古代急救的起源和發展，很大部分源自戰爭，這算是戰爭的一個「貢獻」。古時候常發生戰爭，當時人口少，所以對傷患的救護是急救的主要內容。戰傷救護的早期萌芽開始於原始社會的部落之爭。

先民們為了救治傷患，本能地會進行一些急救活動。周朝時期，戰場防護和急救初顯特色：參戰的人、馬、車均配備有嚴密的防護裝具。大約在戰國時期，「隊醫」出現了，通常由巫師或方士擔任。先秦時期的兵書《六韜》中記載，一個統帥部系統中應該有「方士二人，主百藥。以治金瘡，以痊萬病」，將「隊醫」列入軍隊編制。為保存和補充兵力，一方面要獎勵生育，另一方面就是重視傷患。當時如果傷患得不到及時的救治，相關人員會受懲罰，甚至受到鞭刑。當時的急救方法主要是止血、包紮、固定、清洗傷口、敷藥等，都是比較基礎的。

唐朝末期，軍醫誕生，而真正的軍隊醫療機構的建立是在宋朝。《宋會要輯稿》記載：「靖康元年（一一二六年）六月十四日，知磁州趙將之言……權置醫藥院，收管醫治……」可以看作古代由地方設立軍醫院的開始，像心肺復甦術、人工呼吸等急救方法也逐步得到完善。

專題

暈倒後的急救法：按人中

二〇一〇年，中國常州市某小學，一名七歲女孩在上體育課時突然倒地，體育老師和導師馬上進行急救，開始按壓學生的人中部位，但按了將近十分鐘女孩也沒有甦醒，最後女孩遺憾離世。

二〇一三年，中國瀘州的某所中學，同樣是在體育課上，一名中學生在熱身跑步時突然暈倒，倒地不起。而老師的做法竟然同樣只是按壓學生的人中，沒有做其他急救措施。這名學生醒來後馬上又暈了過去，老師依然繼續按人中，還按學生的虎口，結果錯過了黃金搶救時間，孩子在第二天不幸死亡。

又疼又不可靠

按人中急救導致耽誤救治的黃金時間進而引發悲劇的事情，中國近幾年時有發生。為什麼還有人在用按人中這種錯誤的急救方式呢？這恐怕離不開長期以來形成的錯誤觀念和影視作品的無意識「宣傳」。

很多人對按人中救人的記憶，印象最深的恐怕要數《西遊記》了。在收服紅孩兒那一回，孫悟空被紅孩兒的煙火熏暈，是豬八戒透過按人中的方式將孫悟空給救醒的。而這一手法，其實可以追溯到葛洪的那本《肘後備急方》。書中記載：「救卒死方，令爪其病人人中取醒。」此後，這個方法就沿襲了下來。

據說李時珍也曾被人按壓過人中。李時珍曾經在一個山林採藥，為了辨別一種草藥的藥性，他就親自品嘗。一開始沒什麼感覺，後來他就加大分量，這使他感到肚子裡有強烈的反應，很快就頭昏眼花，接著就倒地昏過去了。他的弟子龐憲聽到後，馬上跑過來，呼喚自己的師傅，但李時珍毫無反應。這可把龐憲嚇壞了，他趕緊給李時珍灌水，還按了人中，據說折騰了很久，李時珍才慢慢有了知覺。

那麼，按人中到底有沒有用？傳言說，按人中不但不能救命，甚至還會導致人死亡，這又是怎麼一回事？為何很多人對這種方法如此信任？

對於按人中這種特殊的急救方法，首先我們要潑盆冷水，因為它並不科學，通常是多此一舉，而且在某些情況下，它還會「幫倒忙」，導致意外之事發生，就像本篇開頭提到的兩個事例。原因是什麼呢？

如果一個人暈厥過去，但他的呼吸、心跳還在，說明這個人其實沒有什麼大礙，只要讓他側臥，保證呼吸通暢就可以，按不按他的人中根本沒關係，短則幾秒鐘，長則幾分鐘，這個人就會醒過來。這是一種短暫的喪失意識現象，通常是因為大腦一時供血不足引起的。按他的人中也只是刺激了一下，只能用來判斷患者有沒有意識，並沒有任何急救價值。即便靠按人中把人「按醒了」，也是因為人被「按疼了」，所以才醒過來，只是看起來像是按人中把人救了，實際上按別的部位也能把人給「按醒」。

而如果一個人昏倒了，沒有了呼吸和心跳（昏迷了），情況就大不一樣了。眾所周知，大腦是人體最不能沒有氧氣的一個器官，缺氧超過五分鐘就已經很危險了，超過十分鐘大腦就會腦死。即便人被搶救過來，也很可能會變成植物人。這種情況下，一般人能做的最可行做法，就是對昏倒的人施行心肺復甦術。這個時候如果只按這個人的人中，就太蠢了。這樣不但救不活人，還耽誤了治療的黃金時間，而按人中還會關閉口腔，加重舌根後墜，從而導致呼吸道更被堵住，這其實已經是一種「變相」的謀殺了，只不過人們還以為是在救人。

只為打通任督二脈

為什麼古人會「發明」出這種特殊的急救方法？這就涉及古代人的思維了。

有句老話說：「人活一口氣。」如果沒氣了，人很快也就死了。古人認為：「人在氣中，氣在人中。」而位於人鼻子下、嘴唇上的人中穴，是一個很重要的急救穴位，它能夠起到回陽救逆、清熱開竅的作用。在他們看來，人中穴是任督二脈交匯的「中轉站」。

對於「任督二脈」，很多人可能都不陌生，很多武俠小說中都提到過，比如某武林高手打通了任督二脈，功力倍增，或者練得絕世神功等，這只不過是一種誇張的寫作手法。

不過，任督二脈在中醫理論中是確實存在的，屬於奇經八脈中的「奇經」，那它們在人體什麼位置呢？任督二脈都以人體雙腿間的會陰穴為起點，從身體正面沿著正中往上到人中，就是任脈；督脈則是從後背沿著正中向上，到達頭頂，再往前到人中。

有人曾這樣解釋人中穴的重要性：人的鼻子是用來吸氣的，而嘴巴是用來呼氣的，人之所以能活著，就在這一呼一吸之間；鼻子和嘴巴之間的人中穴就顯得很重要，它關乎「呼吸」，所以關乎人的性命。

如此一來，古人就認為用手指按這個穴位或用針刺，能改善人體的微循環，升高血壓，還可以影響人的呼吸。遇到中暑、昏迷、暈厥、低血壓、休克或者一氧化碳中毒的人，都可以按人中。殊不知，這樣做常常潛藏了一定的風險。

神奇的人中穴

古人還認為，人中穴還是陰和陽在人體中的交匯部位，代表一個人的腎氣與生育能力，且與膀胱經相關，這就有了透過觀察人中來辨別孕婦生男孩還是生女孩的「絕招」。如果人中不清晰，膀胱經氣化欠佳，說明這個女性腎氣不足，只能生女兒，而且懷孕比較困難，即便懷孕了，也有流產的傾向。如果真懷上了男孩，很有可能會難產，因為她沒力量正常生養男孩。對於這種「特異功能」，姑且一聽即可。

細細想來，按人中急救，也不過是古人對天人合一、陰陽五行等古代思想的又一次醫學臆想。如今，很多人依然抱著「崇古」之情，認為古代醫書上寫的或古代醫生用的都是對的，沒有進行質疑和辨別，繼而盲目「照方抓藥」，自然免不了時常做出令人唏噓和哀嘆的舉動，導致有時因這種「自信」害了人而不自知。

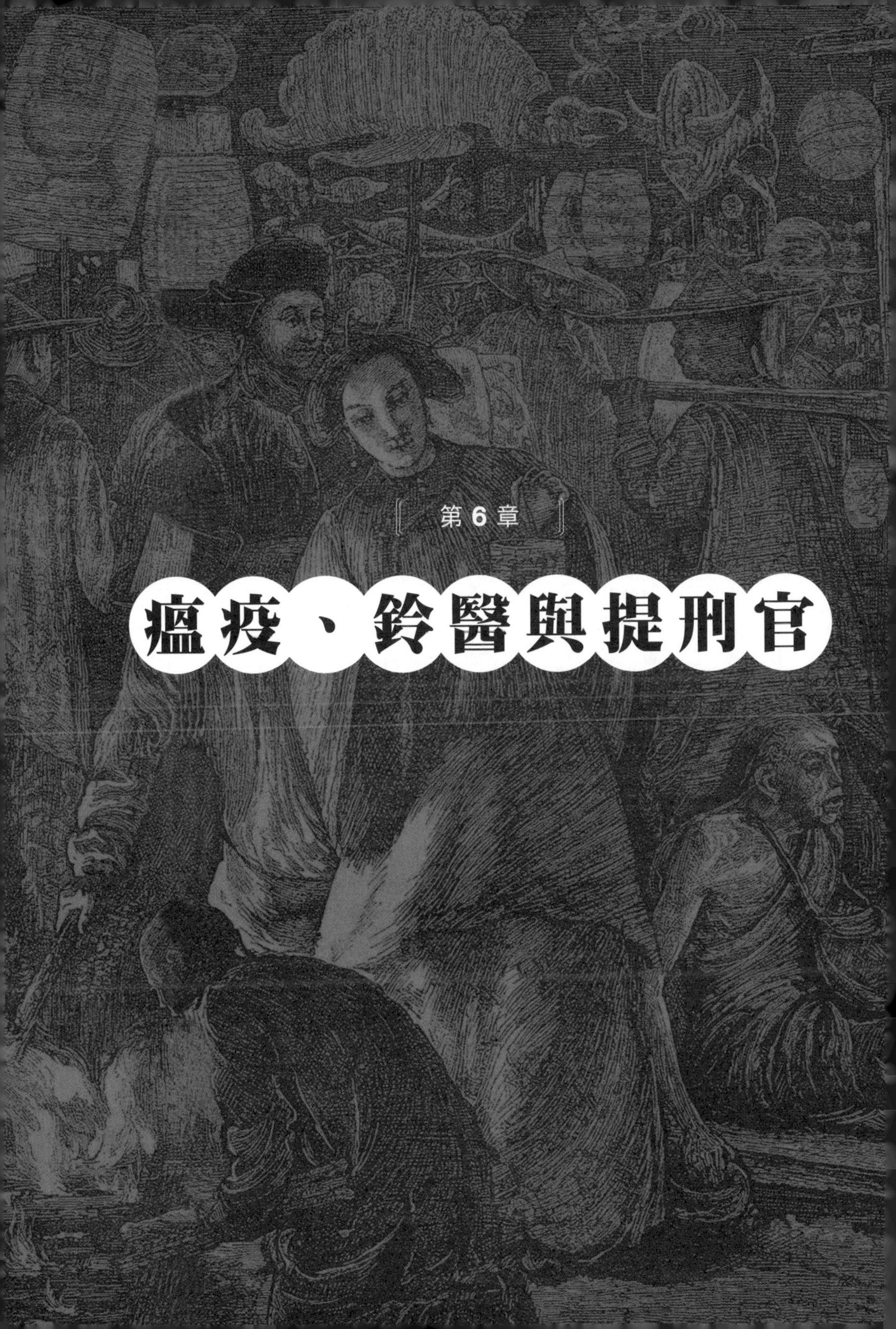

第6章

瘟疫、鈴醫與提刑官

01

瘟疫：上天的懲罰

赤壁之戰／東漢末年／儺禮驅疫／張角與符水驅疫／罪己詔／清末鼠疫

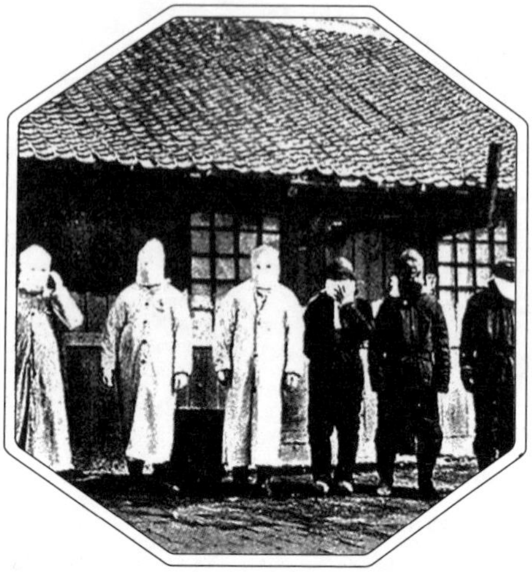

縱觀人類歷史，瘟疫是一個古老而永恆的話題。回顧中國幾千年文明史可以發現，人們同瘟疫的鬥爭從未停止過。從西元前六七四年至一九四九年中華人民共和國成立的這二千六百多年間，史書記載的程度不等的瘟疫多達七百七十多次，用「十年一大疫，三年一小疫」來形容，毫不為過。尤其明清時期，瘟疫的發生更是頻繁，平均每一、兩年就有一次瘟疫發生。而瘟疫導致死亡的人數則以千萬計，它甚至影響了朝代更迭和戰爭勝敗等重大歷史事件。比如說東漢末年著名的赤壁之戰，對於曹操失敗的原因，很多人恐怕都會認為這是因為諸葛亮、周瑜用兵出奇而制勝，實際情況是，當時曹操的軍隊遭遇了瘟疫，死傷相當慘重。《三國志．周瑜傳》記載：「……遇於赤壁。時曹公軍眾已有疾病……」《三國志．武帝紀》中又說：「……公至赤壁，與備戰，不利。於是大疫，吏士多死者，乃引軍還……」就這樣，一場瘟疫改變了戰爭走向。

而中國古代死亡人數最多的一次瘟疫也發生在東漢末年，據估計，當時的瘟疫導致二千多萬人死亡，完全不亞於一場大規模戰爭的殺傷力，要知道，當時中國的總人口才五千萬左右。著名的「建安七子」中的徐幹、陳琳、應瑒、劉楨等人皆因瘟疫而死。我們可以從曹植的《說疫氣》中體會到當時的慘狀：「建安二十二年，癘氣流行，家家有僵屍之痛，室室有號泣之哀。或闔門而殪，或覆族而喪。」當時的醫學家張仲景在《傷寒雜病論》中也記載，他一大家二百多人，不到十年間，由於瘟疫死去了三分之二，「傷寒十居其七」。後來，曹操寫了《蒿里行》：「白骨露於野，千里無雞鳴，生民百遺一，念之斷人腸。」

此外，像杜甫、韓愈、溫庭筠等詩人都曾感染過瘧疾，比如杜甫在《寄薛三郎中》寫自己得病：「峽中一臥病，瘧癘終冬春。春復加肺氣，此病蓋有因。」

那麼，古人是如何看待瘟疫的？瘟疫來臨，人們又是如何應對的？這些方法有沒有實際作用？我們從中又能學到些什麼呢？

瘟疫是中國古代「四大災害」之一（其他三種為蝗災、水災、旱災），也叫時行、天行時疫、疫癘等，在古代多統稱為「疫」，一般指的是具有高傳染性的疾病，由一些強烈致病性物質，如細菌、病毒引起，比如歷史上的鼠疫、瘴氣、霍亂、天花、痲風病以及千禧年後的 SARS、H1N1 A 型流感、口蹄疫等，都屬於瘟疫範疇。中國最早的醫學典籍《黃帝內經》中就已經有瘟疫的相關記載：「民病溫疫早發，咽嗌乃乾，四肢滿，肢節皆痛。」《呂氏春秋》中也有言：「季春行夏令，則民多疾疫。」

由於古時候人們的醫學知識匱乏，加上資訊交流不便，政府官員管控能力也較低，人們面對瘟疫經常束手無策，只能聽天由命，所以會把瘟疫當成「上天的懲罰」或鬼神作惡，這也是為什麼叫「天行時疫」的緣由了。時疫的「時」即四時，指的是天時法則，《黃帝內經》中說：「不順四時之度而民疾」，可以看出古人對疾病的看法深受「天人感應」、「天人合一」等思想的影響。

面對瘟疫，古人也總結出了一些方法，比如隔離、掩埋屍體、保護水源等，這些方法在如今看來依然有很高的參考價值。不過，在探究和摸索的過程中，古人總免不了走些彎路，搞出很多荒誕、迷信的事情，這些對科技日益昌明的現代來說，不失為一種提醒和警示。

誇張鬼面，大儺驅疫

古人對瘟疫的認識摻雜了很多迷信思想，如「報應說」、「鬼神說」等，所以應對的方法自然也脫離不了類似的思維模式的影響。與此相關的最有代表性，也是最古老的一種治療瘟疫的方法，恐怕要數儺禮（或儺戲、儺舞）了。

儺戲可溯源到中國先秦時期。當時，遇到瘟疫後，人們會請專業的驅疫鬼者——方相氏，來為國家驅疫辟邪，方式就是儺戲。方相氏就是當時的巫師，《周禮》中記載，他們「掌蒙熊皮、黃金四目、玄衣朱裳、執戈揚盾。率百隸而時儺，以索室驅疫」。

唐代詩人孟郊寫過一首《弦歌行》，描述的就是用儺禮驅瘟疫的儀式：

驅儺擊鼓吹長笛，瘦鬼染面惟齒白。
暗中崒崒拽茅鞭，倮足朱褌行戚戚。
相顧笑聲沖庭燎，桃弧射矢時獨叫。

人們先敲鼓，吹長笛。在黑暗中，一群疫鬼出現，它們瘦骨嶙峋，臉上塗滿油彩，露出慘白的牙齒，拖著茅草織成的長鞭，緊急地穿行。之後，一個人拿著「桃弧」（桃木製的弓）走出來，在院中先是哈哈大笑，然後拉弓作勢射向疫鬼。射到誰，誰就發出慘叫聲。通常，等疫鬼被射死，儀式也就結束了，也表示瘟疫被驅散了。

為什麼古人認為儺禮能驅除瘟疫呢？很多學者研究後認為，這可能與古代的陰陽五行思想有關。在古人看來，鬼為陰物，陰氣一盛，鬼就會出來害人，而人得病也通常被認為是陰氣盛而陽氣不足導致的。應對方法自然就是用「陽」來壓制「陰」了。方相氏多是勇猛之士，充滿陽剛之氣；舉行儀式時通常要擂鼓，鼓在古人眼裡是可以「促動」陽氣的物件，以此可以來壓制陰癘之氣。此外，儀式過程中也包含著陰陽輪換的模式等。不過，說到底，這種治療瘟疫的方法只是古代的一種祛病巫術罷了，跟前面提到的巫術治病沒有區別。

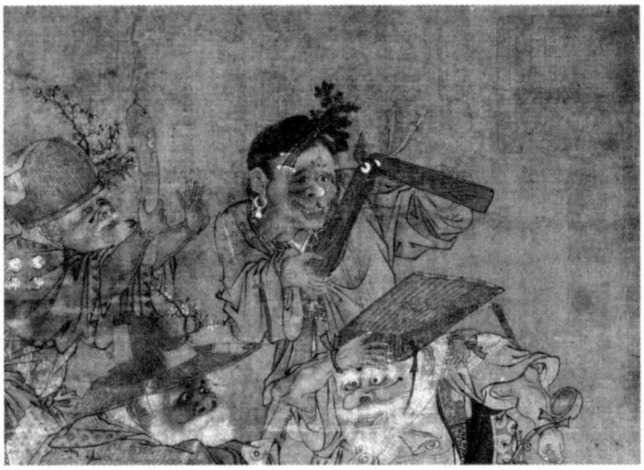

北京故宮博物院藏《大儺圖》（局部），是一幅描繪民間驅除癘疫習俗的風俗畫。

天靈靈地靈靈，喝碗符水瘟疫清

說到驅疫，古代道家也扮演著比較重要的角色，他們經常採用的方法有設醮（設立道場來祈福消災）、符咒、養生等。除了養生，其他兩種跟巫術驅鬼大同小異，通常來說是「而終無驗」。

比如我們最常聽說的符咒祛病。《秘藏通玄變化六陰洞微遁甲真經》中記載了一種「治瘟疫鬼符」，怎麼做呢？「用紙一片，闊（寬）五寸，長七寸，令病人花押，就上書符，蓋了病人花押，此符使六神司命。」另有「治瘟疫病者服符」：「此符以降香湯下，先書白玉女治瘟疫，收攝病源，保佑安泰。」

韓愈在《譴瘧鬼》中就提到過當時人們用符咒祛疫病的情形，詩中提到：「詛師毒口牙，舌作霹靂飛。符師弄刀筆，丹墨交橫揮。」

再比如明代的養生書《遵生八箋》中記載了一個避「五瘟疫鬼」的方法：「除日以闔家頭發燒灰，同腳底泥包投井中，咒曰：『敕令我家眷屬竟年不害傷寒，避卻五瘟疫鬼。』」也就是說，在農曆大年三十這天，全家人各取少量頭髮，燒成灰，然後連同腳底的泥土一起包起來，投入井中，再念咒語，就可以遠離瘟神了。

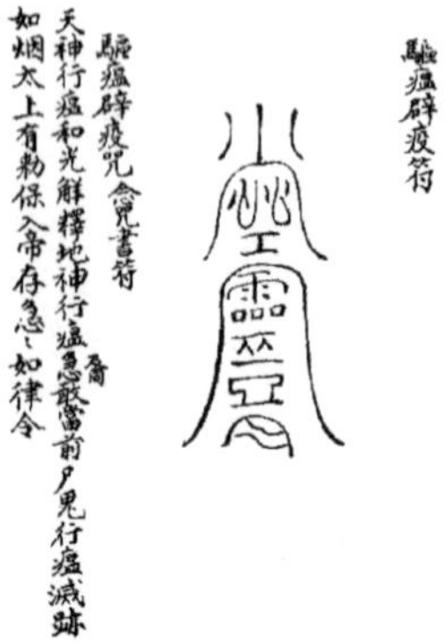

瘟疫也可用符咒驅解。

說到符咒祛病，不能不提中國古代著名的「黃巾起義」。

東漢末年，外戚專政，宦官專權，豪強割據，百姓生活困頓無比。除此之外，各種天災人禍也是連綿不斷，據史書記載，僅漢靈帝一朝（一六八～一八九年）就發生了五次瘟疫，分別在一七一年、一七三年、一七九年、一八二年、一八五年，而且每次都是「大疫」。在這種情況下，張角揭竿而起，創立太平道，很快就獲得信徒幾十萬之眾。而張角傳道的重要方法，就是用「符水」、「咒語」為窮人治病。所謂符水，即將神符焚燒成灰，用酒或水送服飲下，而這竟然真的治好了不少人的病。真的如此靈驗嗎？其實，真實的情況是，張角事先準備好能治療瘟疫的藥水，再把符咒浸泡其中，符咒帶了藥性，晾乾焚燒之後再送服，自然就能療疾治病。所以，真正起作用的並不是什麼神仙符咒，而是能治人疾病的良藥。

當然，這是題外話，不過信眾能達到幾十萬的眾多人數，也從側面說明了人們心理上對符咒可治病的深信不疑。

借問瘟君欲何往，紙船明燭送瘟神

中國人喜歡拜神，看到廟就想進去拜拜，逢年過節也是如此，像什麼小年夜送灶神、過年貼門神、初五迎財神等，不一而足。不過，你可能想不到，瘟疫這種人們唯恐避之不及的東西也有主管之神，名叫瘟神，且是多神，分別為春瘟張元伯，夏瘟劉元達，秋瘟趙公明，冬瘟鍾仕貴，總管中瘟史文業，號為「五瘟使者」，被人們認為是能散播瘟疫的惡神。

「瘟神」的出現也是因為古時的人們因醫學知識有限，不能對疾病做出合理的解釋，以為瘟疫是鬼神作怪，所以寄希望於上天，祈禱老天保佑世人健康平安。

有神就有相對應的習俗，一些地方建有瘟神廟以供人們祭拜，比如現今北京密雲區古北口鎮潮河關村中就有一座瘟神廟，廟內建有戲樓一座，每年端午節還要唱三天大戲，以禳災祈福。

除了祭拜，送瘟神作為一種古老的民俗，也在很多地方存在著。毛澤東曾作《送瘟神》詩，其中就寫道：「借問瘟君欲何往，紙船明燭照天燒。」詩裡展現了這樣一幅畫面：人們焚燒紙錢，點起明燭，火光明亮，照耀天空，瘟神無處可藏，只好逃之夭夭。

在送瘟神時，人們通常假設馬和船是鬼怪和瘟神乘坐的工具。而為了祛病，人們會把污垢、不潔和疾病附著在代表瘟神的人偶上，然後把它放在馬和船上，接著搬運到河邊或海邊，讓其漂走或將其燒毀。這種方式在江南地帶較多見，通常是以燒船為主。

比如浙江麗水縣：一旦有人生病，當地人會請師公做法事，然後準備一艘稻草船，把紮好的「惡鬼」裝在船上，搬到河灘上流走。如果船沒有回來，病人就會痊癒。

再比如廣東南雄市：從端午節下午到晚上，人們一邊唱《茅草船歌》，一邊抬著約兩公尺長的茅草船在整個村莊遊走，最後，在《送船歌》的護送下，人們將船抬到村邊燒毀，瘟神也離人們

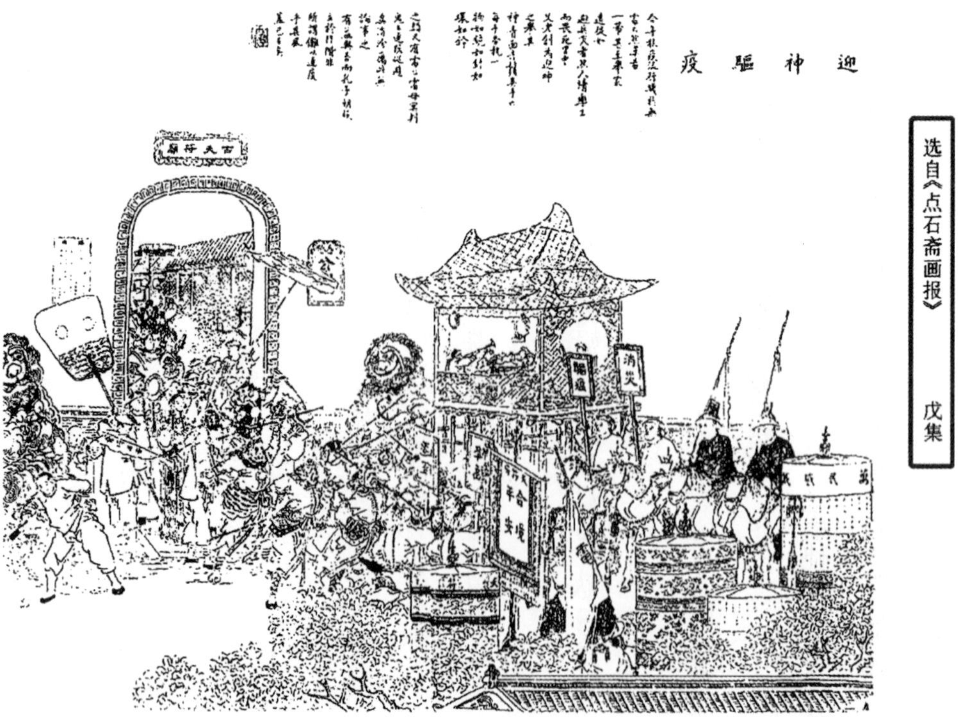

《點石齋畫報》中的驅疫儀式，可見場面聲勢浩大。

而去。

部分地方的送瘟神儀式非常盛大，比如福建省莆田市靈川鎮東汾村，當地村民會在端午節期間舉行「化船」（燒船）送瘟神祈平安廟會。儀式上所用的一艘製作精美的聖船耗資上萬元，並配有三十艘造型各異的小鳳船，花費不菲。這些都會隨著儀式的進行最終被燒毀。而在人們的心目中，各種瘟神已隨著熊熊烈火化為灰燼，新的一年定能平安吉祥。

這種驅疫巫術之所以會產生，究其原因也是我們的祖先對瘟疫無法用正確的醫學知識來解釋，所以，這種驅疫術只是一種美好的幻想和寄託，至多起到心理安慰的作用，並不能真正防病治病，但因為其深厚的傳統文化內涵，現今已作為中國非物質文化遺產的一部分在某些地方依舊存在著。

罪己詔：天降災疫，都是朕的錯

漢朝作為繼秦朝之後的大一統王朝，享國四百零七年，但在四百多年時間裡，僅中原地區就暴發瘟疫二十次，除一次發生在西漢外，其餘十九次均發生在東漢。而東漢的十九次瘟疫中，有十二次發生在漢桓帝時期，結合漢桓帝劉志在位的時間二十年來看，可以推算在他統治下的王朝，基本不到兩年就會暴發一次瘟疫，這不能不說是「備受蒼天垂憐」。

而在當時，無論是天災還是瘟疫，人們普遍將其視作天子失德的表現。如此高頻率的瘟疫，想來是作為最高統治者的漢桓帝「德行有虧」，所以老天才會降下災疫以做警示。怎麼辦？天子既然上承天命，值此關鍵時刻，真的是很有必要做一下自我批評了。

於是，漢桓帝下罪己詔，詔曰：「朕攝政失中，災眚連仍，三光不明，陰陽錯序。監寐寤嘆，疢如疾首。」什麼意思？「我因執政失當，以致災禍不斷，日月星三光不明，陰陽顛倒。想到這些，我真是日夜難安，痛心疾首啊！」

字裡行間透露的到底是真心還是假意，恐怕結合漢桓帝在位時的一系列舉動就能看出來——崇尚佛道，沉湎女色，信任宦官，察舉非人，而這也導致了東漢江河日下，漸趨滅亡。

要明確的一點是，罪己詔是皇帝向天罪己，而不是向天下臣民罪己，這也從側面反映了古人對上天的敬畏和迷信。

除了頒布罪己詔，漢桓帝還透過大赦天下、更改年號的方式來平息所謂的「上蒼之怒」。這種不積極防疫救災，不是吃一塹長一智，對二次瘟疫進行有效預防，而只一味訴諸「外援」的行為，最終結果可想而知。

貓鼠相剋，鼠疫的「天敵」：貓尿

一九一〇年十月十二日的東北小城滿洲里，一人突發肺炎性鼠疫（Pneumonic plague），主要症狀有高燒並伴咳血，尚未深入治療，此人便於兩天後暴斃。十一月七日，哈爾濱亦出現相似病例，其後，瘟疫肆虐橫行，不僅橫掃中國東北平原，而且波及河北、山東等地。

疫情蔓延，當時的清廷雖然早已搖搖欲墜，但還是委派大清北洋陸軍醫學院醫官伍連德前往，負責處理此次疫情。然而，人們對伍連德主導的抗疫措施，尤其是對隔離並不買帳，反而由民間出資成立中醫主管的鼠疫醫院。在這裡，無論是醫生，還是受感染的病患，既不戴口罩，也不用殺菌劑，每個人都自信地認為此次疫情只不過是稍微嚴重一點的傷寒，只要加以調理，肯定能戰勝病魔。結果，不到兩個星期，死了一百六十人，其中包括四名中醫。

當時還流傳著一個治療鼠疫的「妙方」：

> 用貓膽一個，暖酒沖服，立癒，蓋膽能散鬱去毒，貓鼠相剋，而人以生方亦奇矣。

具體做法就是，用貓膽加上暖酒沖服，就可以治癒鼠疫，為什麼呢？因為貓能剋鼠，而膽通常能去毒。後來，這個方子傳到天津，貓膽「變成」了貓尿，很多醫生也堅持認為貓是老鼠的天敵，用貓尿治療鼠疫，乃「對症施治」。真是滑天下之大稽。

適逢「消毒」、「隔離」等新醫防疫方式漸顯成效，兩相對比，這也帶來中西醫的首次論戰。《大公報》曾寫討伐文章專門論述：

> 自近日鼠疫發現，中外名醫士百方研究，幾於才智俱窮。不意天津醫生竟能不

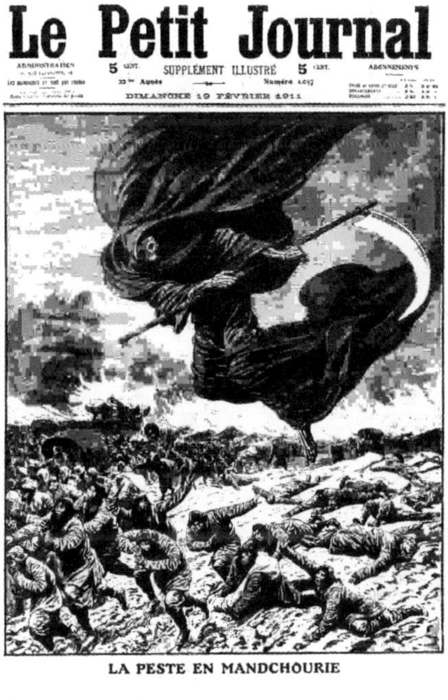

法國畫報筆下的晚清鼠疫。

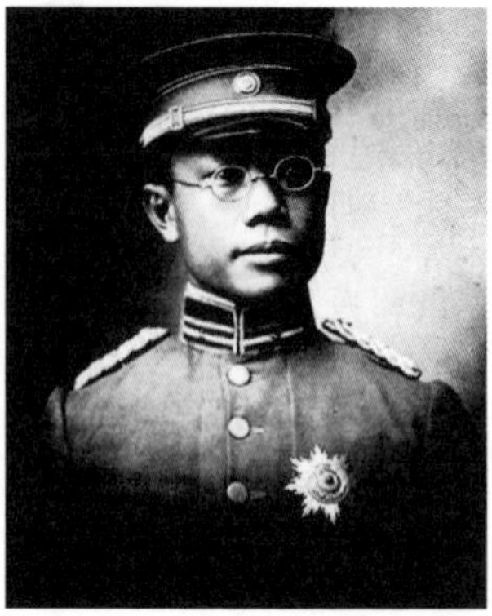

晚清「鼠疫鬥士」伍連德。

假思索，發明許多奇妙方法，其中最奇妙者莫如貓尿一種。解者曰，醫者意也，鼠本畏貓，故以貓尿治鼠疫，其效必神。不知貓食鼠者也，腹中既有死鼠，尿中豈無瘟蟲？是研究尚未入細也。且以相剋之理言之，則鼠固畏貓，貓亦畏狗，若取演進之義，與其用貓尿不如用狗屁。

然而，如此荒唐的治療方法卻引來無數人的擁護，甚至出現改良之方，有人用蘿蔔、白菜、石膏、銀花、貓尿、獺肝搭配治療鼠疫，被稱為「靈藥」，還宣稱能夠「立癒」。

更有甚者，透過吸食鴉片的方式「治療」鼠疫。很多人光明正大地吸食鴉片，一些煙館生意「十分興隆」，只是，除了滿足癮君子的煙癮，這種方法讓人看不到半點和病魔鬥爭的跡象。

幸好伍連德堅持以現代醫學的消毒、隔離、焚燒屍體、交通管制等手段積極防治，經過多方努力，終於在幾個月內控制住了疫情。

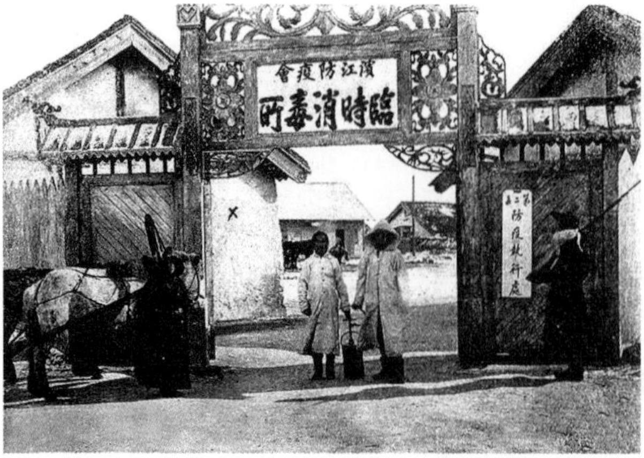

伍連德極力主張建立的臨時消毒所。

其他荒誕療法

一九一〇年現代醫學戰勝鼠疫，但人們的觀念並沒有得到多大改善，尤其是在民間，因為不懂科學，又缺醫少藥，用迷信來治病的做法比比皆是。

比如在成都，家中若有人得了時疫，「必重請巫師，於三更後，巫師畫臉，現怪像，助以粉火，大聲疾呼，在病人室中大肆搜索，開門驅鬼，出外而返」，想借此來祛除疫鬼。

一九三二年中國鄧峽城鄉發生嚴重霍亂，從五月持續到八月，死者眾多，全城棺木供不應求。而當時有迷信之人說是「霍亂仙姑」下凡，過了新年她才會走，於是乎，人們就破天荒地在七月提早過年，家家戶戶張燈結綵，放鞭炮……

而在五年後，理化地區因為氣候乾燥，加上當地水質差等原因，暴發了新一輪的傳染病。而當地人的做法則僅僅是求藏醫吃「面面藥」，甚至吃點牛糞湯，結果很多人一命嗚呼……

按理說，中國歷史上發生過這麼多次瘟疫，對疾病的認識和處理方式理應有所長進，不至於屢屢做出或瘋狂或匪夷所思的舉動，但種種事實表明，縱有前車之鑒，在與疾病做鬥爭這件事上，人們還是動不動就會誤入歧途。而這也再次印證了那句話：「人類從歷史中學到的唯一教訓，就是無法從歷史中學到任何教訓。」哪怕是在醫學治療方式日新月異的今天，這句話也同樣適用。

瘟疫多是病毒作祟，但關於人類與病毒的關係，卻並不只是對抗那麼簡單。人類經歷了從抓捕動物到馴養家畜，從果實採集到植物種植的過程，從最初的遊牧變成定居，而在這個過程中，人類與自然界的複雜聯繫導致自身處在一個充滿流行病的世界，慢慢地，我們把手足伸向野外叢林，病毒也隨之被帶回。很多人一想到病毒、細菌等微生物，就很害怕，認為它們是人類健康最大的敵人，總想把它們「一網打盡」。抱著這種幼稚想法的人其實並不瞭解，病菌已經在地球上存在了超過三十七億年之久了，在它們面前，人類才是完完全全的「新新生物」；其次，人體內外附著有多種微生物，有些對維護人體健康非常重要，比如腸道內的一些益生菌等。另外，我們周遭的一些動植物也攜帶著很多病菌，難不成我們要徹底與大自然隔絕？自然不是。其實正如有人所說，人類不過是動物卷宗裡一個比較顯眼的註腳，筆者深以為然。

而從整個人類面對瘟疫時的對策可以看出，我們在「抗疫」戰爭中還從未真正勝利過。而我們如果想在地球上長久地生存下去，學會與病菌和諧相處才是唯一可行的道路。我們不能，當然也更不可能將所有的病菌都消滅。

美國著名歷史學家威廉．麥克尼爾（William H. McNeill）在《瘟疫與人》（*Plagues and Peoples*，天下文化，二〇二〇年）中寫過這樣一段話：「科技和知識，雖然曾大大的為多數人扭轉了疾病的自然發生過程，但卻從來沒有（而且就事物本質來看，也永遠不可能）把人類從古老的位置上解放出來，這個位置正是介於『肉眼看不見的微寄生攻擊』以及『由某些人對其他同類進行的巨寄生』之間。」也就是說，「先於初民就已經存在的傳染病，將會與人類始終同在，並一如既往，仍將是影響人類歷史的基本參數和決定因素之一」。

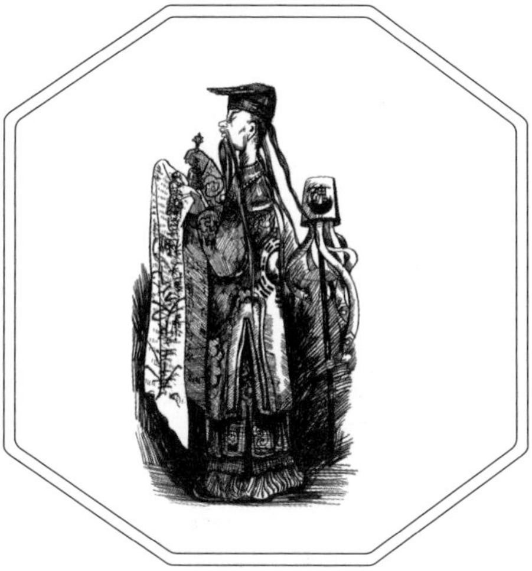

02 古代遊走江湖的「鈴醫」

「藥戲」／八大門之疲門和火門／樓護棄醫從官／測字治病／拔牙捉蟲／「淫醫」李孜省

給飽受毛髮旺盛困擾的你介紹一款來自遙遠古代的美容產品——「脫毛膏」，做法如下：準備雄黃九克，石灰六克，然後將兩種藥混合在一起，研成粉末，再加水調成糊狀。睡前將用水調好的兩種藥敷在毛髮明顯的部位即可，第二天，敷藥部位的毛髮通常都會脫落。真的是「一次脫光，肌膚如初生般潤滑光澤」。

是不是很神奇？不過，先別急著歡呼。所有藥物，無論內服外用，除了看療效外，禁忌症、不良反應也不可忽略。而這款「脫毛膏」的確能脫掉多餘毛髮，然而好好的一張臉很可能也會在第二天被毀容。因為雄黃和石灰都是鹼性極強的物質，它們既然能腐蝕掉毛髮，自然也能腐蝕皮膚。

這個美容祕方並非胡編亂造，它出自清朝著名學者趙學敏編寫的《串雅外編》，這本書專門記載了江湖醫生們的醫療經驗，書中美容方十分豐富。不過裡面的多數藥方都被現代的醫學專家質疑和批判，除了有毒、有副作用外，還有不少是古代江湖醫生的把戲——「藥戲」，即所謂的藥物遊戲。這是他們利用騙術來賣藥或治病，從中獲利的重要手段。

抗凍偏方：再也不用穿發熱褲了

《串雅外編》內容範圍很廣，不只有治病的藥方，還有生活偏方，比如抗凍偏方「韓湘子脱衣方」。

準備同等分量的五靈脂、半夏、天仙子、狼毒、草烏，然後將這些藥混合，搗碎成末，再用細篩過篩。取一百克左右的藥粉，加入七千毫升水中，攪拌均勻，然後用這種水煮衣服，煮的時候要小火慢煮，直到把水熬乾，再把衣服曬乾。等到冬季下雪以後，就可以拿出來穿上了。當然，如果嫌步驟麻煩，也可以把藥粉直接撒在衣服裡。

會有什麼效果呢？不久，人會感覺全身暖起來，更準確地說，還混合著「熱辣」的感覺。人會感覺全身發熱，臉也變紅了，就像剛剛喝過一大碗辣薑湯，或者一瓶高濃度的白酒。人的確感覺不到冷了，但或許麻煩也將降臨。因為很快你可能就感覺皮膚像燃燒一樣，如果「幸運」的話，身上還可能會冒出紅疹，奇癢無比，疼痛難耐，恨不得馬上脱光衣服跳到雪堆裡……之所以有這樣戲劇性的狀況發生，是因為在這個藥方中，狼毒、草烏都是有毒的，很容易引起過敏反應。得知這個真相後，你還敢「捨身一試」嗎？

江湖八大門

提到江湖醫生，有個問題可能讓很多人感到迷惑：為什麼將他們稱為「江湖」醫生，而不是「江海」醫生或「湖海」醫生？按理說，「江海」聽著要比江湖更有氣勢。

對於「江湖」這兩個字，熟悉武俠小說或二十世紀八〇、九〇年代港台電影的人應該再熟悉不過，各種說法，諸如「江湖八大門派」、「有人的地方就有江湖」、「退隱江湖」等不一而足。事實上，「江湖」兩個字原本來自兩句話——「江河之長遠，湖海之深廣」，再各取兩句的首字組成「江湖」，就被用作慣用語了，它比喻的是歷史之悠久以及深不可測。

實際上中國古代社會的確存在「八大門」，當然並非武俠小說裡提到的少林派、峨眉派、武當派等武林門派，而是社會中八

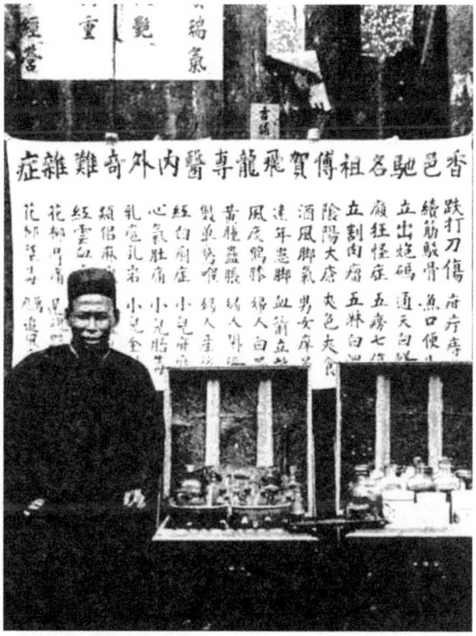

晚清售賣膏丹丸散、專治疑難雜症、跌打損傷的街頭江湖醫生。

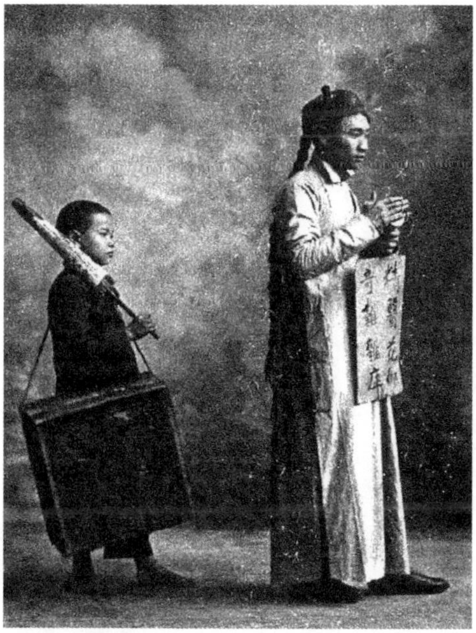

法國人拍攝的晚清走方醫，牌子上寫著「精醫花柳，奇難雜症」。

種不同的謀生方式。「八大門」包括驚門、疲門、飄門、冊門、風門、火門、爵門、要門。不知道金庸、古龍、梁羽生等創作大師在寫武俠小說時是否曾受此啟發。

驚門研究人的吉凶禍福，為人指點迷津，算卦、看相、卜卦都屬於這一門。疲門指行醫賣藥，祝由術就屬於這一門。飄門指的是漂泊不定，浪跡江湖，賣藝、替人寫信和騙子都屬於這一門。冊門是考證今古，倒古董、賣字畫（通常是春宮圖、假字畫等）、盜墓都屬於冊門。風門是研究古代風水的，風水師、陰陽宅堪輿師等都屬於這一門。火門指的是用煉丹術養生，煉丹術、煉金術等就屬於這一門。爵門即做官，也包括買官賣官的把戲等。最後一個要門，則指那些不用花錢的領域，比如憑嘴上功夫（乞討、裝死等），另外搶劫、盜竊也屬於這一門。

八大門裡面，疲門和火門其實可以看作古時候的醫藥養生行業。

江湖八大門都有各自的內幕，叫「海底」，不會隨意向外人洩露，尤其是同行，這是江湖規矩；即便師傅傳授徒弟，自己也會留一手，這跟武林門派傳授功夫很相像。

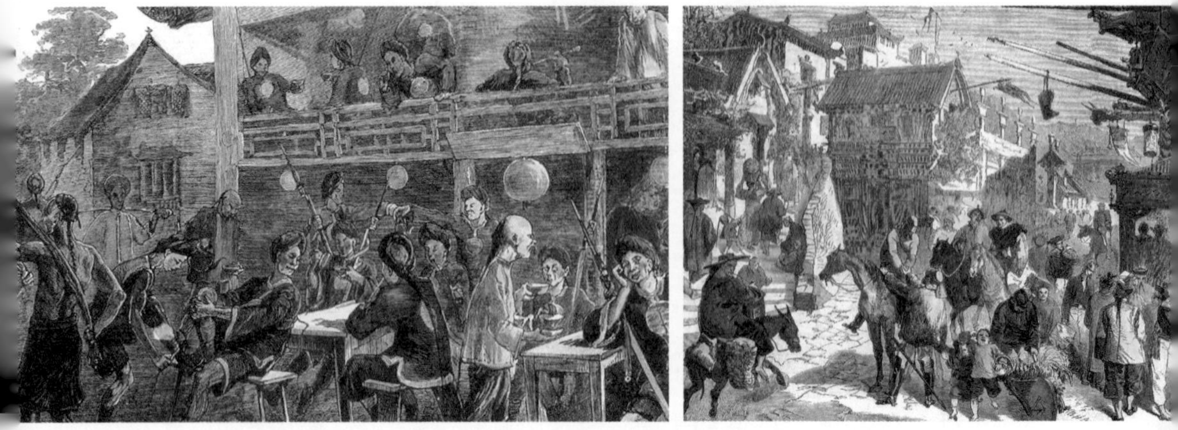

熱鬧的街市，流動的商販、茶客和市民中，混雜著江湖俚醫、鄉野蠻技。

在當時，一個人如果立志進疫門當醫生，絕非一件容易的事。如果家境富裕，自然不成問題，可以開醫館；如果家境窘迫，就只能在江湖中風裡來雨裡去，當江湖醫生。不過，由於中國古代很長時間「巫醫同源」，雖然不同朝代有些許差距，但總體而言，醫生在古代確實不能說是一門「好職業」，地位很低，江湖醫生自然更上不了檯面。

「神醫」悔入杏林

古代醫生的地位在大多數時候都很低，低到什麼程度？連農民和商人都不如。《漢書》中曾記載，有個叫樓護的人，「誦醫經、本草、方術數十萬言」，可說是精通醫術，為時人所重，但大家也為他從醫感到遺憾。眾人都對他說：「以君卿之材，何不宦學乎？」建議他去當官，不要讓醫學阻擋了自己的大好前途。後來他真的棄醫改學經傳，出仕為官。

韓愈在《師說》中就曾說過：「巫醫樂師百工之人，君子不齒。」清朝徐大椿在《醫學源流論．自序》中的一句話可說是道出了古代醫生的心酸：「醫，小道也，精義也，重任也，賤工也。」正統的醫生都被看作「賤工」，就連被尊為「醫聖」的張仲景都未曾見於正史，江湖醫生的地位可想而知。

普通醫生的社會地位低，皇宮裡的太醫地位是否會高一些呢？其實也高不了太多。太醫雖然是官員，品階卻並不高，歷史上執掌宮廷醫事的也不過是四、五品官，普通太醫更是只有七、八品。不過，太醫自然要比民間的醫生地位高。

但能被朝廷選拔到太醫院當醫生，也不是件容易的事情。即便被選上，也不是萬事大吉。因為風險也隨之大大增加，所謂「高處不勝寒」，稍有不慎就會有生命危險。太醫主要是給皇室診治疾病，如果診斷不出病因，或找不出治病的方子，恐怕腦袋要搬家。太醫的家人、親屬也會一同受處置，輕則被革職、刑杖、全家流放等，嚴重的話還會被誅九族，而對這些，太醫是無從抗辯、解釋的。很多古書或戲劇裡提到的太醫被殺的案例，在歷史上確有其事。

唐懿宗的長女同昌公主，深得父親寵愛，後來嫁給了當時的新科進士韋保衡，但由於自幼體弱，後來纏綿病榻，日漸消瘦。為了治好公主的病，他們遍請名醫，吃了不少藥，公主卻始終不見好轉。很快，同昌公主就撒手人寰。對愛女之死，唐懿宗大為悲傷。駙馬韋保衡為了撇清關係，將責任都推給太醫。未經查證，唐懿宗就相信了駙馬的話，一怒之下直接將二十多名太醫斬首，還將他們的親族三百多人投入大獄，可說是歷史上最大的太醫慘死案了。再比如，洪武三十一年（一三九八年），朱元璋臥病，久病不治，太醫們束手無策，朱元璋一氣之下將他們全部打入死牢，只留了最信任的戴元禮。朱允炆繼位後，延續了祖父的殘暴，將當初沒治好朱元璋的太醫全部斬

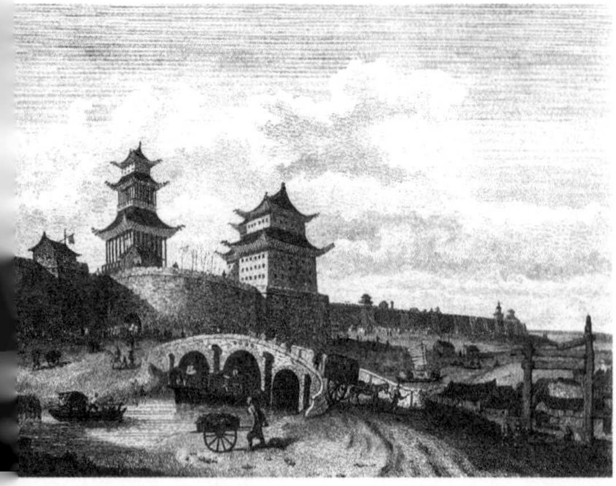

清代北京城門及市民。

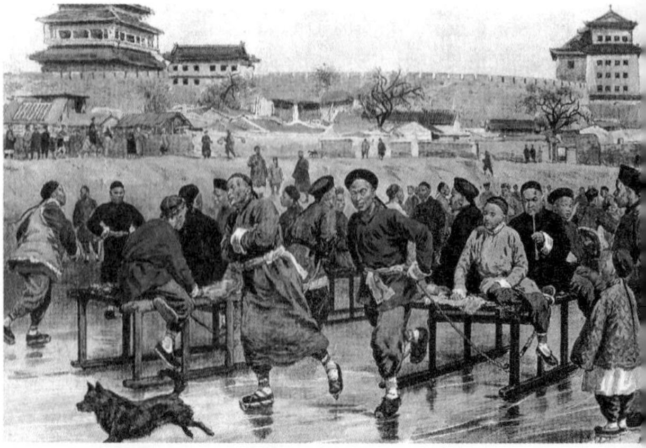

中國皇家御醫和民間遊醫在這裡涇渭分明，判若天淵。

殺，只有戴元禮倖免於難。

如果碰到病人病入膏肓或有先天遺傳病、急症、藥物反應的情況，太醫們自然也只能自求多福。俗話說「不為良相，便為良醫」，這其中恐怕不包括太醫。

沒當上太醫的江湖醫生，相對來說就輕鬆得多。雖然社會地位不高，但他們不以治病為務，是道道地地的生意人，不用整天擔心「腦袋搬家」，而且還能靠醫術賺錢，何樂而不為？至於被人歧視，恐怕在他們看來就不用那麼在意了。

道地的生意人

在現代人眼裡，醫生是救死扶傷的職業，所以一直都很受尊敬和愛戴。但江湖醫生可並非以救死扶傷為主要目的，他們的要務是賣藥掙錢，可以說是道地的「生意人」。而他們究竟有沒有真本事，能不能治好病，則一言難盡。以前很多書中曾有大量諷刺江湖醫生的笑話。比如有個士兵在戰鬥中腿部中箭，疼痛不已，長官請了一位外科醫生來處理。醫生說不難，拿出一把剪刀把露在外面的箭桿剪斷，然後索取手術費。士兵說：「射進肉裡的箭頭還沒處理完呢！」醫生則回答：「這是內科醫生的事，與我無關。」

既然是生意人，自然少不了一套屬於自己的江湖規矩，其中就有一種，叫「落地響」。它指的是，江湖醫生每到一個地方，店門一開張就很門庭若市。為何如此神奇？這自然離不開江湖醫生的商業頭腦和宣傳花招，甚至騙人的把戲。

通常，他們會提前大造聲勢，大肆宣揚。找個好的地界，租個好門面，然後把屋子粉刷一番，裝修得越豪華、越耀眼越好，再到處貼廣告。之後，他們再請當地的鄉紳名流前來捧場，比如寫招牌、簽名等。這些名人並非白吃白喝，吃完以後，可就有任務在身了，他們走到哪兒都會幫著宣傳、稱讚，介紹病人去那裡看病。

為了不讓病人存疑，通常病人來看病時，江湖醫生先不讓他們陳述病情，而是自己先診脈，如果病人認可他們的診斷，答應醫治，他們的目的就達到了。接著，他們會獅子大開口，等收完錢才想辦法應付病人。治療輕症、小病自然沒有太大問題，但有些病治不好怎麼辦？這也難不倒他們，他們總有辦法給自己找台階下。紙包不住火，時間一長，人們都知道了他們的詭計和真實水準，自然也就不再找他們看病了。但這些江湖醫生一點也不虧，他們已經賺了不少錢，過個一年半載，捲鋪蓋走人，再到其他地方重新來過。

從中也可以看出，這些江湖醫生對病人的心理瞭解得很透徹，不然，憑藉他們少得可憐的醫學知識，很難混出名堂來。而坊間針對江湖醫生和真正的醫生，也出現了「里」與「尖」的說法。所謂「里」（也叫「腥」），其實就是懂得如何應付病人的技術，而「尖」就是醫生真正的醫術。江湖中有「里中尖，賽神仙；尖中里，了不起」的說法。

「里中尖」的醫生是以醫術為主，本身非常專業，治好的病人多了以後，名氣自然會一傳十，十傳百，如此一來，上門看病的人也越來越多。即便偶爾沒有醫好病人，因為醫術向來不錯，沒有騙人，病人也不會見怪。所以，這類醫生不會名譽掃地。而「尖中里」的醫生就不同了，他們自身醫術不一定多好，但對病人的心理摸得很透，會看病人臉色行事，也能賺很多錢。南宋時期宋高宗的太醫王繼先，曾經是一位走街串巷的江湖醫生，從開封南下，一路浪跡到杭州。後來因為把宋高宗的隱疾治好了，當了太醫，成了紅人。不過，因為他跟秦檜交情很好，後來被沒收家產，貶黜到了福州。但他醫術精湛，很快在當地又成了富豪，還被尊稱為「黑虎王醫師」（因其家傳名藥「黑虎丹」聞名當時）。不過此人在歷史上可謂臭名昭著。

江湖醫生慣用的伎倆中，還有一種同樣讓人瞠目結舌，叫「測字治病」。這種「奇技淫巧」其實很好理解。它是利用中國古代的造字方法，混合陰陽五行，把字進行延伸或拆解等，然後強行和疾病聯繫起來，形成自己的一套理論。如病人寫一個「病」字給江湖醫生看，詢問醫生自己的病情或身體狀況。醫生看後對病人說：「你身體沒事，『丙』字五行屬火，遇到土日就能洩氣，病也就會好。」江湖醫生把「病」轉換成「丙」，利用陰陽五行中的「火生土」，說到土日疾病會好。這種強詞奪理的「治病法」，可以有多種不同的解釋，江湖醫生利用漢字的各種拆解組合隨機應變，命中率自然就高，不知所以然的病人只能被欺騙。這也應了那句「賣藥算卦，全憑說話」。

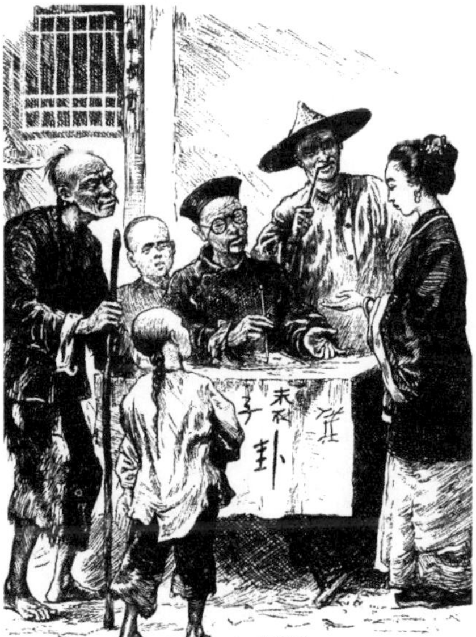

拆字算卦、測字治病也都是江湖醫生慣用的伎倆。

江湖醫生多庸醫

當然，並非所有的江湖醫生都是庸醫，他們畢竟還是有一定的醫學技能的。但有句話說：「古之時庸醫殺人，今之時庸醫不殺人，亦不活人。」雖然沒有殺人，但沒有幫人治好病，卻消耗了病人的錢財，作為醫生自然也不合格，該受到斥責和懲罰。

江湖醫生在清朝末年至民國初期曾風盛一時。為了賺錢，他們伎倆很多，在這裡不妨一窺當時江湖醫生的「高招」，保你看完心裡五味雜陳：

搖大旗：自我宣傳，自稱某名醫的弟子或多少代傳人，自家有祕方。

咬碟子：北方人說南方話，讓別人聽不明白，糊弄過去。

會打簧：治不好也治不壞，兩頭堵。

拉駱駝：醫托，也指吆喝。

找傻子：宣傳賣藥時，看到圍觀人群中有愚笨可使的人，就收買他，讓他幫著說好話。

罵周倉：周倉是給關羽扛大刀的。江湖醫生也有同夥幫手，醫生借罵幫手的機會調動大家情緒，活躍氣氛。後來發展成為「醫罵」——罵前一個醫生，或說他無能，耽誤了治療，籠絡患者的心。

往後推：跟病人講要吃多少藥才能見效，從中獲利；或者把預後不佳的病人推給自己的競爭對手。

堆藥：先開小方，再逐漸加藥，等到不能再加藥了，又「往後推」。醫生會找藉口，比如說病人違反某種禁忌導致藥物無效等。

江湖醫生的病人主要是勞動人民。古代人受教育水準低，再加上江湖醫生個個都「巧舌如簧」，老百姓很容易被愚弄。為了迅速達到自己的目的，江湖醫生慢慢有了一套「方法」和「經驗」，然後慢慢練成「看家本領」或「獨門絕技」。如何用好自己的本領多掙錢，需要動腦子。實際上，取牙、點痣、去翳和捉蟲，就是古代及近代江湖醫生最常用的四大技能。因為這些在當時是常見病，上自皇帝大臣，下至老百姓，都免不了會遇到；這些病治療起來也相對簡單、迅速。而且在治療這些病時，江湖醫生很容易做手腳，從中撈錢獲利。

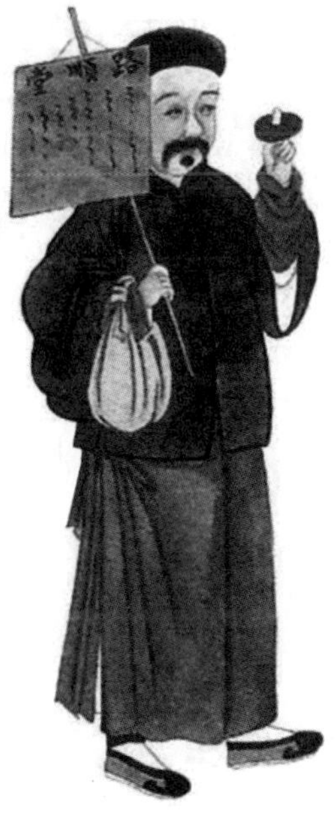

清代的鈴醫。

拿點痣來說。每個人身上多多少少都會有痣，這對江湖醫生來說就大有用武之地。點痣的藥相對好配，容易起效，可以小本獲大利。不過，他們用的藥，雖然起效快，但副作用也大，就比如本篇開頭提到的「脫毛膏」，等到痣去疤消，很容易在身上留下難看的凹痕。

再比如一種叫「肉兒」的捉蟲騙術。在古代，牙疼被看作牙蟲在作祟。一些江湖醫生在治療牙疼時，會事先將菜蟲粘在他們使用的壓舌棒底下，治療時將壓舌棒在牙上一碰，將菜蟲彈下，病人就會認為牙蟲已被清除，對醫生感激不已。買了醫生大力推銷的藥回去，吃了卻始終不見好，等到病人慢慢回過味來，再去找那個醫生，已經人走攤散。此外，還有從耳朵、骨頭中取出蟲子的例子等，用的都是騙人的把戲。

江湖醫生中還有一種低劣之人，就是淫醫，這類醫生主要靠「採補之術」來蠱惑人縱欲。這種邪術最初流行於秦中地區（現在陝西中部的平原地區），後來被道教吸收，演化成養生術。這種方法一開始的本意並非「宣淫」，但在傳播過程中被一些心懷不軌的人拿來錯用、亂用，才入了邪途。

明朝成化年間（一四六五～一四八七年），明憲宗迷信房中術，很多淫醫大騙朝野，比如聞名一時的李孜省、繼曉、萬安等人。李孜省開始只是一個小吏，由於貪贓事發，潛逃到了京師。他聽說明憲宗喜愛邪術，就學了房中術，讓太監獻給明憲宗。明憲宗非常認可，就封李孜省做了太常寺丞，掌管宗廟祭祀。而繼曉本來是個賣壯陽藥的江湖騙子，因為擅長祕術，後來也通過太監得到明憲宗的寵信，被冊封為「通玄翊教廣善國師」。萬安則更有名，他本來不學無術，後來向明憲宗進獻房中祕術和壯陽祕方，攀附上了萬貴妃，做了禮部侍郎，在朝堂地位穩固。據說他獻的祕方能立竿見影，明憲宗甚是喜歡。隨後萬安大肆興風作浪，為非作歹。當時，眾人給他起了個綽號，叫「洗屌相公」，也是非常貼切。後來，他的風光終於在孝宗朝終結，被罷官貶為庶民。

江湖醫生能在民間生存，甚至能在朝廷做官封爵，一靠醫術，二靠口才，不能小覷。除了醫術和口才，藥物也不可忽視，這也是一個賺取利潤甚至獲得封賞的機會，江湖醫生自然不會漏掉。

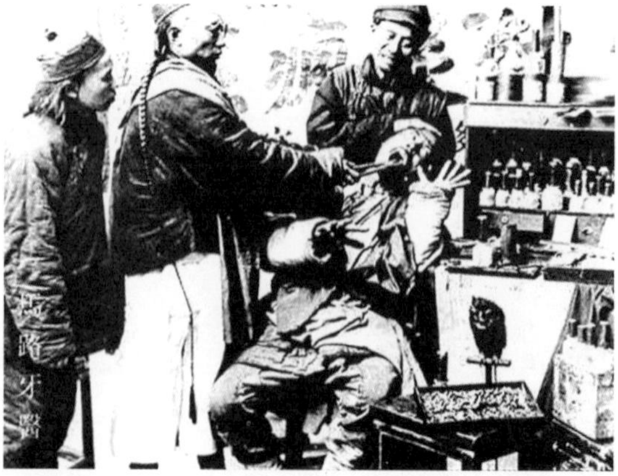

鈴醫以四項技術見長——拔牙、點痣、去翳、捉蟲，其中不乏玄虛騙人之術。

江湖醫生的用藥，可以概括為「賤、驗、便」三個字。賤，就是藥物不貴；驗，嚥下即能去病；便，容易獲得。正因為用藥廉價易得，他們才得以在民間生存。不過，其中難免有製偽藥牟取厚利的人。比如一些人所賣的虎骨、麝香、冰片等貴重藥品，很多都是假藥，多半只追求形似，實際並無效用。當然，不能否認有些特殊藥品能起到很好的替代作用，比如假橡皮膏，也能治療跌打損傷。

江湖醫生給病人用藥還有一些「招數」。他們在當面治病時用真藥，甚至是好藥，病人覺得真的有效，就心甘情願地買，而這時江湖醫生賣給病人的卻是假藥。一些江湖醫生還會騙病人說自己的藥是在某某神仙經常顯靈的地方獲得的，非常珍貴，療效很好，利用人們的迷信心理騙人買藥。有沒有人信？答案是肯定的。

江湖醫生行走世間之裝備

江湖醫生行醫賣藥，有一些獨特的標誌，這樣老百姓才容易認出來。

串鈴：醫生必備之物，一般用銅或鐵製成，搖動時可以發出聲音。可以用手搖串鈴，還可以繫在馬頭上。老百姓聽到鈴聲，若想看病就把醫生請到家裡。

虎撐：形狀像甜甜圈一樣，向外的一面中間有縫隙，裡面有彈丸，搖晃起來能發出聲音。相傳是孫思邈發明的。據說，他為了救一隻受傷的老虎，用隨身帶的銅圈撐住老虎的上下顎（以免被老虎

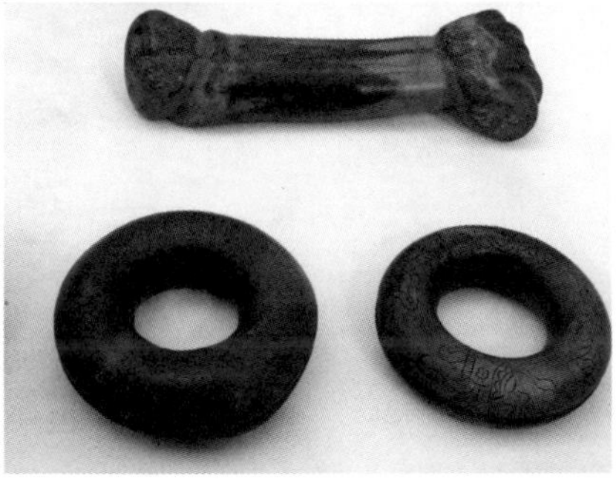

串鈴與虎撐。

咬），才給老虎上藥治療。消息傳開後，江湖行醫的人都開始仿效，後來虎撐就成了一種標誌，還是一種護身符。搖虎撐也有規矩，不能亂來：醫術一般，放在胸前搖；自覺醫術較高，與肩齊平搖動；而如果舉過頭頂搖，醫術要足夠高明才行。但無論哪種醫生，經過藥店門口時就不能搖了，因為藥店裡通常供有孫思邈的牌位，此時再搖就有「欺師藐祖」的味道了。

葫蘆：大眾對此應該比較熟悉。據說它源於「八仙」之一的鐵拐李。葫蘆裡一般是治病的藥物，「你葫蘆裡賣的是什麼藥」這句俗語可能就起源於此。

此外，還有藥囊（無且囊；出自戰國時代秦國御醫夏無且）、文字幌子，大眾也比較熟悉。

江湖醫生今何在？

如今的醫療知識普及很廣，大眾的醫療知識水準比起古代人也高了很多，但我們依然會看到不少被江湖醫生欺騙的案例：不但病沒治好，而且花費甚多，甚至耽誤治療時機，釀成悲劇。

無論在中國城市還是鄉鎮，都會在諸如街頭巷尾、車站碼頭、電線杆矮牆等處，看到一些貼得歪歪扭扭的「包治百病」、「祖傳祕方」的小廣告。一些明目張膽的人，還會給自己加上中醫世家傳人或名醫弟子等身分，招搖撞騙。他們最終的目的自然是名和利。不過，可以毫不誇張地說，很多所謂的「祖傳祕方」都是騙人的，只是引誘病人就醫購藥的幌子。

曾有一個自稱「三代中醫世家」、「某某名人的健康顧問」的江湖「神醫」，將普通保健品吹噓為能夠治療癌症、糖尿病、高血壓等疾病的特效藥，以高價賣給老年人。一名花費近四、五萬元買藥的老年人在用過之後發現根本無效，及時報警。很多其他買藥的老年人用藥後，甚至出現了關節紅腫等不良反應。這名「神醫」被警方抓獲後，大家發現他竟然只有國中學歷，而且經過體檢，他自己已身患肺結核。

四川成都也出過一位梁姓「癌症專家」，在當地很有名。很多人聽了他「癌症不等於死亡」的說法後，跑去尋醫問藥，結果同樣白費力氣。實際上，這位梁醫生只不過是一名只有小學文化的農民，打著「祖傳祕方」、「專治癌症」的幌子，到四川成都行騙。後因涉嫌生產假冒偽劣藥品被起訴，其醜陋行徑才為大眾所知，而他所謂的「治癌藥片」竟然是用蜂蜜、水以及一些莫名藥粉壓製而成，經藥品監督管理局鑒定，這些抗癌藥「不但不能治病，反而會延誤病情」。

這樣的例子可以說不勝枚舉，有人甚至因用了這些「江湖醫生」的偏方而喪命。江湖遊醫們為了錢財伺機而出，非法行醫，招搖撞騙，今天是「大師」，明天成「神醫」，弄得人心惶惶，輕則誤人病情，重則害人性命，無疑是社會的一大毒瘤，應該引起全社會的注意。之所以出現這種現象，跟人們的迷信心理和對神祕人物的盲目迷信有關，自然也跟受到一些不科學說法的影響有關，比如「西醫只能治標，中醫才能治本」等。

十九世紀六〇年代，英國傳教士麥高溫（John Macgowan）在中國傳教五十年，廣泛接觸當時各個社會階層，他在《中國人生活的明與暗》（*Man and Manners of Modern China*）中曾提到清代的行醫處境。他在書中指出，當時政府對行醫資格沒有嚴格的要求，不少「聰明的流氓」四處行醫；而與之對應的是「一個生病的中國人，隨時準備服任何藥，聽取任何人提供的意見」。雖然麥高溫說的也許有誇張的成分，但也揭露了當時的行醫亂象。

對江湖醫生，有一首詩也許可以作為對他們最好的註解：

搖鈴負笈走南北，各承醫技救貧厄；
多聞博識非虛幌，魚龍混雜奈若何！

03

醫患關係：古代的信任危機

醫生等級／庸醫殺人／人人皆醫／「六不治」與「十不治」／坐地起價

上等醫與下等醫

清朝學者錢泳在《履園叢話》裡講了這麼一個很特別的故事：浙江有個姓姜的醫生，醫術很不錯。但是很奇怪的是，他每次出診都會帶上一條狗，為什麼呢？據說這條狗不但通曉內外科，對婦科也很在行，還糾正了姜醫生的多次誤診。不幸的是，後來這條狗突然死了，姜醫生感嘆道：「我的醫生生涯完了。」沒過幾天，他也死了。

很多人看到這裡，感覺匪夷所思、莫名其妙：「狗死了，為什麼醫生生涯也完了？」其實這個故事的用意是在諷刺醫生地位之低下。

這個故事可能是錢泳杜撰的，但是它反映的當時人們對醫生的態度則是屬實的。為什麼會出現這種狀況呢？

夏商時期，由於巫醫同源，醫療手段也比較簡單，再加上巫師的權力很大，所以當時沒有什麼醫患糾紛。到了周朝，尤其是西周，相關的法律出台，巫師和醫師開始分離，醫療法律便由醫師來掌管，不過當時的醫療糾紛也很少，醫生其實並不承擔醫療責任。如果某個患者不夠幸運，遇到醫術水準稍微差點的醫生，誤診率比較高，只能自認倒楣。

西周時期，社會對醫生的評定是「十全為上」。簡單來講就是，十個病人找醫生就診，醫生都能治癒，算上等醫生；有兩、三個人看不好，就是不夠好，即「次等」醫生；有四個以上的病人看不好，就是下等醫生。

用藥殺人者，斬

唐朝以前，法律對醫師的規定沒有太大的變化。但自此開始，如果醫師配錯了藥，導致人死亡，就屬於犯罪了，但處罰相對輕得多。比如配錯藥導致病人死亡，最重的處罰是「徒二年半」，徒就是流放的意思。如果病人是君王、高官，那就另說了。《唐律疏議》中記載：「諸合和御藥，誤不如本方及封題誤者，醫絞。料理簡擇不精者，徒一年。未進禦者，各者減一等。」調製御用藥物時，因失誤導致配方與原方不符，以及用法寫錯的，對這樣的醫生要處以絞刑。處理藥物時不精細，處一年徒刑；未送上服用的，各減一等進行處罰。

唐朝時，民間曾流傳過這麼一句俗語：「床上看到的醫生，床下看是狗。」就是說人們得病臥床時，將看病的人當作醫生；病好了下床後，就把醫生視作狗。從此話中可大致看出老百姓對

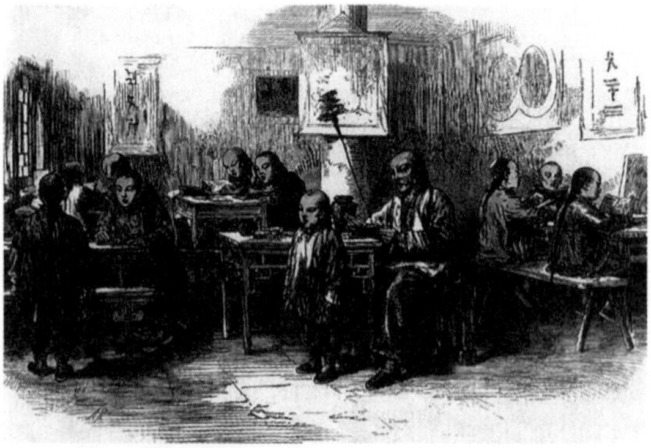

只收男生的書院，是富家子弟的天堂。他們從小讀經史，長大了要背《湯頭歌訣》。

醫生是何種態度。

唐朝也很重視醫生的用藥問題。當時的法律規定，醫生給病人開的藥要寫好使用說明。如果醫生大意，寫得不規範或者是忘了寫，一旦造成患者病情惡化或死亡，醫生就會受到懲罰。《雜律》「醫合藥不如方」條規定：「諸醫為人合藥及題疏、針刺，誤不如本方，殺人者，徒二年半。」造成死亡的，處以二年半的徒刑（徒是中國古代剝奪罪犯一定期限的自由並強制其服勞役的刑罰）。

元明時期，由於朝廷的重視，醫生的地位才有所提升，不過也規定了一些法律條文。《大明律·刑律·人命》中「庸醫殺傷人」條規定：「凡庸醫為人用藥針刺，誤不依本方，因而致死者，責令別醫辨驗藥餌穴道，如無故害之情者，以過失殺人論。不許行醫。若故違本方，詐療疾病，而取財物者，計贓，準竊盜論。因而致死，及因事故，用藥殺人者，斬。」為處理醫患糾紛，出現了地方的仲裁或鑒定，如果是庸醫殺人，會吊銷醫生的行醫資格證。處理醫療事故的時候，會有協力廠商、公正第三人的鑒定。當然，如果導致病人死亡或出現重大事故，醫生甚至會被砍頭。

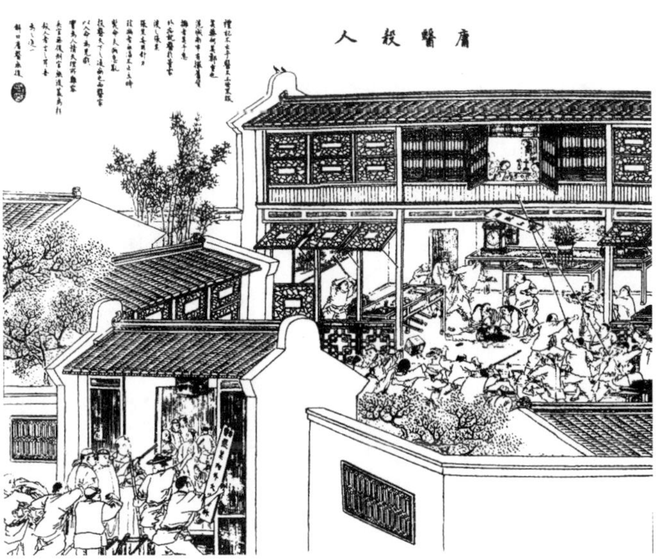

《點石齋畫報》中展現的庸醫殺人，憤怒的人們進入醫館，毆打醫生的場景。

到清朝時，人們對醫生普遍不信任，醫生的地位一度非常低，醫患關係也明顯緊張起來。為什麼？因為此時的醫藥學發生了很大變化，醫生在當時差不多是開放的職業，很多情況下，只要能讀書識字，再背一背《湯頭歌訣》，就能行醫售藥。

不過，雖然古代法律規定了對醫療事故中醫生的處罰，但跟現代相比，醫生所受的判罰通常不是很重，這跟古人信奉的「成事在天，謀事在人」、「醫病不醫命」的思想觀念有關；另外，還有古人對仁義和中庸思想的崇尚。

嘉慶十年（一八〇五年），有一個醫生因用錯藥，前後毒殺了三個人。而當時的巡撫在處理這個案件的時候，給出的解釋卻是：「這個醫生沒有害人之心，根據法律應該以『過失殺人』論處；但考慮情節嚴重，追贖銀三分外，再加枷號三個月，杖一百。」

而在當時，如果出現誤治，但病人不是直接死於誤治，醫生通常不用承擔責任，法律的規定是：「攻下之誤而死，無虛脫之形；滋補之誤而死，無脹懣之跡，不使歸咎於醫者。」如果是其他醫生已經明確診治不好的疾病，即使是誤治而導致病人而死亡，醫生也不用承擔責任。造成患者死亡時才可治罪，其中的懲罰是「禁行醫」，即吊銷醫師執照，不准行醫。

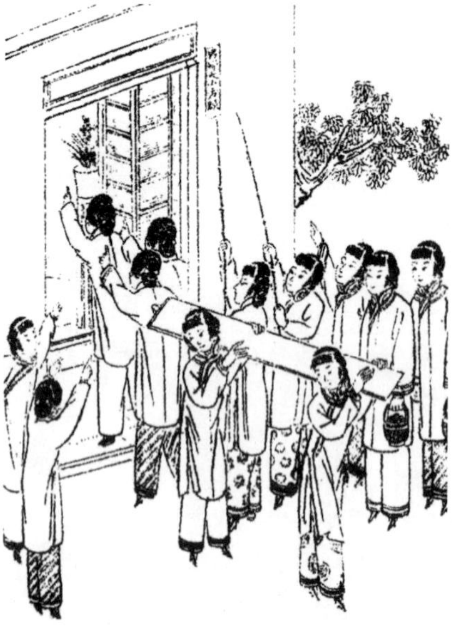

清末報刊上所繪的醫療糾紛的場景，一群婦女正在拆下醫生的招牌。

扁鵲「六不治」

古代的醫生並不是所有的病人都收，所有的病都治的，他們也會挑病人。這並非醫生的醫術問題，也不是患者的疾病問題，醫生這樣做，主要是為了自保。

這一「發明」要感謝一個人，那就是扁鵲。因為他曾經提出了對後世醫療影響很大的「六不治」，就是有六種人是不給他們看病治療的，哪六種人呢？

第一種，是比較傲慢、放縱、不講道理的病人，因為他們很可能將來會找醫生鬧事，所以醫生應該敬而遠之。

第二種，是只看重錢財，不重視身體健康的人，比如一心為了掙錢而把身體累垮的人。

第三種，是對穿衣打扮、吃喝、藥物特別挑剔的人。

第四種，是氣血錯亂、臟腑功能嚴重衰竭的人，其實就是病入膏肓，治不好了。

第五種，是身體特別虛弱、敏感體質的人，這種人稍微用一點藥就承受不了，也不適合治療。

第六種，是前面提到的信巫不信醫的病人。

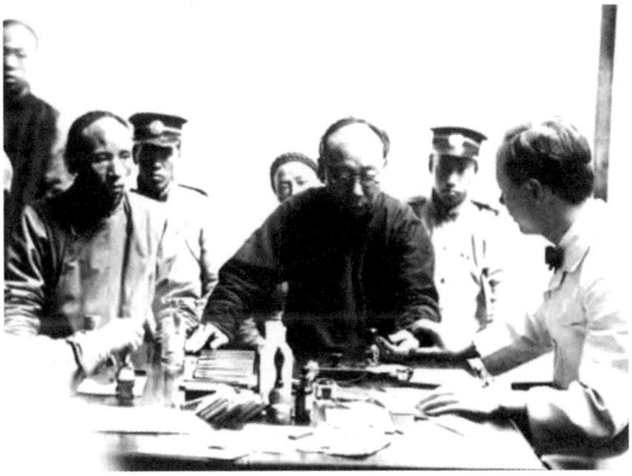

晚清西方人看病，國人的表情也滿是懷疑。

除了這「六不治」以外，古代的醫生還有一種自我保護的手段——預後，就是提前告訴病人病情如何，以及這個病以後可能的發展情況，和現在簽通知書、手術同意書等很像，讓病人和病人親屬先有個心理準備，別到了發生狀況的時候，再跑來責怪醫生。

除了慎重挑選病人，為了避免醫鬧，一些醫生也會做出令人不解的行為。明清時期，一些醫生會迎合病人的心意來治病，投其所好。所以我們很難在史書記載中找到明清時期的醫患糾紛事件，能進入官府訴訟案件的更不多了，因為基本已在民間自行解決了。

乾隆年間，江南地區曾盛行藥補，全民仿效，蔚然成風。一旦得了病，不管何種病，都「用參附則喜」，不用不行，甚至即便用參附會帶來用藥危險或死亡，病人也不怕。醫生沒辦法，只能照做，結果出現了「醫者全不一念，輕將人參立方」的狀況，實在太過荒誕。

「六不治」進階版——「十不治」

清朝時，有個叫黃凱鈞的人，在《友漁齋醫話》裡提出了「十不治」。

第一種：縱欲貪淫、不自珍重的人，也就是好色之徒。

第二種：窘苦拘囚、不灑脫、過分約束自己、不會享受樂趣的人。

第三種：怨天尤人，經常生氣懊惱，不知自我檢討，從而心生煩惱的人。

第四種：瞎操心、萬事都想考慮、自尋煩惱的人。
第五種：在家裡喋喋不休、使人耳根不清淨的人。
第六種：聽一些巫師的話、大肆宰殺牲畜的人。
第七種：生活作息不規律、飲食習慣不好的人。
第八種：多服湯藥，蕩滌腸胃，元氣漸耗，就是通稱的「藥罐子」。
第九種：諱疾忌醫、隱瞞自己的疾病、害怕治療的人。
第十種：怕死，認為死是一件痛苦的事，對親人的去世常常有難以割捨的念想。

這「十不治」在今天看來確實有點過了，這麼一排除，能看的病人還有嗎？不過這也從側面反映了當時緊張的醫患關係。

「坐地起價」的無良醫生

醫生講究「醫者仁心」，但也會有一些比較勢利、只認錢的人。宋朝時期，有一個姓王的秀才得了痔瘡，經年不癒。後來他聽說浙江一帶有個醫生很擅長治療痔瘡，就想去試試。但是他比較窮，沒有錢請醫生到家裡看病，但又不想一直等下去，就自個兒乘船到了杭州，再找人請這個醫生來。

這個醫生來了以後，沒提錢的事，就給王秀才「洗腸」。王秀才覺得這下終於有救了。但還沒等他高興一會兒，這個醫生開始了謎之操作：洗到一半，突然停了。難道出了大問題？王秀才便問他怎麼回事，結果醫生「大大方方」地提起了報酬之事。王秀才沒辦法，為了保命，只能把所有的盤纏都當酬金給了醫生，醫生這才開始繼續治療。

這還不算嚴重的，有的醫生沒有錢就見死不救，或者漫天要價等。這樣的行醫方式需要改變。

古代發生醫患糾紛，探究其原因，主要與醫生的醫術良莠不齊、不負責任，以及大眾對醫生的不信任有關係。對此，宋朝的藥學家寇宗奭在《本草衍義》中曾經說：「醫不慈仁，病者猜鄙，二理交馳，於病何益？」

其實，醫患關係不僅涉及醫生的醫術，也關乎古代倫理道德、醫療觀念、社會地位，甚至還有法律風險等，所以，古人所說的「貴賤貧富，普同一等」只能是一種理想狀態，「不為良相，當為良醫」恐怕也是入仕未遂的折中之選。而古代本就如履薄冰的醫生為了實現與患者的關係平衡，避免醫患糾紛，不得不想盡各種辦法。由此看來，「六不治」與「十不治」雖然在今天看來有些不可思議，但卻是古代醫生的一種無奈之舉。

04

古代法醫簡史

隸臣／民間禁忌／宋慈／殃榜／屍圖

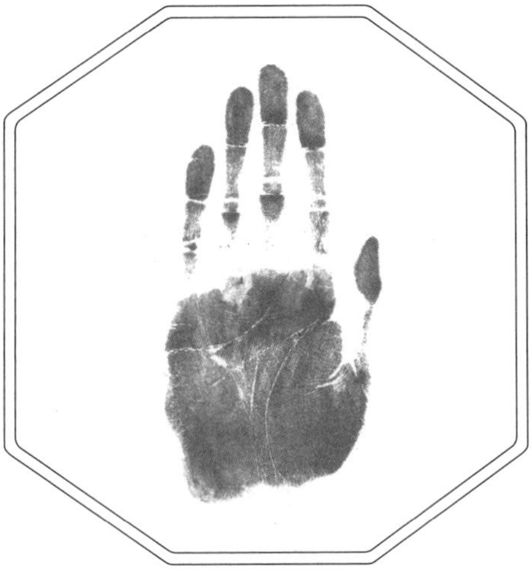

有一對叔侄，兩人因為利益發生了爭執。後來，叔叔就拿侄子的僕人出氣，追著僕人打。為了保護自己的僕人，侄子就把僕人藏了起來，還向當地官府報案，說他叔叔將自己的僕人追到河裡，導致僕人淹死了。

官府自然要查案。令人想不到的是，官府在河裡竟然真的找到一具屍體，更巧的是，屍體右手是六指，跟侄子的僕人一樣。謊已經說了，又事關人命，侄子只能繼續把謊編下去，聲稱屍體正是他的僕人的。出人意料的是，官府沒有繼續調查，而是真的把屍體當僕人的屍體進行檢驗，發現他身上確實有傷痕，便認定是叔叔殺死了僕人。叔叔大喊冤枉，想為自己辯解，但有口難辯，因為他不能自證清白，最後只能屈招。

眼看快要結案了，叔叔即將被「正法」，就在這關鍵時刻，叔叔的家人偶然得知了侄子藏僕人的地方。侄子很快也知道走漏了風聲，心裡忐忑起來。而為了不讓事情暴露，他竟然真把僕人丟到河裡淹死了。叔叔的家人也得知了他的醜行，便把這事向官府報告。後來官府經過查證，果然是侄子所為，侄子只能低頭認罪。

驗屍官：仵作

在上面的醫案中，有一點很讓人不解，就是官府在沒有對屍體進行檢驗（驗屍在古代是官員負責的事情，而不是醫生）的情況下，竟然直接聽信別人的話，差點造成冤假錯案。

事實上，雖然在古代像這樣不分青紅皂白就隨意判案的例子的確存在，但絕大多數情況下，還是有專門的檢驗人員的，最為人熟知的檢驗人員就是古代的驗屍官——仵作。不過大家有所不知的是，仵作這一職業，在古代可以說是非常慘的。

仵作可以看作現代法醫的前身。他們最開始是「隸臣」，在先秦是具有奴隸身分的犯人，通常會參與官府雜役，跟「令史」一起檢驗屍體、現場勘驗和拘捕人犯等。而「仵作」這個詞的正式出現，大約在五代時期；宋朝時，它才真正成為官府的下屬部門，之後得以快速發展。另外，仵作屬於「吏」。我們現在通常把「官吏」當作一個詞來用，但在古代，官是官，吏是吏，大不一樣。兩者的區別很像今天的體制內跟體制外，朝廷任命的叫官，官員聘用的人員叫吏。所以說，吏沒有品級。

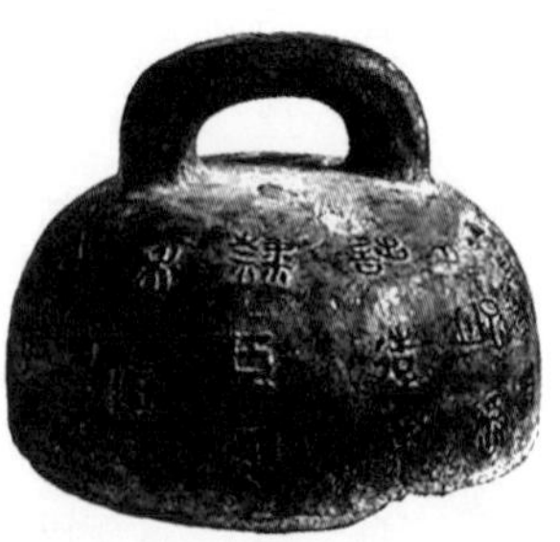

一九六四年西安西郊出土秦代銅權上有「隸臣」字樣。

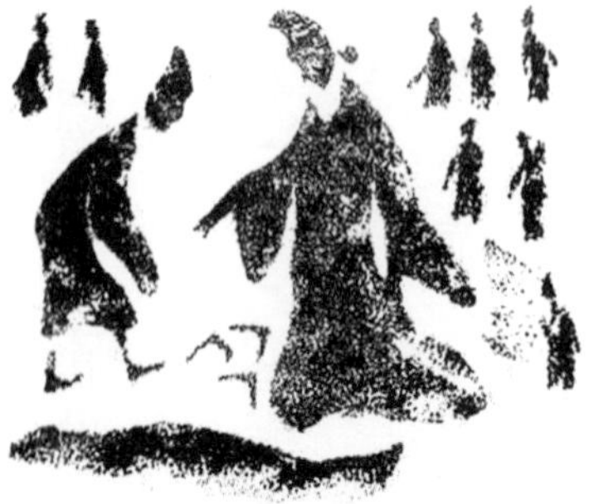

漢代畫像石中的案發現場驗屍圖（局部）。

沒有品級不是大事，能吃飽飯也行。關鍵在於，仵作在古代的社會地位一直非常低，連基本的待遇也沒有，只有在成為衙門正式的吏役後才稍有待遇。他們的後代甚至被明令禁止參加科舉考試。所以，一般稍微有點學問的人都不會選擇這一行，這一現象直到清朝才有所改變。在一般人看來，他們從事的是「下等」工作，平常避而遠之都來不及，生怕沾染上他們的暴戾氣。

在古代，有兩類人曾被視為「禁忌」，一類是神聖者，另一類是不潔者。對於前者很好理解，諸如各類祝禱崇拜的神靈，隨便使用會被認為是褻瀆，會給民眾帶來不幸，是大家所不能容忍的。不潔者為何也是禁忌？前面介紹的孕婦的產血在古人看來就是不潔的，是會帶來麻煩或厄運的，所以孕婦本身就有不潔的氣息。仵作更是如此了，他們本身從事的職業大多與死人、屍體等不祥、不潔的東西有關，人們對此有敬畏、恐懼、噁心等情緒，在平時都會極力避開。比如在古時的現今潮汕等地，大家對仵作心存避諱、嫌棄，見面會躲著走；而在北京、天津、河北等中國繁榮地區，也是避之唯恐不及。

不過，人們有時也會利用仵作身上的「煞氣」來驅鬼辟邪。比如有些孩子難以管教，家長會嚇唬他們說：「再不聽話，仵作子就來了。」孩子要是身體虛弱，家長會讓孩子拜仵作為乾爹，認為這樣能利用仵作身上的暴戾之氣壓制住鬼神的邪氣或病魔，保佑孩子一生順遂。據說認乾兒子的現象在仵作中間司空見慣，有人曾認了四十多個乾兒子。

提刑官

除了仵作，提刑官是古代司法鑒定裡的另一種「法醫」，現今為大眾所熟知主要得益於戲劇的傳播，比如宋慈就是歷史上有名的提刑官。提刑官跟仵作有什麼區別呢？

提刑官，其實是「提點刑獄公事」的簡稱，是宋代特有的一種官職，由朝廷選派，三年一換。提刑官工作的地方被稱為提刑司。提點是負責、主管的意思，所以提刑官就是負責審理疑難案件、清理積壓舊案的人員，相當於現在的法官兼檢察官，比仵作的地位要高很多。

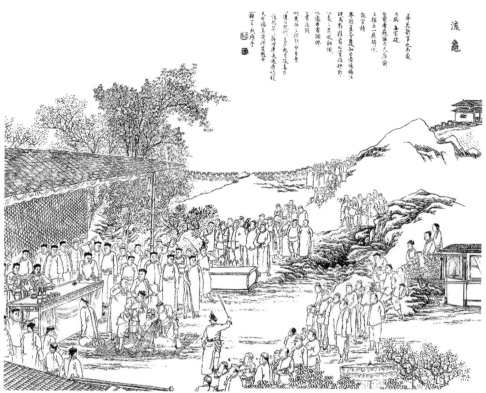

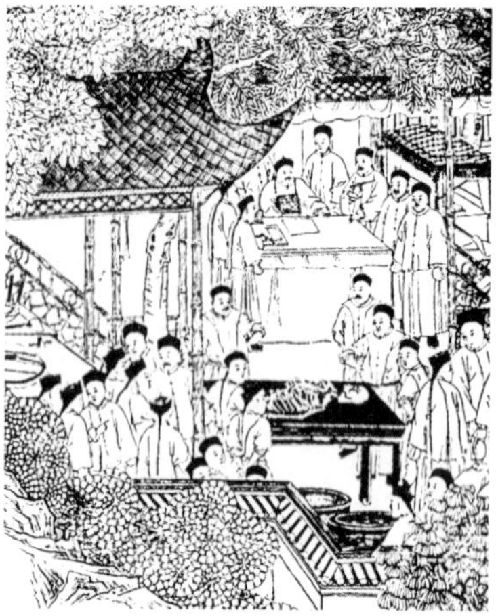

上：《點石齋畫報》中的驗骨場景（局部）；下：《點石齋畫報》中的晚清驗屍場景。

此外，提刑官還要維持地方社會治安，比如剿除、捕獲盜賊，鎮壓農民起義等，他們的副手多是武臣。我們熟悉的豪放派大詞人辛棄疾就曾在湖南做過提刑官，曾平定了茶商的叛亂。

陰陽先生

除了仵作與提刑官，在清朝還有一類特殊的「法醫」，也會參與屍體檢驗，叫陰陽先生，就是通常所說的風水師。

死者的屍體在入殮前，需要出具一份「死亡證明書」，而這種證明書通常是陰陽先生根據「屍體現象」做出關於死者死亡時間、死因等的判斷，然後給出的結論。他們會「看墓地」、「寫殃榜」，充滿迷信色彩。「殃榜」很像一份「死亡說明書」，沒有它，棺材是沒法抬出城的。

一般來說，仵作、提刑官、風水師大多是男性，如果涉及女性屍體的案件，通常要找「隸妾」（小吏的妾）或穩婆（接生婆）來檢驗。

蒙昧之下難發展

中醫學在中國很早就出現了，但古代中醫理論對法醫的發展卻並沒有起到多大的作用。因為古代中醫對人體精細結構的關注

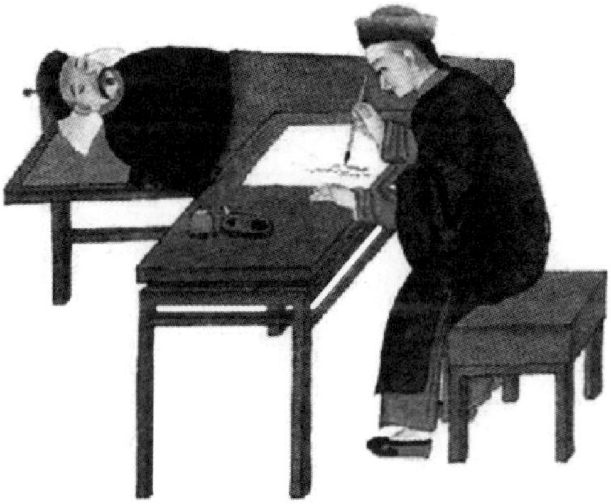

陰陽先生批殃榜。

很少，許多概念也都沒有準確的物質實體，顯得很泛化，比如「經絡」，是找不到具體解剖學標誌的；而且古代中醫也很少求實證，不會追根究底。一個人死了以後，醫生說他「陰陽離決，臟腑乃絕」，這種解釋難免顯得太虛化。

另一個對古代法醫學發展不利的影響因素是儒家思想。一來儒家講究「身體髮膚，受之父母，不敢損傷」；二來儒家思想注重人的主觀動機，對客觀證據的重視程度不太高，通常口供的效力要比證據更大，如果犯罪人提供認罪口供，法醫檢驗的程式就非必需了。所以如果某人被冤枉了，在利誘下供認或高壓政策下屈打成招，案件常常就不再繼續往下審了，這對查清案件是很不利的。

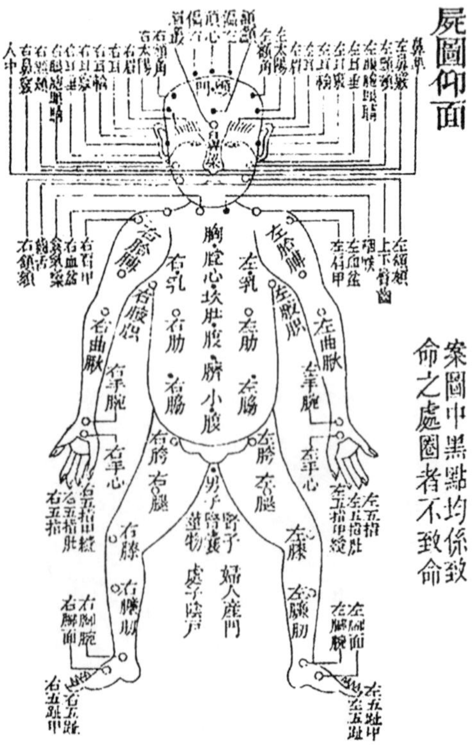
屍圖仰面
案圖中黑點均係致命之處圈者不致命
古代屍圖仰面，黑點標註致命之處，圈者不致命。

西元四世紀，有個叫唐賜的人，某一天在喝酒後得了病，從嘴裡吐出很多蟲子。後來一直沒治好，也查不出具體的病因。臨死之前，唐賜告訴他的妻子，說等他死後解剖他的身體，看看到底是怎麼回事。這在古代是「大不孝」的。不過他的妻子還是答應了他，並在他死後親自對他進行了解剖。他妻子發現他身體裡的五臟六腑都糜爛了。不幸的是，官府很快知道了這件事，最終判唐賜的妻子五年徒刑；而他的兒子因為沒有阻止母親解剖，被認為大不孝，判處死刑。

在這樣的封建思想影響下，解剖學和法醫學是很難獲得發展的。

另外，古人對人體的瞭解很有局限性，一般是以屍表檢測為主，法醫通常不會（也不能）對屍體進行解剖，因為當時解剖屍體是被禁止的，所以古代的法醫鑒定顯得相當「簡陋」。而且他們注重經驗性和實用性，再加上負責驗傷、驗屍的官員和仵作不是專業的醫生，主管人員也不會親自動手，所以鑒定結果自然就不是百分之百的可靠，冤案、錯案很可能就不可避免了。

《洗冤集錄》裡也有錯誤？

《洗冤集錄》雖然意義重大，但畢竟成書年代久遠，很多理論是站不住腳的，比如關於不同性別的骨骼的記載，就有很多錯誤：

一、古人認為男性的骨頭是白色的，女性的骨頭是黑色的。之所以有這種看法，是因為古人覺得女性在月經來潮後，骨骼會逐漸變黑。——很明顯這是錯誤的。

二、男性腦後橫有一條縫，正直下到髮際另有一條縫；女性正直下則沒有縫。——無論男女，腦後都有一條橫縫，沒有直下的縫。

三、男性左右各有十二根肋骨，八根長的，四根短的；女性各有十四根。——男女之間其實沒有差別。

四、男性有捭骨（小腿骨中的腓骨和前臂骨的尺骨），女性沒有。——其實男女都有。

……

認真的糟糕療法：中國篇

作　　者　光子
美術設計　吳郁婷
內頁排版　高巧怡
行銷企劃　林瑀、陳慧敏
行銷統籌　駱漢琦
業務發行　邱紹溢
營運顧問　郭其彬
特約編輯　許景理
總 編 輯　李亞南
出　　版　漫遊者文化事業股份有限公司
地　　址　台北市松山區復興北路331號4樓
電　　話　(02) 2715-2022
傳　　真　(02) 2715-2021
服務信箱　service@azothbooks.com
網路書店　www.azothbooks.com
臉　　書　www.facebook.com/azothbooks.read
營運統籌　大雁文化事業股份有限公司
地　　址　台北市松山區復興北路333號11樓之4
劃撥帳號　50022001
戶　　名　漫遊者文化事業股份有限公司
初版一刷　2022年5月
定　　價　台幣450元

ISBN　978-986-489-633-2

國圖許可發行核准字號：文化部部版臺陸字第111001 號

國家圖書館出版品預行編目 (CIP) 資料

認真的糟糕療法. 中國篇/ 光子作. -- 初版. -- 臺北市 : 漫遊者文化事業股份有限公司, 2022.05
328 面 ; 17×23 公分
ISBN 978-986-489-633-2(平裝)
1. 中國醫學史
410.92　　111005806